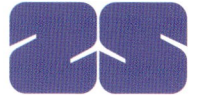

© Verlag Zabert Sandmann GmbH
München
9. Auflage 2012
ISBN 978-3-89883-272-4

Redaktion	Karen Guckes-Kühl Karin Kerber
Redaktionelle Mitarbeit	Antje Bernhardt
Grafische Gestaltung	Georg Feigl Dorothee Griesbeck Claudia Wolff
Titelfoto	Dr. Kai-Uwe Nielsen
Herstellung	Karin Mayer Peter Karg-Cordes
Lithografie	Christine Rühmer
Druck und Bindung	Mohn Media Mohndruck GmbH, Gütersloh

 Beim Druck dieses Buchs wurde durch den innovativen Einsatz der Kraft-Wärme-Kopplung im Vergleich zum herkömmlichen Energieeinsatz bis zu 52 % weniger CO₂ emittiert. *Dr. Schorb, ifeu.Institut*

Dieses Buch entstand in Zusammenarbeit des Verlags Zabert Sandmann (www.zsverlag.de) mit der **MDR**-Redaktion »Hauptsache Gesund«. Lizenz durch **TELEPOOL GmbH**.

Besuchen Sie uns auch im Internet unter www.zsverlag.de

Dr. med. Franziska Rubin

Meine besten Hausmittel

Krankheiten vorbeugen und natürlich behandeln

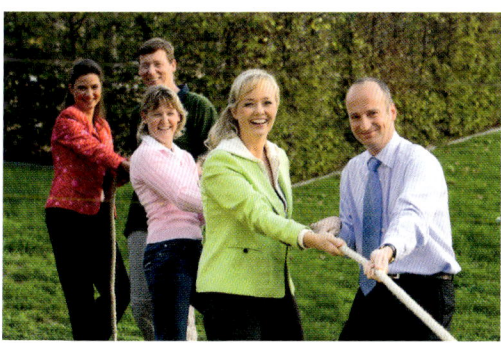

Das starke Expertenteam
Friedemann Schmidt, Dr. Franziska Rubin, Gitte Baumeier, Jürgen Reif,
Dr. Anke Görgner und Gudrun Strigin (nicht im Bild)

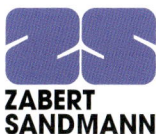

ZABERT
SANDMANN

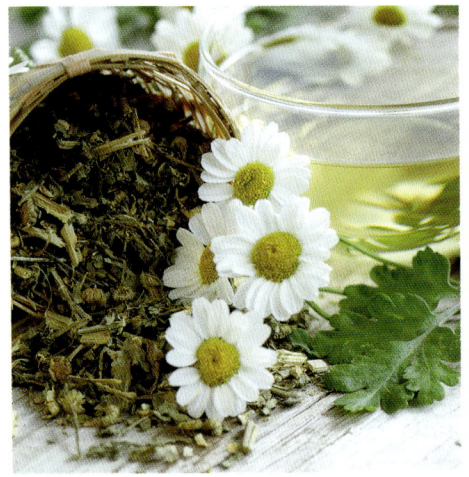

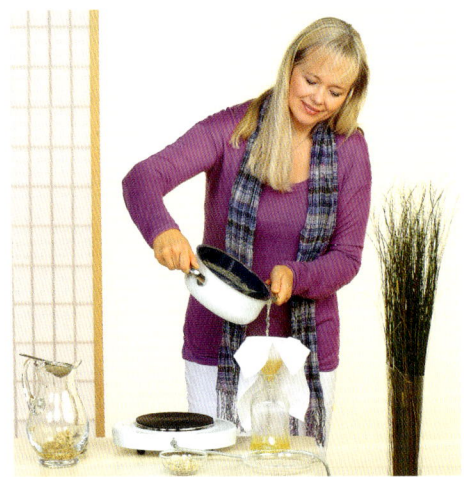

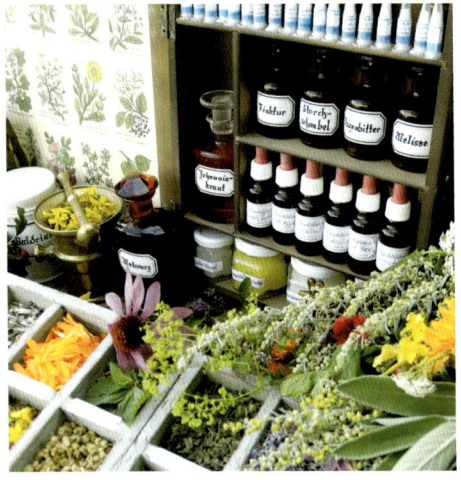

Inhalt

Vorwort 6

Natürlich vorbeugen und behandeln 8

Natürlich vorbeugen und behandeln 10
Die Methoden der Naturheilkunde 10
Prävention als besondere Aufgabe 11
Möglichkeiten und Grenzen der Selbstbehandlung 12
Die Pflanzenheilkunde 13
Die Wassertherapie 15
Die Rolle der Ernährung 20
Mehr Bewegung ins Leben bringen 27
Die Ordnungstherapie 29
Die Homöopathie 30
Die manuelle Medizin 32
Die Traditionelle Chinesische Medizin 33

Häufige Beschwerden selbst behandeln 36

Erkältung 38
  Schnupfen 42
  Husten 44
  Hals- und Rachenentzündung 48
  Ohrenschmerzen 50
  Fiebrige Erkältung (Grippaler Infekt) 52
Kopfschmerzen 56
Ein- und Durchschlafstörungen 60
Depressive Verstimmungen 66
Bluthochdruck 69
Herzgesundheit 74
  Funktionelle Herzbeschwerden 78
  Herzrhythmusstörungen 80
  Herzinsuffizienz 83

Leichte Durchblutungsstörungen 85

Krampfadern und Venenleiden 89

Hämorrhoiden 95

Magen-Darm-Infekt 98

Sodbrennen 101

Verstopfung 104

Blähungen 107

Reizmagen und Reizdarm 110

Leber- und Gallenbeschwerden 114

Blasen- und Harnwegsleiden 118

Menstruationsbeschwerden 123

Scheidenentzündung 126

Wechseljahrsbeschwerden 128

Prostatabeschwerden 130

Hautkrankheiten 134

Rückenschmerzen 138

  Muskelverspannungen im Rücken 144

  Hexenschuss 147

Rheumatische Erkrankungen 148

  Rheumatoide Arthritis 151

  Weichteilrheumatismus (Fibromyalgie) 153

  Arthrose 154

Osteoporose 156

Gesund leben im Alltag 160

Starke Abwehrkräfte 162

Tipps für eine gesunde Ernährung 166

Die Heilkraft der Entspannung 168

Gesundheit im Alter 170

Hautpflege 174

Erste Hilfe 176

Naturheilkundliche Hausapotheke 180

Register 182

Adressen, weiterführende Literatur,

Bildnachweis 185

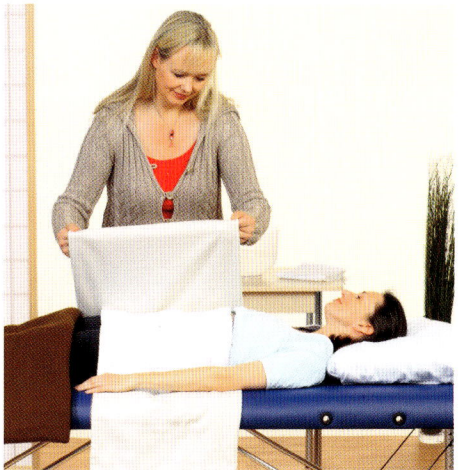

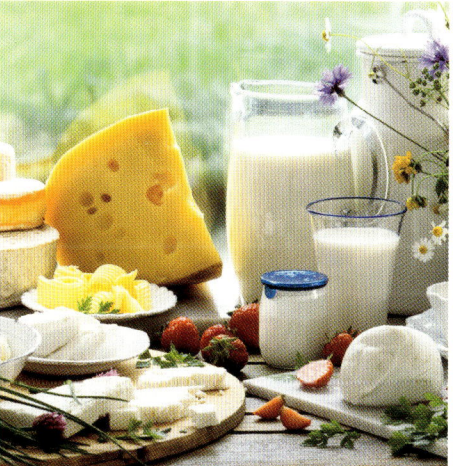

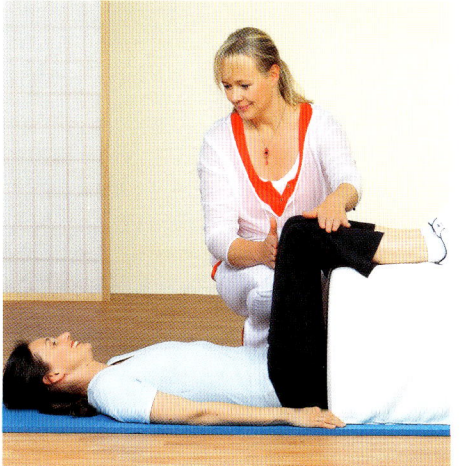

Liebe Leser,

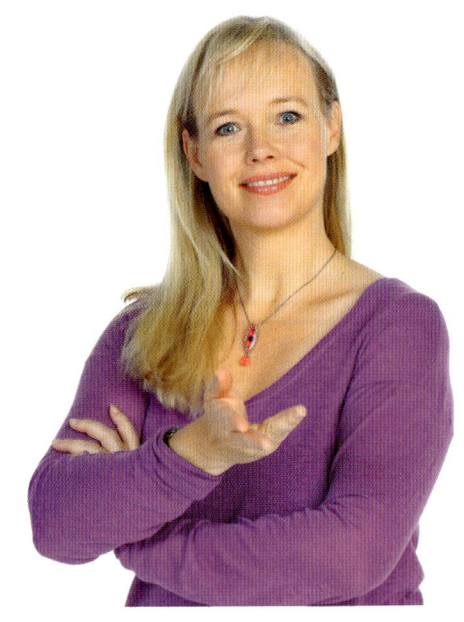

Ich war Mitte 20, steckte gerade in den Prüfungen zum medizinischen Staatsexamen, als es passierte. Ein höllischer Schmerz durchfuhr meinen Rücken und ließ mich in den nachfolgenden Wochen nicht mehr los. Ich konnte kaum sitzen oder schlafen, musste im Gehen und Stehen weiterlernen. Hilfe suchte ich bei einem Orthopäden. Von ihm bekam ich Tabletten, Spritzen und Übungen verschrieben.

Es war jedoch wie verhext, nichts linderte meine Beschwerden. Ich war am Verzweifeln. Wieso konnte mir denn keiner helfen? Es kann doch nicht sein, dass unsere fantastische moderne Medizin dem Schmerz nicht zu Leibe rücken kann. Da riet mir ein Freund, mich doch in der Homöopathievorlesung als Patientin zur Verfügung zu stellen. Ein etwas abwegiger Vorschlag, dachte ich. Als Tochter eines Mediziners betrachtete ich die Homöopathie eher mit Skepsis. Doch in meiner Verzweiflung sagte ich zu.

Es war die beste Entscheidung, die ich treffen konnte. Der Homöopath fand das richtige Mittel für mich, und ich wurde meine Rückenschmerzen rasch wieder los. Eine Erfahrung, die mein Denken über Krankheit und Gesundheit, über Befinden und Befund nachhaltig beeinflusst hat und vorsichtige Zweifel am sehr organbezogenen Denken der Schulmedizin aufkommen ließ. Man könnte sagen, der Rückenschmerz führte dazu, dass ich meine Haltung zu alternativen Verfahren gänzlich überdenken musste.

Rückblickend waren meine Rückenbeschwerden in erster Linie eine Überforderungsreaktion meines Körpers auf den ungeheuren Prüfungsstress. Der Orthopäde erkannte vielleicht diesen Zusammenhang. Dem Homöopathen aber gelang es, meinen Körper anzustoßen, sich selbst wieder zu ordnen.

Hier sind wir bei der wunderbaren Macht all der Dinge, die unsere Selbstheilungskräfte aktivieren und unseren Körper wieder ins Gleichgewicht bringen können. Die Naturheilkunde und viele andere alternative Verfahren wie die Osteopathie, die Homöopathie oder die Traditionelle Chinesische Medizin, sehen hinter einer Erkrankung immer den ganzen Menschen und den Körper als ein komplexes System.

Viele naturheilkundliche Verfahren sind zudem auch zu Hause anwendbar. Manche gehen ganz einfach, andere bedürfen der genaueren Anleitung. Wenn Sie sich die Mühe machen, werden Sie erfahren, wie wirkungsvoll Hausmittel wie zum Beispiel Tees, Wickel und Güsse sein können. Außerdem wirken Sie aktiv an der Genesung mit – ein nicht zu unterschätzender Effekt!

In diesem Buch liegt ein wahrer Schatz an Wissen aus vielen Jahren »Hauptsache Gesund« vor. Das MDR-Gesundheitsmagazin ist der erste TV-Ratgeber, der seit dem Sendestart 1998 nicht nur über neueste medizinische Erkenntnisse und Behandlungsmöglichkeiten berichtet, sondern jedes Mal auch Ratschläge für eigene Aktivitäten zum Gesundwerden oder Gesundbleiben gibt.

Unser Credo: Es muss nicht immer die Tablette sein. Deshalb spielen in den Sendungen die Natur- und die Bewegungsmedizin eine große Rolle, ebenso die Ernährung.

All diese wertvollen Tipps kommen von unserem Expertenteam, das »Hauptsache Gesund« seit vielen Jahren begleitet.

In Ihrem und meinem Sinne: Finden Sie Ihre Lieblingshausmittel und werden Sie Ihr eigener Arzt! Viel Erfolg dabei und werden oder bleiben Sie »Hauptsache Gesund«!

Ihre

Das »Hauptsache Gesund«-Expertenteam

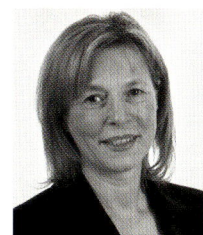

Gudrun Strigin:
Die Redakteurin, die Seele und wandelndes Gedächtnis der Sendung ist und oft ihre Brille sucht.

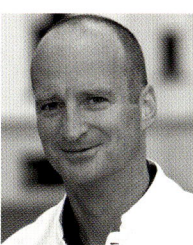

Friedemann Schmidt:
Der wissenschafts-verbundene Apotheker, dessen Frau Ute auf Homöopathie in der Familie schwört.

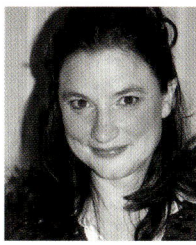

Dr. Anke Görgner:
Die flotte Oberärztin für Naturheilkunde, die ganz besonders die Brennnessel als Heilpflanze liebt.

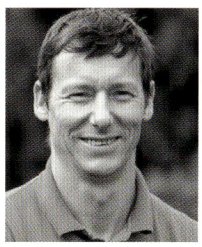

Jürgen Reif:
Der engagierte Sporttherapeut der Sendung, dem für Marathonläufe kein Weg zu weit ist.

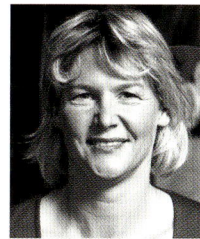

Gitte Baumeier:
Die leidenschaftliche Physiotherapeutin, die Weltmeisterin in der Ü35-Klasse im Wasserski ist.

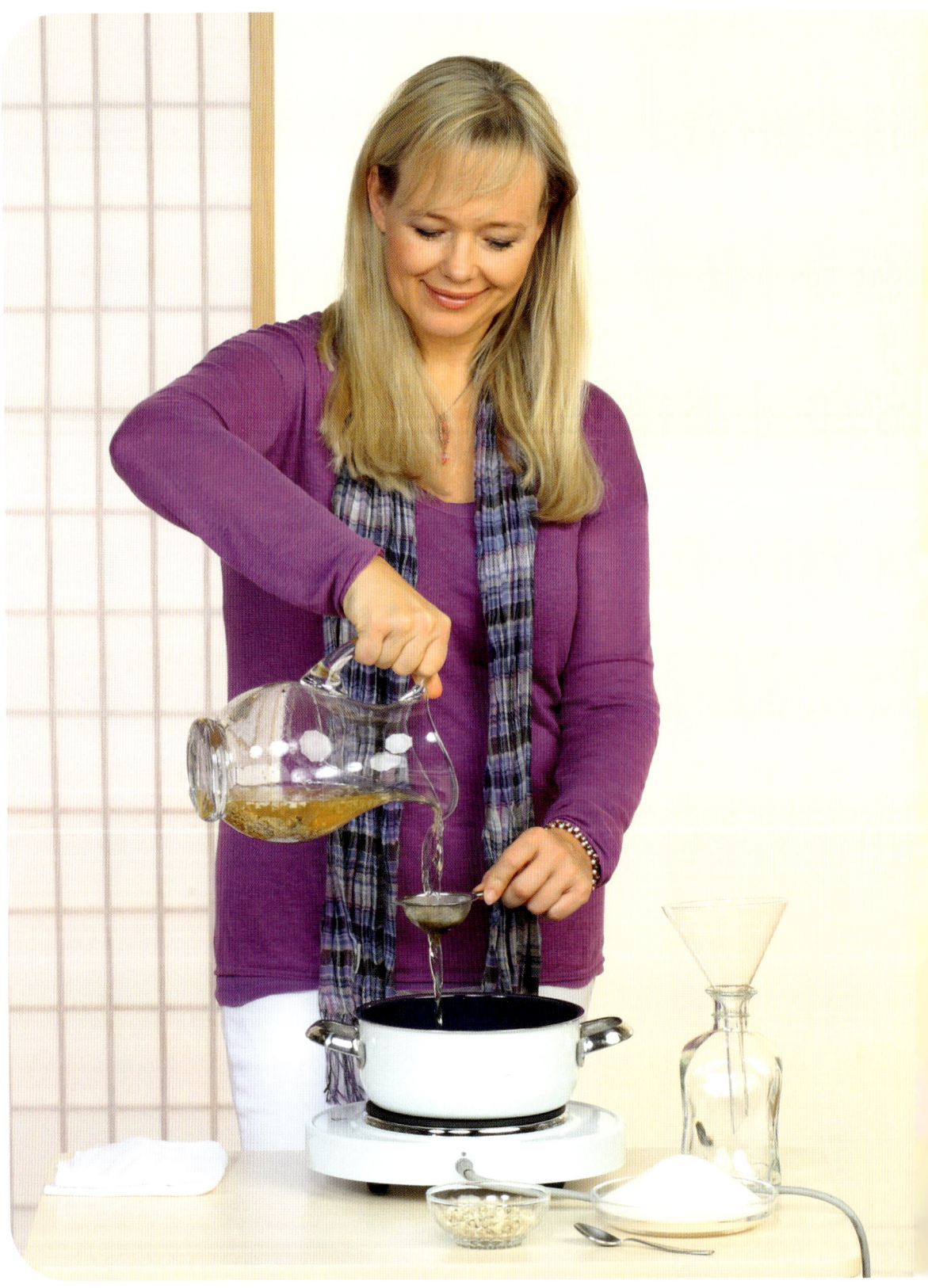

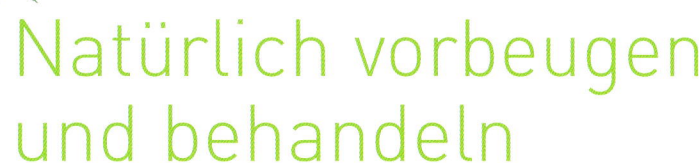

Natürlich vorbeugen und behandeln

Die Naturheilkunde setzt mit ihren vielfältigen Behandlungsmethoden vorrangig auf die Selbstheilungskräfte des Körpers und versucht, diese sanft und möglichst ohne schädliche Nebenwirkungen zu aktivieren. Wie die Verfahren im Einzelnen wirken, wie sie sich im Laufe der Zeit entwickelt haben und wann sie tatsächlich helfen können, erfahren Sie in diesem Kapitel.

Natürlich vorbeugen und behandeln

Schon die meisten Großmütter wussten, was bei einer Nagelbettentzündung zu tun war. Der betroffene Nagel wurde einfach mehrmals täglich in einer Kernseifenlauge gebadet. Alte Hausmittel wie dieses wurden üblicherweise innerhalb der Familie von Generation zu Generation weitergereicht. So erprobt, bewährt und zu Hause ohne großen Aufwand durchführbar, haben sie sich bis heute behauptet.

Ob Weißdorntee zur Stärkung des Herzes, ansteigende Fußbäder bei Erkältung oder heiße Rolle bei Magenschmerzen – viele Hausmittel sind selbst nach den strengen Kriterien der Schulmedizin wirksam. Immerhin zwei Drittel der Deutschen setzen regelmäßig auf naturheilkundliche Behandlung. Doch welche Therapiemethoden gehören zur Naturheilkunde? Was kann man von den traditionellen Verfahren tatsächlich erwarten? Wo sind die Grenzen? Wie kann man sich selbst behandeln? Und was muss man dabei beachten? Viele Fragen, auf die Sie in diesem Buch Antworten erhalten.

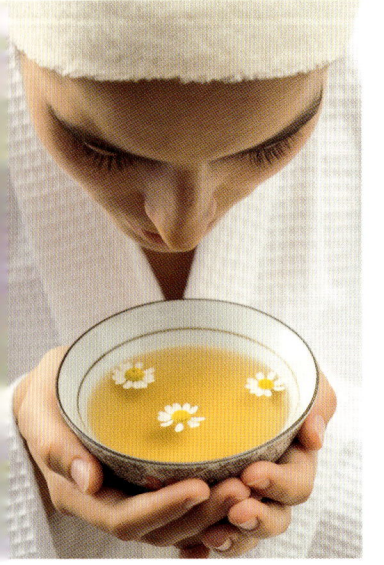

Ein Multitalent in der Naturheilkunde ist der Kamillentee, der bei einer Vielzahl von Beschwerden hilft.

Die Methoden der Naturheilkunde

Die Naturheilkunde beinhaltet eine Bandbreite verschiedener Methoden, die die körpereigenen Fähigkeiten zur Selbstheilung anregen. Dies geschieht in allererster Linie mithilfe natürlicher Mittel wie Sonne, Licht und Luft, aber auch Bewegung und Ruhe, Nahrung und Temperaturreizen sowie Heilpflanzen. Schon in der Antike wurde die Natur als Lebens- und Heilkraft aufgefasst. So sah Hippokrates (ca. 460–370 v. Chr.), der als Begründer der Medizin als Wissenschaft gilt, in der Natur die eigentliche Arznei. Der Patient wurde mithilfe der Natur gesund. Der Arzt war nur Behandler.

Ein wichtiger Wegbereiter der Naturheilkunde war Christoph Wilhelm Hufeland (1762–1836). Er war der Leibarzt des preußischen Königs und behandelte auch Goethe und Schiller. Daneben gab er das Journal der »practischen Arzneikunde« heraus. Im Gegensatz zur damals üblichen Medizin, die mit drastischen Mitteln wie Aderlass manchen Patienten das Leben kostete, plädierte Hufeland für sanfte Behandlungen. Ihm ging es vor allem darum, durch eine gesunde Lebensführung den Menschen eine für damalige Verhältnisse bestmögliche Lebensqualität aufzuzeigen. Bis heute hat er mit seinen Vorstellungen großen Einfluss auf die Naturheilkunde.

Seit vielen Jahren erfreut sich die Naturheilkunde einer großen Beliebtheit. Eine Umfrage der Universität Köln im Jahr 2007 ergab, dass 80 Prozent der Bevölkerung lieber ein pflanzliches als ein synthetisches Medikament nehmen würden. Nach Ansicht jedes zweiten Deutschen liegen die Vorteile der Naturheilkunde in weniger Nebenwirkungen und einer ganzheitlichen Sichtweise. Rund 80 Prozent sind überzeugt, dass die Naturheilkunde keinen Gegensatz zur Schulmedizin darstellt, sondern eine wichtige Ergänzung. Diese wachsende Nachfrage nach ergänzenden Therapien gilt für die gesamte westliche Welt. Viele davon beruhen auf jahrhundertelanger Erfahrung. Inzwischen hat die Naturheilkunde aber auch durch eine beachtliche Zahl wissenschaftlicher Studien deutlich an Ansehen gewonnen.

Zu den klassischen Naturheilverfahren gehören: Wasseranwendungen, Ordnungstherapie (ausgewogene Lebensführung im Einklang mit den Rhythmen des Körpers und der Natur), Bewegungs-, Ernährungs- und Heilpflanzentherapie. Im weiteren Verständnis zählen auch ausleitende Verfahren, wie zum Beispiel die Blutegeltherapie, und traditionelle Heilverfahren anderer Kulturen, wie die chinesische Medizin, dazu.

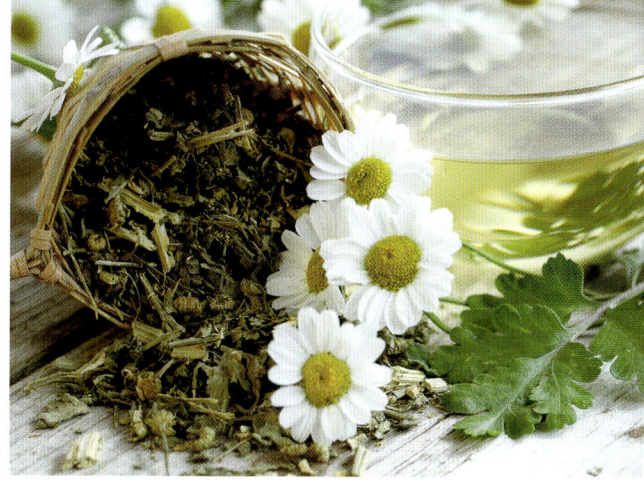

Sanft, aber effektiv: Die Wirkstoffe der Kräuter entfalten sich jedoch nur durch die richtige Zubereitung.

Prävention als besondere Aufgabe

Verantwortung für die eigene Gesundheit zu übernehmen wird heutzutage angesichts sinkender Gesundheitsetats immer wichtiger. Oft ist Vorbeugen einfacher und billiger als Heilen. Gerade im Bereich der Prävention nimmt die Naturheilkunde einen großen Stellenwert ein. So lässt sich beispielsweise durch eine saisonale, ausgewogene und vitaminreiche Ernährung sowie durch Wasseranwendungen das Immunsystem stärken und somit Erkältungskrankheiten vorbeugen. Auch bei Wechseljahresbeschwerden haben sich regelmäßige Wechselduschen vorbeugend gegen Hitzewallungen bewährt.

Des Weiteren lassen sich aber auch schon bestehende Krankheiten unterstützend mit naturheilkundlichen Mitteln behandeln, und oft kann so eine Verschlimmerung der Krankheit vermieden werden. Zum Beispiel bei Bluthochdruck (Hypertonie): Er lasst sich durch einen gesunden Lebensstil und mithilfe der Naturheilkunde oft noch rechtzeitig aufhalten.

Das Gefährliche am Bluthochdruck ist, dass man ihn ganz lange nicht bemerkt. Dennoch schädigt er lebenswichtige Organe wie Herz, Nieren und Gehirn und kann so zum Tod führen. Das Herz schafft es zwar über einen langen Zeitraum, den Druck auf seine Gefäße auszugleichen, irgendwann jedoch ist es durch diese Belastung erschöpft und wird krank. Dann lassen sich nur noch die Spätfolgen lindern, verhindern lassen sie sich nicht mehr.

So weit muss es jedoch nicht kommen. Eine gesunde Lebensführung, die den Bedürfnissen von Körper und Seele entspricht, wirkt Bluthochdruck entgegen. Stress, Übergewicht, ungesunde Ernährung und ein Mangel an Bewegung hingegen fördern ihn. Entspannungstechniken wie autogenes Training helfen zu entspannen. Eine gesunde Ernährung und regelmäßige Bewegung helfen, Übergewicht – eine häufige Ursache von Bluthochdruck – zu reduzieren. Zur Prävention hat sich auch das Training der Blutgefäße mithilfe von Wasseranwendungen (siehe Seite 15–19) bewährt. Sinnvoll ist es natürlich, mit diesen Lebensstiländerungen zu beginnen, wenn die Werte noch gar nicht oder nur leicht erhöht sind.

Möglichkeiten und Grenzen der Selbstbehandlung

Ein gemeinsames Ziel aller Naturheilverfahren ist es, die Selbstheilungskräfte des Körpers anzuregen. Das heißt, man macht sich die körpereigenen Mechanismen zur Regeneration und Überwindung von Krankheiten zunutze. Häufig werden Reize gesetzt – wie Wärme, körperliche Aktivität oder immunstimulierende Substanzen der Heilpflanzen –, auf die der Körper, aber auch Geist und Psyche mit einer gesundenden Gegenantwort reagieren.

Dieses Buch bietet eine Übersicht von Symptomen und einfachen, aber wirksamen naturheilkundlichen Methoden zur Selbstbehandlung. In vielen Fällen gehen sie auf alte Hausmittel zurück. Oft wird eine große Palette an Möglichkeiten aufgezeigt, da nicht jedes Mittel bei jedem Patienten gleich gut wirkt. Am Anfang müssen Sie vielleicht verschiedene Methoden ausprobieren, um herauszufinden, worauf Sie besonders ansprechen.

Außerdem wird jeweils aufgezeigt, in welchem Stadium eine Selbstbehandlung möglich ist und wann ein Arzt konsultiert werden sollte. Grundsätzlich gilt, dass bei Unsicherheit hinsichtlich der Symptome immer Rücksprache mit dem behandelnden Arzt gehalten werden sollte. Auch wenn Sie bereits regelmäßig Medikamente einnehmen, halten Sie zunächst Rücksprache mit Ihrem Arzt, um eventuelle Wechselwirkungen zu vermeiden.

Die Pflanzenheilkunde

Pflanzen spielen schon immer eine große Rolle für den Menschen. Sie nähren uns, produzieren Sauerstoff und viele von ihnen besitzen Heilkraft. So verwundert es nicht, dass die Pflanzenheilkunde oder Phytotherapie (griech. *phyton* = Pflanze) zu den ältesten medizinischen Therapien überhaupt gehört.

Frühe Wurzeln

Die wohl umfangreichste Überlieferung enthält ein ägyptischer Papyrus aus dem 16. Jahrhundert v. Chr., in dem etwa 700 tierische und pflanzliche Wirkstoffe dokumentiert sind. Von den Ägyptern ist bekannt, dass sie die antibakterielle Wirkung von Knoblauch und Zwiebeln nutzten, um den massiven Ausbruch von Infektionskrankheiten beim Bau der Pyramiden zu verhindern. Einer der berühmtesten Pharmakologen des Altertums, der römische Militärarzt Dioskurides, verfasste im Jahr 60 n. Chr. die aus fünf Büchern bestehende »Materia medica« (»Über Heilmittel«). Sie gilt als das wichtigste antike Werk mit über 1000 Heilmit-

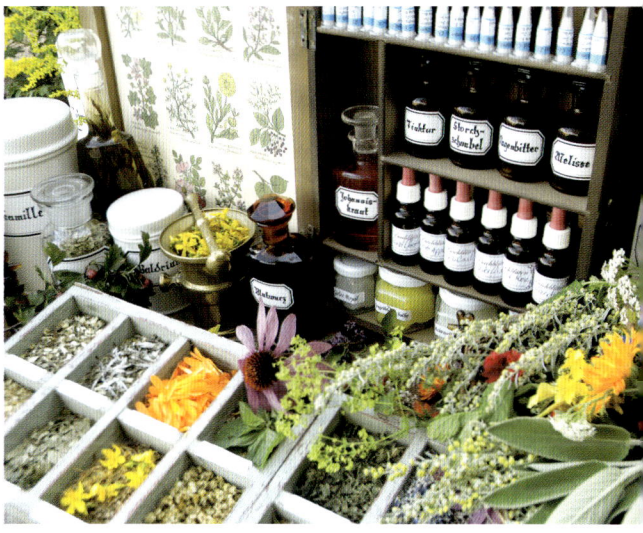

Apotheke der Natur: Die Heilpflanzen werden als Tee, Tinktur, Saft, Extrakt oder Pulver angewendet.

teln und bildete bis ins 16. Jahrhundert die Grundlage für die Behandlung mit Arzneimitteln aus der Pflanzen- und Tierwelt und den Mineralien. Im Mittelalter war der Orden der Benediktiner wegweisend für die Verbreitung medizinischen Wissens. Dieses beruhte zu einem großen Teil auf der Heilwirkung von Kräutern des Klostergartens. Die Beobachtungen und Beschreibungen der Benediktinerin Hildegard von Bingen (1098–1179) über die Heilkräfte der Pflanzen sind bis heute von Nutzen. Paracelsus (1493–1541) schließlich systematisierte in seinem Werk »Herbarius« die heimische Heilpflanzenkunde. Er berief sich auch auf die inzwischen überholte medizinische Theorie der »Signaturenlehre«, wonach schon die Gestalt einer Pflanze, ihr Geruch oder ihre Farbe auf die Heilwirkung hinweist. Außerdem entstanden im 15. und 16. Jahrhundert erste Sammlungen getrockneter Pflanzen (Herbarien) und botanische Gärten in Nürnberg, Padua, Pisa, Bologna, Heidelberg und Leipzig. Durch genaue Beobachtung und Beschreibung der Pflanzen und ihrer Wirkung entwickelte sich die Pflanzenheilkunde zu einer Erfahrungswissenschaft, die zunehmend naturwissenschaftlich vorging.

Wirksame Bestandteile

Die Weltgesundheitsorganisation (WHO) definiert Phytopharmaka wie folgt: »Arzneimittel, deren wirksame Bestandteile ausschließlich aus pflanzlichem Material bestehen, wie beispielsweise Pflanzenpulver, Pflanzensekrete, ätherische Öle oder Pflanzenextrakte«. In der Pflanzenheilkunde werden somit nur ganze Pflanzen oder Pflanzenteile (Blüten, Blätter, Samen, Rinden, Wurzeln) benutzt. Sie werden frisch, als Aufguss beziehungsweise als Tee (Abkochung, Auszug), Saft, Tinktur, Extrakt oder als Pulver angewendet. Arzneimittel auf der Basis von Einzelextrakten aus Pflanzen (wie der Digitalis-Extrakt aus Rotem Fingerhut) fallen nicht unter die Bezeichnung Phytopharmaka. Auch homöopathische Zubereitungen gehören nicht dazu.

Wirkungen und Anwendung

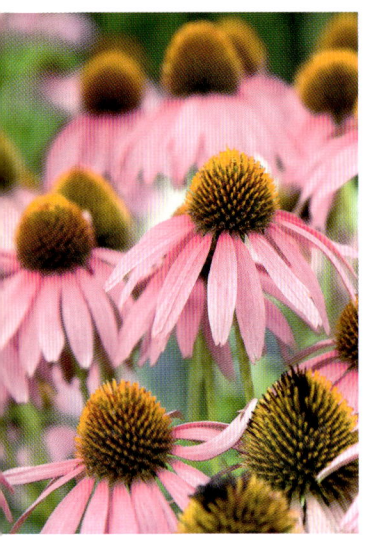

Obwohl häufig ein bestimmter Inhaltsstoff festlegt, wofür die Heilpflanzen im Krankheitsfall genutzt werden, entfalten sie ihre Eigenschaften meist als Vielstoffgemische.

Bei vielen Pflanzen weiß man durch die jahrtausendealte Erfahrung, dass sie wirken. Aber erst durch relativ neue Untersuchungen versteht man auch, wie sie wirken. Heilpflanzen entfalten ihre Eigenschaften meist als Vielstoffgemische. Obwohl häufig ein bestimmter Inhaltsstoff festlegt, wofür sie im Krankheitsfall genutzt wird, wirkt die Pflanze beziehungsweise Teile davon als Ganzes. Zu den untersuchten Wirkstoffgruppen gehören zum Beispiel die Bitterstoffe (verdauungsanregend), ätherische Öle (sehr unterschiedliche Wirkungen von ausgleichend bis virenhemmend), Gerbstoffe (entzündungshemmend, juckreizstillend) und Quellstoffe (verdauungsfördernd).

Im Jahr 1976 formierte sich die »Kommission E«, ein Expertengremium, das rund 600 der gebräuchlichsten Heilpflanzen kritisch untersuchte und bereits existierende Studien und Erfahrungen begutachtete. Ziel war es, die Unbedenklichkeit und Wirksamkeit von Pflanzenstoffen zu systematisieren und gesetzlich festzuhalten. Dabei fiel etwa ein Drittel der Heilpflanzen wegen zu geringer Wirksamkeit oder zu hohen Nebenwirkungen aus dem bestehenden Katalog. Die europäische Dachorganisation nationaler Fachgesellschaften für Phytotherapie (ESCOP) ist dabei, dieses System auf den europäischen Raum auszuweiten. Nur noch vier Phytotherapeutika werden laut Gesundheitsmodernisierungsgesetz (2004) bei bestimmten Indikationen für verschreibungsfähig gehalten: Ginkgo bei Demenz, Johanniskraut bei leichten bis mittelschweren Depressionen, Flohsamenschalen bei Colitis ulcerosa und Mistel bei unheilbaren Krebserkrankungen. Alle anderen Heilpflanzen können seitdem nur noch auf einem »grünen Rezept« vom Arzt verschrieben werden. Die Krankenkassen übernehmen diese Kosten nicht mehr.

Die Wassertherapie

Wasser ist zwar ein einfaches, doch sehr effektives Heilmittel. Schon zu Zeiten der Kelten, der Römer und Griechen war die Heilkraft des Wassers bekannt. In Deutschland gilt der praktische Arzt Siegmund Hahn (1664–1742) als Begründer der Wasserheilkunde. Vincenz Prießnitz (1799–1851) machte schließlich die Kaltwasserkuren in Deutschland und Österreich populär. Nach einem Reitunfall heilte er seine gebrochenen Rippen mit dem nach ihm benannten Prießnitz-Umschlag (Kaltwasserumschlag mit Wolltüchern darüber), der noch heute bei beginnenden Halsschmerzen gute Dienste leistet. Der wohl bekannteste Hydrotherapeut (griech. *hydro* = Wasser) ist der bayerische Priester Sebastian Kneipp (1821–1897), der sich selbst durch Bäder in der eiskalten Donau von Tuberkulose heilte.

Die Behandlung nach Kneipp

Kneipps Ansatz beruht auf fünf Säulen: vollwertige Ernährung, Einsatz von Heilpflanzen, ausreichende Bewegung, bewusste Lebensführung sowie Wasseranwendungen. Unter dem Dachverband des Kneipp-Bundes existieren heute in Deutschland über 660 Kneipp-Vereine mit rund 160.000 Mitgliedern. Das bekannteste Element der Kneipp-Therapie sind bis heute die Wasseranwendungen (siehe Seite 16–19).

Hiervon wird am häufigsten das Wassertreten mit Kneipp in Verbindung gebracht. Dabei wird in kaltem Wasser auf der Stelle geschritten. Das regt den Kreislauf an und fördert die arterielle Durchblutung. Der Kältereiz führt dazu, dass sich die oberflächlichen Blutgefäße zusammenziehen. Zusammen mit der Muskelbewegung unterstützt das den venösen Blutstrom. Wassertreten hat sich deshalb bei bestehenden Krampfadern und darüber hinaus bei Migräne bewährt. Außerdem stärkt es die Abwehrkräfte.

Moderne Wassertherapie

Derzeit umfasst die moderne Wassertherapie, die in Reha-Kliniken und bislang sieben Krankenhäusern angewendet wird, Waschungen, Abreibungen, Güsse, Wickel, Ganzkörperpackungen, Bäder sowie Wassertreten und Sauna. Je nach Beschwerdebild und Konstitution des Patienten entscheiden die Therapeuten, welche Methode am besten geeignet ist. Diese kann vom kleinsten Reiz, wie den Waschungen, bis zu starkem Reiz bei einem Blitzguss reichen.

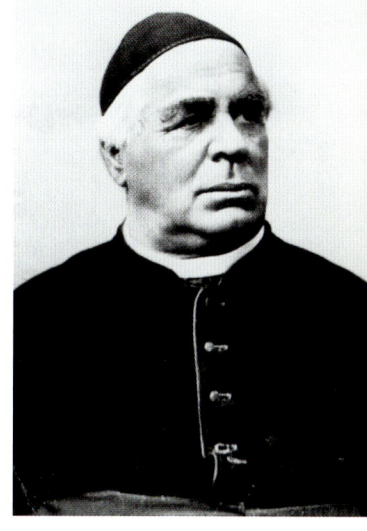

Kaum einer hat die Wassertherapie bis heute so geprägt wie Pfarrer Kneipp.

Ein klassisches Element jeder Kneipp-Kur ist das Wassertreten, das allgemein vitalisierend wirken soll.

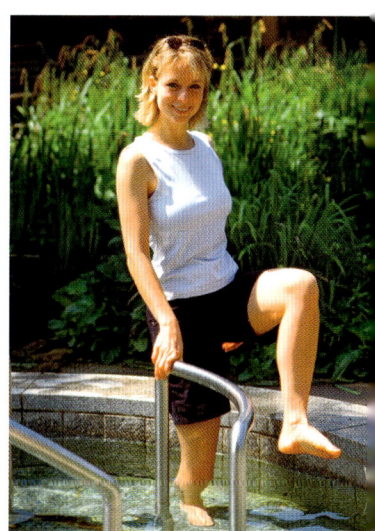

Güsse, Bäder und Wickel

In der Hydrotherapie nach Kneipp kommen hauptsächlich Güsse, Wechselduschen und Teilbäder zum Einsatz. Aber auch Vollbäder, Wechselbäder, Waschungen sowie Wickel und Auflagen gehören zu seiner Wassertherapie.

Kalte oder warme Güsse

Das Besondere an den Kneipp-Güssen liegt darin, dass durch einen gebundenen, fast drucklosen Wasserstrahl ein Temperaturreiz auf die Haut ausgeübt wird. Die Druckrezeptoren der Haut werden dabei nur sanft stimuliert. Die Wassertemperatur von Güssen wird je nach Konstitution und Erkrankung gewählt: kaltes, temperiertes, warmes, heißes, wechselndes sowie temperaturansteigendes Wasser. Typische Güsse sind zum Beispiel der kalte Armguss oder der Oberguss (siehe Seite 49).

Wirkung: Durch das fließende Wasser nähert sich die Hauttemperatur unmittelbar an die Wassertemperatur an. Bei einem warmen Guss kommt es sofort danach zu einer verstärkten Durchblutung. Bei einem kalten Guss ist die verstärkte Durchblutung eine Folgereaktion der Blutgefäßerweiterung.

Anwendung: Güsse kann man einfach zu Hause ausführen. Dabei hat sich besonders der original Kneipp-Duschkopf bewährt, der im Handel erhältlich ist. Nach einem Guss trocknet man die Haut nicht ab, sondern streift das Wasser nur mit den Händen ab. Danach zieht man sich sofort an und regt die Durchblutung durch schnelle Bewegung an, zum Beispiel durch schnelles Gehen.

Wechselgüsse

Typische Kneipp-Wechselgüsse sind der Wechselschenkel- oder der Wechselknieguss. Hier wird in der Regel dreimal zwischen warmem und kaltem Wasser gewechselt.

Wirkung: Wechselgüsse trainieren die Gefäße, sich schneller zu erweitern und wieder zusammenzuziehen. So wird die Durchblutung der Haut gesteigert. Regelmäßig angewendet, dienen sie der Abhärtung und beugen Erkältungskrankheiten vor.

Anwendung: Wichtig ist, dabei mit dem warmen Wasser (36–38 °C) zu beginnen. Man führt so lange Wasser zu, bis man sich richtig aufgewärmt fühlt. Dann folgt der kalte Guss (0–18 °C), dann noch einmal ein warmer und ein kalter Guss. Man endet also kalt. Das Wasser wird wieder mit den Händen abgestreift und die Durchblutung anschließend durch Bewegung angeregt.

Bäder

Bei den Kneipp-Bädern werden kalte, warme, heiße, temperaturansteigende und Wechselbäder unterschieden, bei denen entweder der ganze Körper oder aber Körperteile in Wasser getaucht werden. Die Temperatur bedingt jeweils die Wirkung, die durch Badezusätze noch verstärkt werden kann.

Wirkung: Bei **kalten Bädern** (Temperatur bis 15 °C) erstreckt sich die Wirkung auf die Zirkulation des Blutes, auf den Stoffwechsel und das Nervensystem. Der Kältereiz bewirkt eine Reaktion im Gefäßsystem, das mit Gefäßerweiterung und Durchblutungssteigerung antwortet. Dies setzt sich in die Tiefe des Körpers fort. Zuerst kommt es zu einer Spannung des Gefäßsystems. Zugleich wird die Arbeit des Herzes erhöht, was zu einer vorübergehenden Blutdrucksteigerung führt. Es folgen mehrere wellenförmige rhythmische Verengungen und Erweiterungen der feinen Hautgefäße. Bei **kalten Teilbädern** (Armbad, Fußbad) ist vor allem die ableitende Wirkung von Bedeutung.

Warme Bäder (32–37 °C) sollen zum einen durch Zufuhr von Wärme die Körpertemperatur erhöhen, zum anderen sollen Stoffe aufgelöst und ausgeleitet werden. Die gesteigerte Durchblutung von Haut, Gewebe und Muskulatur erleichtert es dem Organismus, Krankheitskeime zu vernichten. Diese werden beschleunigt durch Lymph- und Blutbahnen zu den Ausscheidungsorganen abtransportiert. Warmbäder haben sich bei Hautkrankheiten, Muskelverspannungen infolge von Entzündungen, Lähmungen und Gelenkversteifungen bewährt. Außerdem beruhigen sie das Nervensystem. Vor allem in Form von Teilbädern wirken warme Bäder als Schlafmittel.

Für **heiße Bäder** (38–42 °C) gilt, je höher die Temperatur, desto mehr muss das Herz arbeiten. Es muss sich häufiger zusammenziehen, um der Haut die zur Wärmeabgabe benötigten Blutmengen liefern zu können. Heiße Bäder steigern zudem Stoffwechsel- und Verbrennungsvorgänge im Körper. Ansonsten wirken heiße Bäder ähnlich wie warme, nur dass ihre Wirkung intensiver ist.

Unter **temperaturansteigenden Bädern** versteht Kneipp Bäder, bei denen nur die Temperatur des Wassers allmählich gesteigert wird, jedoch nicht die Menge. Es kommt zu einer sich langsam steigernden Erweiterung der Hautgefäße, ohne vorhergehende Gefäßzusammenziehung. Der Kreislauf erfährt dabei eine wesentliche Entspannung. Durch die vertiefte Atmung wird die Herzleistung gesteigert.

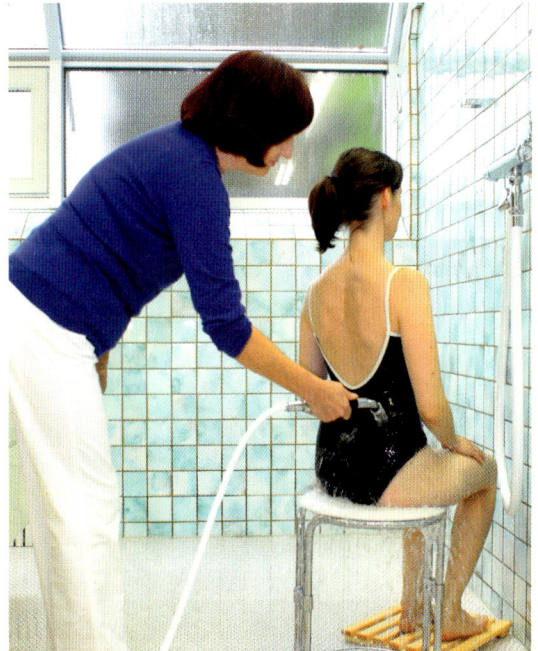

Wohltuend bei Kreuz-, aber auch bei Regelschmerzen wirkt der Lumbalguss. Am besten lässt man sich hier von jemandem helfen.

Wechselbäder stellen ein Übungsmittel für Herz und Kreislauf dar. Die Wirkung wird durch den raschen und dreimaligen Wechsel mit Bädern erheblich unterschiedlicher Temperaturen erzeugt. Die Temperatur des warmen Bades beträgt 35–40 °C, die des kalten bis 15 °C. Gebadet wird 3 Minuten im warmen Bad, 30 Sekunden im kalten. Der Wechsel erfolgt zwei- bis dreimal unmittelbar nacheinander. Man beginnt stets warm und endet immer kalt.

Kneipp-Therapien auf einen Blick (Fortsetzung)

Infolge der erheblichen Temperaturunterschiede kommt es zu einer intensiven Reizwirkung. Deshalb werden Wechselvollbäder aufgrund ihrer hohen Anforderung an Kreislauf, Atmung und Nervensystem nur von kräftigen Menschen vertragen. Alleinige Wechselfuß-, Wechselsitz- und Wechselarmbäder sind hingegen wegen ihrer geringeren Belastung üblicher. Teilbäder können an Armen, Füßen, als Kopfdampfbad oder als Sitzbad gemacht werden.

Zwar kommen mit **Teilbädern** nur bestimmte Körperzonen mit dem Wasser in Berührung, die Wirkung jedoch erreicht den gesamten Organismus über nervale Reflexbögen. So wird beispielsweise bei einem ansteigenden Fußbad besonders die Durchblutung der Schleimhäute im Bereich der Atemwege gesteigert. Es eignet sich hervorragend bei Erkältungskrankheiten und beginnenden Halsschmerzen. Ein kaltes Fußbad dagegen wirkt anregend auf den Stoffwechsel von Haut und Muskulatur und über die Nervenbahnen auch auf die Zirkulation des Harnapparats, des Dickdarms und die Organe im kleinen Becken. Ein gutes Mittel zur kurzfristigen Kreislaufanregung ist das Wechselarmbad. Es lindert, regelmäßig angewendet, einen niedrigen Blutdruck und hilft bei Durchblutungsstörungen in Armen und Beinen. Außerdem wirkt es ausgleichend bei leichtem Bluthochdruck. Das warme Wasser sollte eine Temperatur von 36–38 °C, das kalte höchstens 18 °C haben.

Anwendung: Je nach Temperatur wird unterschiedlich lange gebadet. Kneipp verordnete nie warme Bäder, ohne darauf folgende kurze kalte Bäder oder Waschungen, da die Wärme schwächt. Bei Sitz- oder Vollbädern sollte man immer mindestens eine halbe Stunde nachruhen.

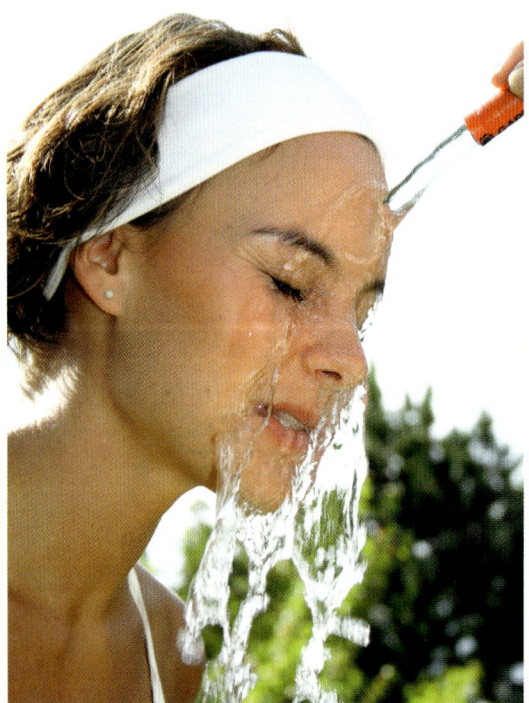
Der Gesichtsguss tut gut und beugt, regelmäßig ausgeführt, auch Migräne vor.

Leibwaschung

Dieses Kneipp-Verfahren hat sich vor allem für ältere und geschwächte Menschen bewährt.

Wirkung: Sie wirkt entkrampfend und beruhigend auf das Nervensystem. Daneben löst sie Blähungen und fördert den Schlaf.

Anwendung: Dazu taucht man einen Waschlappen in kaltes Wasser (18–20 °C) und wringt ihn gut aus.

Begonnen wird an der Armaußenseite des rechten Handgelenks, danach den Waschlappen zügig bis zur Schulter ziehen. An der Arminnenseite zurück zum Handgelenk, danach an der Innenseite wieder bis zur Achsel hochstreichen. Den Waschlappen erneut ins Wasser tauchen und die Waschung am linken Arm wiederholen. Nun die Oberkörper-Vorderseite und danach den Rücken waschen. Nach der Waschung wird das Wasser nur mit den Händen abgestreift. Anschließend sollte man in vorgewärmten Handtüchern mindestens eine halbe Stunde ruhen.

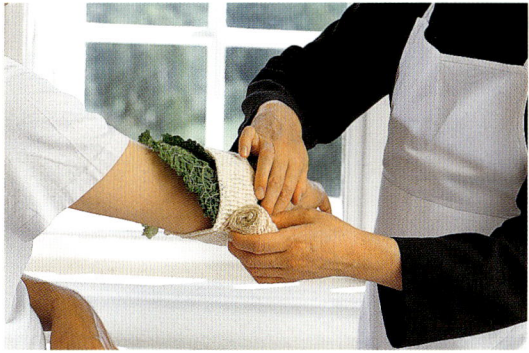

Der seit dem Mittelalter bekannte Kohlwickel hat sich besonders bei Gelenkschmerzen bewährt.

Wickel

Wirkung: Altbewährte Hausmittel wie Wickel, Auflagen oder Packungen wirken entweder nur über den Kälte- oder Wärmereiz oder durch die Substanzen, die ihnen zugesetzt wurden. Sie können mit feuchten und/oder trockenen Tüchern ausgeführt werden. Man unterscheidet Wickel, die Wärme entziehen (z. B. ein Wadenwickel bei Fieber), von solchen, die Wärme zuführen (z. B. bei einem Leibwickel): Kalte Wickel entziehen dem Körper zunächst Wärme. Die Gefäße verengen sich. Dadurch dass der Körper jedoch gegen diesen Reiz anarbeitet, weiten sich die Blutgefäße nach kurzer Zeit wieder und führen Wärme zu. Über nervale Reflexbögen werden durch die Temperaturreize auch die inneren Organe erreicht und positiv beeinflusst. Die verbesserte Stoffwechselaktivität des Gehirns und die erhöhte Durchblutung wirken sich harmonisierend auf Nervensystem und Psyche aus. Allgemein bekannt ist eine gewisse Stärkung des Immunsystems. Anwenden kann man Wickel und Auflagen bei leichten Befindlichkeitsstö-

rungen oder als Unterstützung bei fieberhaften Erkrankungen. Sie lindern Schmerzen, wirken Unruhezuständen entgegen und stärken die Abwehr. Durch Zusätze wie Kamille, Zitrone oder Kümmel kann die reflektorische Wirkung noch verstärkt werden. Darüber hinaus lockern sie Verspannungen und wirken schweißtreibend.

Anwendung: Als Vorbereitung sorgt man für gut durchwärmte Raumtemperatur und dafür, dass die Anwendung in Ruhe durchgeführt wird. Der Körper (vor allem die Füße) sollte vor dem Anlegen eines Wickels warm sein. Das feuchte Innentuch soll immer gut ausgewrungen sein und faltenfrei und möglichst straff gewickelt werden. Darüber kommt ein Zwischentuch, das etwas größer als das Innentuch sein soll. Das ist wichtig, da die Feuchtigkeit sonst verdampft. Als dritte Lage verwendet man in der Regel ein dickeres Woll- oder Baumwolltuch. Wichtig ist auch, eine halbe Stunde nachzuruhen, damit die Körperreaktion langsam abklingen kann.

Die Rolle der Ernährung

Schon in der Antike schrieb Hippokrates: »Eure Nahrungsmittel sollen eure Heilmittel sein.« Mittlerweile ist belegt, dass Ernährung und Gesundheit eng zusammenhängen. Auch wenn es lange gedauert hat, bis es wissenschaftlich nachweisbar war, kann mittlerweile vielen Nährstoffen eine eindeutige Wirkung auf den Körper zugeschrieben werden.

Gesund bleiben mit der richtigen Ernährung

Schon seit alters wird die Ernährung gezielt eingesetzt, um Krankheiten vorzubeugen oder zu behandeln. Die genauen Wirkzusammenhänge beginnt man zum Teil erst heute zu verstehen. So ist ein Reizmagen beispielsweise oft auf eine Fehlernährung zurückzuführen, die zu einer Übersäuerung des Magens führt und ihn auch anregt, Magensaft zu produzieren, wenn er leer ist. Eine chronische Übersäuerung kann jedoch die Magenschleimhaut schädigen. Wenn dann zudem schwer verdauliche Lebensmittel gegessen werden, die auch noch schlecht gekaut werden, kann der Nahrungsbrei nicht rechtzeitig in den Zwölffingerdarm abgegeben werden. Dann bleibt dieser bis zu einem halben Tag im Magen liegen und wird so immer saurer, was die empfindliche Magenschleimhaut weiter reizt. Da der Zwölffingerdarm, gesteuert über Hormone, einen zu stark übersäuerten Mageninhalt nicht aufnimmt, versucht der Magen nun, die saure Flüssigkeit durch Aufstoßen und Sodbrennen wieder loszuwerden. Durch Verzicht auf Lebensmittel, die zu einer vermehrten Produktion von Magensaft führen (z. B. scharfe Speisen, Bohnenkaffee, Milchprodukte), lässt sich Sodbrennen und Reizmagen vorbeugen.

Aber auch bestehende Krankheiten lassen sich durch ausgewählte Lebensmittel lindern und heilen. Pektin, ein wasserlöslicher Ballaststoff (siehe Seite 25), der in reichlich in Äpfeln enthalten ist, beruhigt zum Beispiel den Darm bei Durchfall. Außerdem stopft das Püree von geschälten Linsen. Rheuma ist ein weiteres Beispiel dafür, wie Nahrungsmittel Beschwerden lindern können: Bei vielen Betroffenen, die reichlich Rohkost und nur wenig tierisches Eiweiß essen, bessern sich die Beschwerden (siehe Seite 150).

Die Kraft und Energie der Lebensmittel stecken in den jeweiligen Nährstoffen. Dabei machen sechs große Gruppen von Nährstoffen den Wert unserer Nahrung aus: Eiweiße, Fette, Kohlenhydrate, Vitamine, Mineralstoffe und sekundäre Pflanzenstoffe. Sie haben die unterschiedlichsten Aufgaben. In einer ausgewogenen Ernährung sind sie alle enthalten.

Eiweiß

Eiweißstoffe, auch Proteine genannt, bilden die vielfältigste Stoffgruppe. So gibt es im menschlichen Körper über hunderttausend Proteine. Die genaue Zahl ist noch nicht bekannt. Manche von ihnen existieren nur kurze Zeit im Körper, bis sie in andere Formen umgewandelt werden, andere hingegen sind stabil. Proteine erfüllen die verschiedensten Aufgaben sowohl als Baumaterial als auch als Informationsmittel. Als Strukturproteine bilden sie das Gerüst der Zellen, sie sind Bestandteile des Immunsystems, so zum Beispiel auch der weißen Blutkörperchen. Außerdem sind sie am Wachstum (z. B. Haare, Fingernägel), bei der Reparatur und der Erneuerung (z. B. Haut, Muskeln) von Zellen beteiligt. Eine bestimmte Art von Transportproteinen befördert den Sauerstoff aus den Lungen überall dorthin, wo er gebraucht wird. Andere transportieren Nahrungsmoleküle, Vitamine oder Mineralstoffe in die Zellen oder von einem Organ zum anderen.

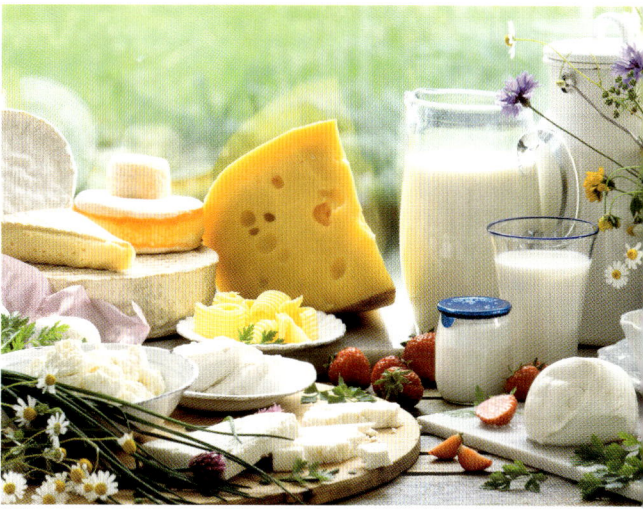

Milchprodukte aller Art sind typische Eiweißlieferanten. Achten sollte man dabei aber auf einen niedrigen Fettanteil.

Alle Proteine bestehen aus Aminosäuren. Das ist eine Gruppe von Molekülen, aus denen der Körper die ganze Vielfalt der Proteine zusammenbauen kann. Im menschlichen Körper kommen zwanzig Aminosäuren vor. Das durch die Nahrung aufgenommene Eiweiß besteht aus riesigen Molekülen, die während der Verdauung in die einzelnen Aminosäuren zerlegt werden. Nur so zerteilt können die Eiweißbestandteile über die Darmwand ins Blut aufgenommen werden, bevor sie in die Leber oder die Körperzellen transportiert werden, wo aus ihnen wieder neue Substanzen zusammengesetzt werden.

Die Mehrzahl der Aminosäuren kann unser Organismus selbst produzieren, neun von ihnen aber nicht. Da sie für uns jedoch lebenswichtig sind, müssen sie regelmäßig mit dem Essen aufgenommen werden. Man nennt diese Bausteine essenzielle Aminosäuren. Fehlt nur eine einzige dieser essenziellen Aminosäuren, gerät die gesamte Eiweißsynthese ins Stocken. Folglich ist man geschwächt, die Leistungskraft lässt nach, Kinder wachsen nicht richtig, und ältere Menschen altern schneller.

Um Eiweiß zu sich zu nehmen, muss nicht, wie lange Zeit angenommen wurde, zwangsläufig Fleisch gegessen werden. Auch Fische, Nüsse und Hülsenfrüchte wie Bohnen, Kichererbsen oder Linsen liefern wertvolles Eiweiß

– so vermeidet man auch unnötig viele gesättigte Fettsäuren. Darüber hinaus sind in Hülsenfrüchten B-Vitamine, Folsäure und lösliche Ballaststoffe enthalten. Letztere unterstützen eine gesunde Darmflora.

Fette

Nach den Eiweißstoffen, sind die Fette, auch Lipide genannt, die wichtigste Bausubstanz unseres Körpers. Sie stellen einen Großteil des Gewebes und sind in jeder Zelle des Körpers Teil der Zellmembran. Sie bilden die Einbettung für die inneren Organe und helfen der Haut bei der Temperaturregulierung. Die fettlöslichen Vitamine A, D, E und K sowie die essenziellen Fettsäuren (siehe Seite 23) werden erst mit ihrer Hilfe durch die Darmwand in den Blutstrom transportiert.

Der französische Physiker und Chemiker Michel Eugène Chevreul (1786 bis 1889) fand heraus, dass Fette aus Glycerin und Fettsäuren durch Wasserabspaltung (Veresterung) entstehen. Der Glycerinanteil ist bei allen Fetten gleich. Den Unterschied machen die Fettsäuren aus, die gesättigt oder ungesättigt sein können. Sie liegen in den meisten Nahrungsfetten gemischt vor. Gesättigte Fettsäuren kommen überwiegend in tierischen Nahrungsmitteln (außer Kokos- und Palmfett) vor und sind bei Raumtemperatur hart. Ungesättigte Fettsäuren dagegen sind meist weich oder flüssig und stammen mit Ausnahme des herz- und gefäßfreundlichen Fischöls vor allem von Pflanzen: zum Beispiel von Nüssen, Samen und Oliven.

Je mehr ungesättigte Fettsäuren ein Öl oder Fett enthält, desto wertvoller ist es als Lebensmittel. Besonders gesund unter den ungesättigten Fettsäuren sind die sogenannten Omega-3-Fettsäuren, die in fetten Seefischen reichhaltig vorhanden sind, aber auch in einer Reihe von Pflanzenölen (allen voran Lein- und Rapsöl) und in Nüssen. Unter den Fettsäuren haben sie einen herausragenden Stellenwert, da sie entzündungshemmende Eigenschaften besitzen, die Fließfähigkeit des Blutes verbessern können und so einer Reihe von Herz-Kreislauf-Erkrankungen entgegenwirken. Darüber hinaus besitzen sie positive Wirkungen auf das Nervensystem. Die gesundheitsfördernden Eigenschaften der Omega-3-Fettsäuren können sich jedoch nur entfalten, wenn zugleich weniger Omega-6-Fettsäuren mit der Nahrung aufgenommen werden (optimal ist ein Verhältnis von 5:1), da beide um dasselbe Enzym im Körper konkurrieren. Omega-6-Fettsäuren sind ebenfalls in vielen Fetten enthalten. Am besten, Sie achten schon beim Einkauf mit einem Blick auf das Etikett darauf, welche Fettsäureanteile die Pflanzenöle besitzen.

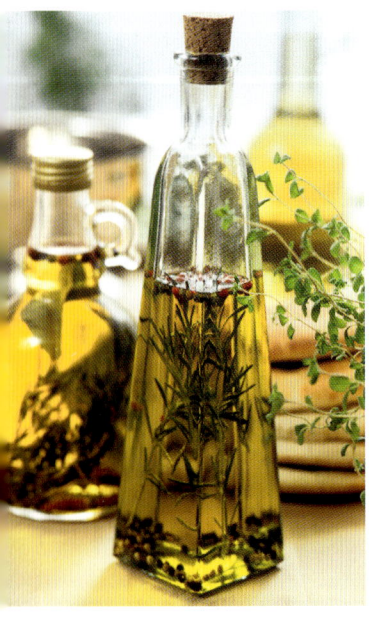

Vor allem wegen ihrer ungesättigten Fettsäuren sind Pflanzenöle besonders geschätzt.

Ähnlich wie bei den Aminosäuren kann auch hier der Körper manche Fettsäuren nicht selbst produzieren. Sie werden als essenzielle Fettsäuren bezeichnet und müssen mit der Nahrung aufgenommen werden. Die essenziellen Fettsäuren sind unentbehrlich für unsere körperliche Entwicklung. Sie halten Zellwände und Haut elastisch und sind maßgeblich an der Spannung unserer Gefäße sowie an der Funktion von Nerven und Gehirn beteiligt. Nicht zuletzt sind sie zuständig für den Transport von Cholesterin.

Cholesterin ist, auch wenn vor allem in der Werbung darauf hingewiesen wird, nicht per se schädlich, sondern zunächst einmal ein lebensnotwendiger Bestandteil in Nerven, Gehirn, Leber, Blut und Geschlechtsorganen. Es wird zur Herstellung von Sexual- und Stresshormonen benötigt. Ohne Cholesterin wäre die Fettverdauung gar nicht möglich. Gefährlich wird Cholesterin erst, wenn es sich in Herz und Gefäßen ablagert. Entscheidend ist also weniger die Menge an Cholesterin, sondern das Verhältnis von »gutem« (HDL) zu »schlechtem« Cholesterin (LDL).

Für die Gesundheit von Interesse sind noch die Transfettsäuren, die durch Härtung von Pflanzenölen entstehen. Sie finden sich besonders in industriell produzierter Nahrung wie Kartoffelchips oder Keksen. Der Verzehr von Transfettsäuren erhöht, nach wissenschaftlichen Erkenntnissen, den Gehalt von LDL-Cholesterin. Dieses »schlechte« Cholesterin gilt als Mitverursacher der koronaren Herzkrankheit, eines Herzinfarkts und möglicherweise auch von Krebs.

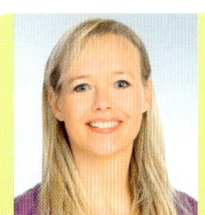

Mein besonderer Tipp

Dr. med. Franziska Rubin

Frisch und abwechslungsreich kochen

Bei uns zu Hause wird täglich gekocht. Frisch zubereitet und abwechslungsreich ist dabei die Devise. Gerne holen wir uns Anregungen aus der internationalen Küche, denn was die fantasievolle Verarbeitung von Gemüse betrifft, ist die deutsche vergleichsweise einfallslos. Blumenkohl, Möhren oder Rote Bete einmal marokkanisch zubereitet, ist ein Erlebnis.

Mein Favorit ist die Thaiküche. Man braucht nur wenige Zutaten: Zwiebeln, Knoblauch, Ingwer, verschiedene Gemüsesorten, ein wenig weißes Fleisch oder Fisch anbraten, etwas Brühe und viel Kokosmilch aufgießen und fertig garen, mit Salz, Pfeffer, Curry würzen und mit Zitrone abschmecken – ein sehr gesundes und herrlich schmeckendes Gericht.

Kohlenhydrate

Sie sind die Hauptenergiequelle für die Muskel- und Gehirnarbeit und für die Verdauung. Darüber hinaus regulieren sie zum Beispiel den Eiweiß- und Fettstoffabbau. Lange Zeit hat man Kohlenhydrate pauschal als Dickmacher abgetan, ohne zwischen langkettigen Kohlenhydraten und kurzkettigen oder einfachen Kohlenhydraten zu unterscheiden.

Langkettige Kohlenhydrate, wie zum Beispiel Stärke, bestehen aus einer Vielzahl von (mindestens zehn) aneinandergehefteten Zuckermolekülen. Sie finden sich in naturbelassenen Lebensmitteln wie Getreide, Vollkornprodukten, frischem Obst und Gemüse, Kartoffeln und Hülsenfrüchten. Sie werden nur langsam vom Körper abgebaut, haben deshalb einen niedrigen »glykämischen Index«. Das bedeutet, dass nach dem Verzehr von Vollkornprodukten der Blutzuckerspiegel nicht so stark ansteigt. Außerdem dauert es länger, bis er erneut sinkt und man wieder Hunger verspürt.

Dagegen werden kurzkettige Kohlenhydrate, wie sie bei vollständig ausgemahlenem Weißmehl oder in Form von Industriezucker vorliegen, schnell vom Körper umgewandelt – sie haben einen hohen glykämischen Index. Der Blutzucker und damit auch der Insulinspiegel steigen rasch an, fallen aber auch ebenso schnell wieder ab, was zur Folge hat, dass man nach kurzer Zeit wieder Hunger verspürt. Wer diesem Teufelkreis aus Zucker, Hungergefühl und nochmals Zucker nicht entkommt, legt rasch an Gewicht zu. Kurzkettige Kohlenhydrate sind in Süßigkeiten und den meisten industriell verarbeiteten Lebensmitteln enthalten.

Am gesündesten ist es, Kohlenhydrate aus frischem Obst und Gemüse zu sich zu nehmen. So liefert ein Apfel neben dem natürlichen Fruchtzucker (ein kurzkettiges Kohlenhydrat) und Ballaststoffen auch viele Vitamine und Mineralstoffe, die der Körper braucht, um den Fruchtzucker nutzbar zu machen. Die Ballaststoffe sorgen dafür, dass die kurzkettigen Zucker nicht so schnell ins Blut gelangen wie im Fall der isolierten Zucker. Daneben liefert Obst und Gemüse viele sekundäre Pflanzenstoffe, die für unsere Gesundheit eine besondere Bedeutung haben (siehe Seite 26).

Ballaststoffe

Ballaststoffe sind weitgehend unverdauliche Kohlenhydrate, die vorwiegend in pflanzlichen Lebensmitteln vorkommen. Zwar können sie durch die Enzyme im Dünndarm nicht zerlegt und vom Stoffwechsel daher nicht direkt aufgenommen werden. Dennoch wird ein Großteil der Ballaststoffe im Dickdarm durch Darmbakterien fermentiert und unter anderem in kurzkettige Fettsäuren umgewandelt und dadurch für den Körper verwertbar gemacht. Ballaststoffe quellen im Magen auf und sorgen durch die Zunahme des Volumens für eine Verstärkung des Sättigungsgefühls. Da es nach dem Essen zu einem geringeren Blutzuckeranstieg kommt (siehe oben), wird vor allem Diabetikern empfohlen, sich ballaststoffreich zu ernähren. Ballaststoffe finden sich unter anderem reichhaltig in Getreide, Obst, Gemüse, Hülsenfrüchten und in geringen Mengen auch in Milch. Man unterscheidet zwischen wasserlöslichen Ballaststoffen (wie Johannisbrotkernmehl, Guar, Pektin und Dextrine) und wasserunlöslichen (Zellulose). Ballaststoffe können darüber hinaus auch Giftstoffe und überschüssige Gallensäuren binden und den Körper somit entlasten.

Mineralstoffe und Spurenelemente

Mineralstoffe sind lebensnotwendige, anorganische Nährstoffe, die der Organismus nicht selbst herstellen kann. Sie müssen ihm immer wieder mit der Nahrung zugeführt werden. Alle Gewebe und Körperflüssigkeiten enthalten diese kleinen Nährstoffe. Sie sind Bestandteil von Zähnen und Knochen, von Bindegewebe, Muskeln, Blut und Nerven. Insgesamt machen sie rund fünf Prozent unseres Körpergewichts aus.

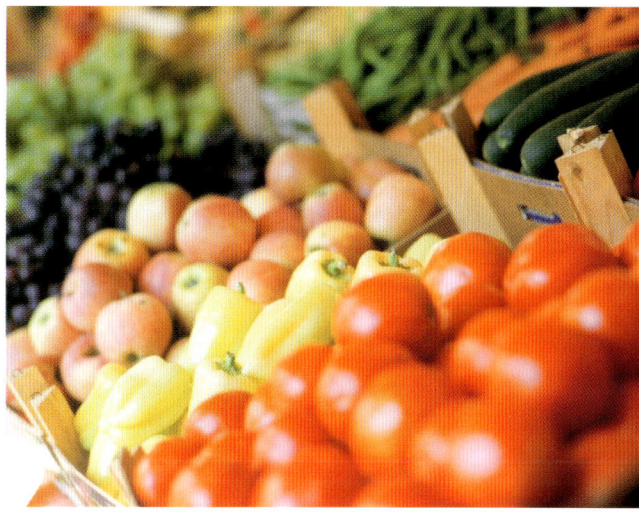

Zu den Mineralstoffen zählen unter anderem Kalzium, Phosphor, Kalium, Natrium und Magnesium. Mineralstoffe sind in größeren Mengen vor allem in Gemüse enthalten.

Dazu kommen dann die vielen anderen Elemente, die in nur winzigsten Mengen benötigt werden. Eine Tagesration ist häufig nur ein millionstel Gramm. Diese Elemente werden »Spurenelemente« genannt und machen im ganzen Körper nicht mehr als zehn Gramm aus. Die meisten davon entfallen auf die Spurenelemente Eisen, Fluor und Zink.

Je bunter das Obst und Gemüse, desto besser: So sorgen Sie für eine große Vielfalt an Vitaminen, Mineralstoffen und sekundären Pflanzenstoffen.

Vitamine

Als man die zentrale Rolle der Vitamine für den Organismus erkannte, bezeichnete man sie als »Lebensstoffe«. Vitamine kann unser Körper ebenso wie die Mineralstoffe in der Regel nicht selbst erzeugen. Damit aber alle Stoffwechselreaktionen sowie Aufbau- und Reparaturvorgänge reibungslos ablaufen können, ist der Körper auf diese kleinen Helfer angewiesen. Vitamine sind im Gegensatz zu den Mineralstoffen und Spurenelementen organische Substanzen. Jedes Vitamin hat ganz bestimmte Eigenschaften sowie ganz spezielle Aufgaben im Körper.

Zwei Gruppen von Vitaminen unterscheidet man: die fettlöslichen (dazu zählen die Vitamine A, D, E und K) und die wasserlöslichen Vitamine (sämtliche B-Vitamine und Vitamin C). Fettlösliche Vitamine müssen nicht jeden Tag verzehrt werden, weil sich der Körper davon bei einer ausgewogenen Ernährung eine Reserve zulegt. Eine extrem fettarme oder gar fettfreie Dauerernährung kann jedoch zu Mangelerscheinungen führen. Die wasserlöslichen Vitamine hingegen sollten jeden Tag in der Nahrung enthalten sein. Bei einer Ernährung mit viel vollem Korn, reichlich Obst und Gemüse, Milchprodukten und etwas Fleisch ist dies gegeben.

Sekundäre Pflanzenstoffe

Obst und Gemüse gelten nicht nur wegen ihrer Vitamine und Mineralstoffe als gesundheitsfördernd, sondern auch wegen ihrer zahlreichen sekundären Pflanzenstoffe. Diese werden nur in speziellen Zelltypen hergestellt und dienen der Pflanze als Eigenschutz. Sekundäre Pflanzenstoffe haben einen äußerst hohen Stellenwert für den Menschen, da sie eine nahezu unübersehbare Fülle von Funktionen haben. Sie wirken Bakterien, Pilzen und Viren entgegen, fangen freie Radikale ab, die die Zellmembranen angreifen, und manche davon bieten einen Schutz vor Krebs. Alfalfa-Luzerne-Keime enthalten beispielsweise ein Peptid, das eng verwandt ist mit dem menschlichen Schilddrüsenhormon. Peptide im Hafer gleichen denjenigen, die den Eisprung regulieren. Schwefelhaltige Verbindungen aus Senf, Meerrettich und vielen Kohlsorten wirken antibakteriell und beugen zum Teil Krebs vor. Von besonderer Bedeutung sind auch die roten, gelben und grünen Farbstoffe der Pflanzen, die als Schutzsubstanzen freie Radikale abfangen und Krebs entgegenwirken. Empfohlen werden deshalb täglich fünf möglichst bunt gemischte Portionen Gemüse und Obst (siehe Seite 166). Die farbige Mischung soll nicht nur das Auge ansprechen, sondern gleichzeitig eine vielfältige Aufnahme von sekundären Pflanzenstoffen sicherstellen.

(siehe Seite 166)

Expertenwissen

Nährstoffempfehlungen

Die Deutsche Gesellschaft für Ernährung empfiehlt folgende Nahrungszusammensetzung:

Getreide, Getreideerzeugnisse, Kartoffeln	**30 Prozent**
Gemüse, Salate	**26 Prozent**
Obst	**17 Prozent**
Milch, Milchprodukte	**18 Prozent**
Fleisch, Wurst, Fisch, Eier	**7 Prozent**
Fette, Öle	**2 Prozent**

Die tägliche Energieaufnahme setzt sich bei diesen Vorgaben wie folgt zusammen:

55–60 Prozent: Kohlenhydrate

25–30 Prozent: Fette

10–15 Prozent: Eiweiß

Mehr Bewegung ins Leben bringen

Während die Menschen früher meist einer schweren körperlichen Arbeit nachgingen, üben viele heute eine sitzende Tätigkeit aus. Selbst kurze Strecken werden häufig mit dem Auto zurückgelegt, und die Freizeit wird oft vor dem Fernseher verbracht. Und das, obwohl die meisten von uns wissen, dass ausreichend Bewegung neben anderen Maßnahmen zu den besten Schutzfaktoren für unsere Gesundheit zählt.

Die Erkenntnis, dass wir Bewegung brauchen, basiert auf einer grundlegenden Tatsache: Von jeher mussten wir uns bewegen, um zu (über)leben. Um möglichst reibungslos zu funktionieren, ist unser gesamter Organismus deshalb auf Bewegung ausgerichtet. Bewegt er sich nicht, bilden sich körperliche Strukturen (z.B. Muskeln) zurück. Auch die Organfunktion wird beeinträchtigt. Wissenschaftliche Studien belegen, dass Bewegung das Herz-Kreislauf-System stärkt und Erkrankungen in diesem Bereich vorbeugt. Darüber hinaus verhindert Bewegung auch Übergewicht, Diabetes, Osteoporose und Gelenkerkrankungen. Zudem werden die Immunabwehr und die Atemkapazität gesteigert, wird die Beweglichkeit trainiert und der Muskelapparat gestärkt. Bewegung bewirkt sogar, dass sich das Gemüt in einer depressiven Stimmungslage aufhellt und sich die geistige Leistungsfähigkeit verbessert.

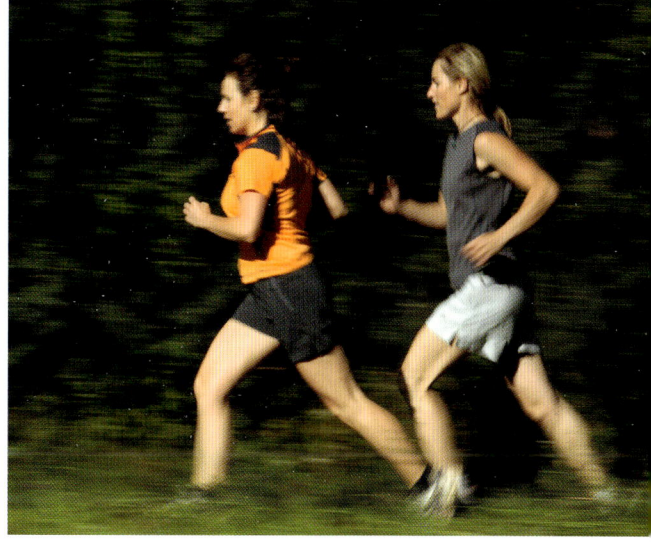

Bewegung als Muntermacher für Herz-Kreislauf und Seele. Am besten ist Ausdauersport wie Laufen.

Mehr Aktivität im Alltag

Niemand muss Spitzenleistungen erbringen, um etwas für seine Gesundheit zu tun. Auch in den Alltag integrierte Bewegung steigert das Wohlbefinden und stärkt die Körperkräfte. Wichtig ist es nur, damit zu beginnen, denn: »Wenn eine Maschine lange der Witterung ausgesetzt ist und nicht verwendet wird, so wird sie bald ihre Dienste versagen, sie wird zuletzt gebrechlich werden und zerfallen, ohne dass man sie gebrauchen kann. Gerade so ergeht es dem Körper«, sagte schon Kneipp und verordnet in seinen Schriften beispielsweise regelmäßiges Holzhacken und Dreschen. Da dies heute für die wenigsten von uns umsetzbar ist, gelten zunächst die den wohl meisten bekannten Regeln: gehen statt Auto fahren, Treppe statt Fahrstuhl. Ausreichend Bewegung zur Vorbeugung von Krankheiten bedeutet, sich täglich mindestens eine halbe Stunde moderat zu bewegen, mindestens zehn Minuten davon am Stück und mindestens fünfmal die Woche. Dabei kann moderate Bewegung auch aus Haus- oder Gartenarbeit, Tanzen, zügigem Gehen oder langsamem Schwimmen bestehen. Wer wenig Zeit hat und die halbe Stunde nicht am Stück aufbringt, der kann die Bewegungseinheiten auch auf zwei bis drei Blöcke verteilen.

Am besten Ausdauersport

Besonders gut für das Herz-Kreislauf-System sind Ausdauersportarten wie Laufen, Radfahren, Schwimmen, Wandern oder Skilanglaufen. Ein trainiertes Herz ist nämlich wesentlich belastbarer als ein untrainiertes: Unser Herz schlägt, wenn man sich körperlich nicht belastet, rund 75-mal pro Minute. Das sind 4500 Schläge in der Stunde, mehr als 100.000 Schläge am Tag und 40 Millionen Schläge in einem Jahr. Ein trainiertes Herz schlägt in Ruhe 20 Schläge weniger, also 55-mal. Das sind rund 30.000 Schläge pro Tag und 10 Millionen Herzschläge pro Jahr weniger. Doch Ausdauersport schont nicht nur das Herz, sondern steigert auch die Zahl roter Blutkörperchen und verbessert die Durchblutung. Auch werden die Blutgefäße elastischer.

Dabei bringt es aber nichts für die Herz-Kreislauf-Fitness, bis an die Erschöpfungsgrenze zu gehen. Im Gegenteil, die optimale Trainingsintensität hängt von verschiedenen individuellen Faktoren (wie Alter und Kondition) ab und wird am besten während des Trainings mit einem Herzfrequenzmesser kontrolliert, sodass eine Über- und Unterforderung vermieden wird. Noch einfacher zu beherzigen ist folgende Regel: Sie sollten sich während des Sports noch ohne Probleme unterhalten können.

Grundsätzlich sollte zum Herz-Kreislauf-Training immer ein begleitendes Warm-up durch Dehnübungen sowie idealerweise auch ein Krafttraining durchgeführt werden, um den Körper harmonisch zu trainieren und einseitige Ausdauerbelastungen auszugleichen; dies gilt vor allem für die Rumpf- und Schultergürtelmuskulatur, um eine Überlastung des Rückens und der Gelenke zu vermeiden. Außerdem ist es wichtig, zu beachten, dass die optimale Wirkung des Trainings nur bei ausreichend langer Dauer erzielt wird. Der Körper gibt dabei den unteren Grenzwert vor: Um sich auf eine Belastung einzustellen, benötigt er wenigstens zehn Minuten. Folglich muss ein Herz-Kreislauf-Training wenigstens zehn Minuten andauern.

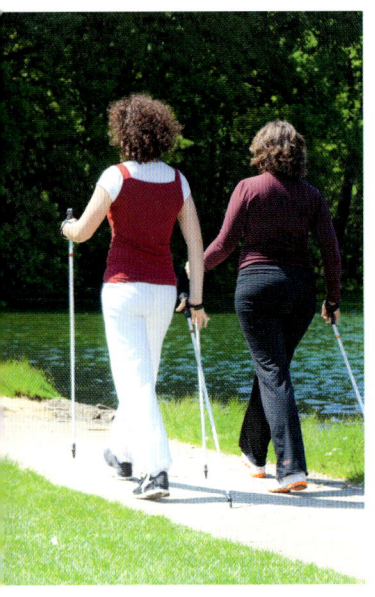

Von Nordic Walking profitieren nicht nur Gestresste und Übergewichtige, sondern auch, wer von Bluthochdruck betroffen ist.

Die Ordnungstherapie

Die Bezeichnung »Ordnungstherapie« steht für ein aus mehreren Therapieansätzen zusammengesetztes Konzept, das auf eine gesunde und ausgeglichene Lebensweise abzielt und dabei sowohl körperliche als auch seelische Selbstheilungskräfte aktiviert. Die Wurzeln der Ordnungstherapie reichen bis in die Antike zurück. Bereits Hippokrates (460 – ca. 370 v. Chr.) sagte in seiner »Diaita« (Lebensweise): »Die Heilkunst besteht im Hinzufügen und im Weglassen, in der Wegnahme des Überschüssigen und in der Hinzufügung des Fehlenden.« Sebastian Kneipp prägte im 19. Jahrhundert sinngemäß den Satz: »Ich konnte den meisten Menschen erst helfen, als ich Ordnung in ihre Seelen brachte.« Unter »Ordnung in der Seele« verstand Kneipp den Zustand inneren Gleichgewichts. Er wollte mit seinem Therapieansatz den ganzen Menschen erreichen – das Innere, die Seele und das Äußere, den Körper. Der Schweizer Arzt und Ernährungsexperte Maximilian Oskar Bircher-Benner (1867–1939) schließlich hat aus Kneipps Ansatz ein eigenes medizinisches Therapiekonzept entwickelt, die »Ordnungstherapie«.

Heutzutage ist die Ordnungstherapie als Entspannungstherapie bekannt. Sie zielt auch darauf ab, besser mit Stress im Alltag umgehen zu können. Da 60 bis 90 Prozent aller Arztbesuche in den westlichen Industrieländern auf Stress zurückgehen, liegt ein großes Potenzial in dieser Therapieform. Sie geht davon aus, dass unser Organismus dann richtig gesund ist, wenn er auf Reize adäquat zu reagieren vermag: In einer Gefahren- oder Stresssituation spannt er sich an, danach entspannt er sich wieder. Durch den anhaltenden Alltagsstress aber haben wir diese Flexibilität oft verlernt. Dann bleiben wir verkrampft oder stehen weiter unter Hochspannung, obwohl der ursprüngliche Auslöser gar nicht mehr vorhanden ist.

Die Methoden

Zur modernen Ordnungstherapie gehören eine ausgewogene Ernährung ebenso wie Verfahren, bei denen die Patienten lernen, auf ihre »innere Uhr« zu hören und Phasen von An- und Entspannung, von Arbeit und Freizeit und von Schlafen und Wachen in einem ausgewogenen Rhythmus zu halten. Der Körper soll durch äußere Reize (z. B. Wasser, Sonne) und Bewegung gefordert werden. Auch zu einer inneren Ordnung soll er finden – beispielsweise durch Entspannungsverfahren wie etwa autogenes Training, progressive Muskelentspannung oder asiatische Bewegungslehren (wie Yoga, Qigong).

Die Homöopathie

Der deutsche Arzt Christian Friedrich Samuel Hahnemann (1755–1843) ist der Entdecker und Begründer der klassischen Homöopathie (griech. *homois* = ähnlich, *pathos* = Leiden). Dieses eigenständige Therapiesystem, das nicht zu den klassischen Naturheilverfahren zählt, beruht auf dem Grundsatz: »Ähnliches soll durch Ähnliches geheilt werden« *(similia similibus curentur)*. So wird beispielsweise das homöopathische Mittel Coffea arabica (Kaffee) bei innerer Unruhe und Schlaflosigkeit angewandt. Das sind genau die Symptome, die Kaffee beim gesunden Menschen hervorrufen kann. Hahnemann führte die Wirkung der homöopathischen Mittel auf die Stärkung der »Lebenskraft« zurück. Noch heute sehen viele Homöopathen in der Krankheit eine Verstimmung der Lebenskraft. Eindeutige Belege zur Wirkung der Homöopathie existieren bisher nicht. Die Befürworter gehen davon aus, dass homöopathische Mittel die Selbstheilungskräfte anregen.

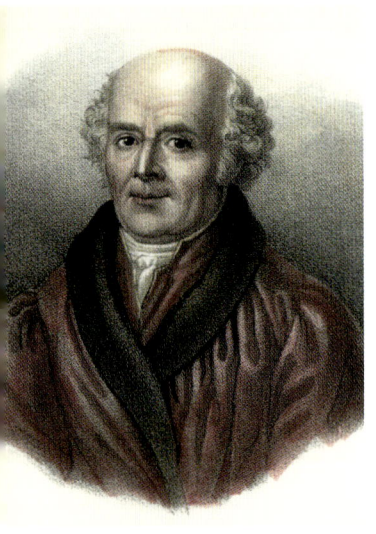

Die Homöopathie wurde vor rund 200 Jahren von Samuel Hahnemann begründet. Sein »Organon der Heilkunst« gilt heute noch als das Lehrbuch der Homöopathie.

Die Potenzierung der Wirkstoffe

Der homöopathische Arzneischatz besteht im Wesentlichen aus Pflanzen, Mineralien, Metallen und Tierprodukten. Auch sogenannte Nosoden zählen dazu, das sind Arzneien, die aus Krankheitsprodukten (z.B. aus Blut oder Krankheitserregern) hergestellt werden.

Bei der Behandlung mit homöopathischen Mitteln nimmt der Patient in der Regel ein Einzelmittel ein. Dieses bekommt er in einer besonders zubereiteten, potenzierten Form. Die Arzneisubstanz wurde dafür schrittweise mit Wasser oder Alkohol verschüttelt, also verdünnt, oder mit Milchzucker zu den sogenannten Globuli verrieben. Bei einer C-Potenz ist die Ausgangssubstanz im Verhältnis 1:100 verdünnt, bei einer D-Potenz 1:10. Niedrige Potenzen wirken vor allem auf Organfunktionen. Ab den Potenzen D12 und C12 wirken die Mittel auch im seelischen Bereich.

Das passende Mittel

Die Wahl des homöopathischen Mittels erfolgt in der klassischen Homöopathie auf der Grundlage aller Krankheitssymptome sowie der Persönlichkeitsmerkmale des Patienten. Für jeden Patienten wird ein individuelles Mittel gesucht, das heißt, bei gleicher Krankheit erhalten unterschiedliche Patienten nicht unbedingt das gleiche Mittel. Der Homöopath ist somit nicht nur daran interessiert, ob der Patient zum Beispiel hustet und wie genau sich der Husten anhört und anfühlt, sondern auch daran, was für ein Mensch der Patient ist. Weint er beispielsweise schnell oder hält er seine Emotionen eher verdeckt? Ist er ordentlich oder chaotisch? Angaben wie diese spielen bei der Mittelwahl eine genauso große Rolle wie die Angaben zur Erkrankung. Daher findet bei einem erfahrenen Homöopathen beim ersten Besuch zunächst eine sehr ausführliche Anamnese (Aufnahme der Vorgeschichte des Patienten inklusive biologischer, psychischer und sozialer Faktoren) statt.

Homöopathie für die Selbstbehandlung

Die Behandlung von Befindlichkeitsstörungen wie zum Beispiel Übelkeit und leichteren Erkrankungen können Sie mithilfe der Homöopathie oft selbst unterstützen, ebenso akute Beschwerden. In diesem Buch haben wir bei einigen Krankheitsbildern geeignete homöopathische Mittel angegeben. Für die Eigentherapie gehen Sie dabei wie folgt vor:

Bei akuten Beschwerden nehmen Sie alle 30 Minuten 5 Globuli in den Potenzen D6 oder C6 (auch D12 und C12 möglich). Im späteren Verlauf kann eine Gabe alle 2 Stunden erfolgen. Bei chronischen Erkrankungen nehmen Sie die Globuli zwei- bis dreimal täglich (D6/C6) oder einmal täglich (C12).

Ob die Wahl des Mittels korrekt war, merken Sie daran, dass sich die Beschwerden nach der Einnahme deutlich bessern oder es zu einer sogenannten Erstverschlimmerung kommt. Letztere ist aus Sicht der Homöopathie ein positives Zeichen, da sie meist auf eine anschließende Besserung hinweist.

Die Behandlung von Befindlichkeitsstörungen wie Übelkeit und leichteren Erkrankungen können Sie mithilfe der Homöopathie gut selbst unterstützen.

Weitere Methoden

Neben den erwähnten Einzelmitteln gibt es noch die Konstitutions- und Komplexmittel. Letztere bestehen aus mehreren homöopathischen Mitteln, die sich in der Wirkung ergänzen oder verstärken. Durch die Konstitutionsmittel erfolgt eine grundlegende homöopathische Behandlung der geistigen, seelischen und körperlichen Eigenschaften eines Menschen. Eine Konstitutionsbehandlung bietet sich vor allem zur Behandlung chronischer Krankheiten an.

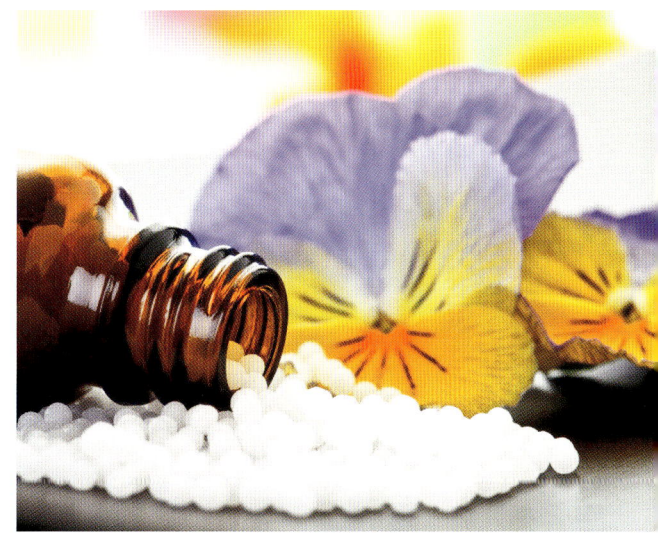

Die manuelle Medizin

Seit der Antike wird Händen eine heilende Wirkung nachgesagt. Im Mittelalter renkten sogenannte Knochensetzer Gelenke und Wirbel ein. Zu den modernen Formen der manuellen Medizin, dem Heilen mit den Händen, zählen unter anderem die Chirotherapie und die Osteopathie.

Chirotherapie

Diese manuelle Technik, so bezeichnet nach dem griechischen »chiro« für »Hand«, geht auf den Amerikaner Daniel David Palmer und seinen Sohn Barlett Joshua Palmer (1881–1961) zurück. Sie waren der Ansicht, dass Veränderungen an der Wirbelsäule, vermittelt über das Nervensystem, zu Krankheiten führen können. Entsprechend steht die Wirbelsäule mit ihren Gelenken, Bändern und Muskeln im Kern der Behandlung.

In Deutschland ist die Bezeichnung »Chiropraktiker« oder »Chirotherapeut« nicht geschützt. Gerade für den empfindlichen Bereich der Halswirbelsäule empfiehlt es sich, einen erfahrenen Therapeuten zu

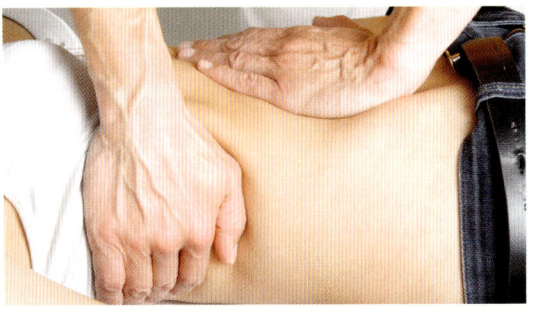

Zur osteopathischen Diagnose gehört auch, ob an Bindegewebe und Muskeln Blockaden zu spüren sind.

suchen. Qualifizierte Therapeuten finden Sie über die Deutsche Gesellschaft für Manuelle Medizin (DGMM): www. dgmm.de

Osteopathie

»Osteo« steht für griechisch »Knochen« und »pathie« für »Leiden«. Diese Behandlung mit den sanften Griffen wurde vor über 130 Jahren von dem amerikanischen Arzt Andrew Taylor Still (1828–1917) entwickelt. Nach dem Tod von dreien seiner vier Kinder bei einer Meningitis-Epidemie machte er sich auf die Suche nach alternativen Behandlungsansätzen. Im Gegensatz zur Chirotherapie, die sich vorwiegend um die Wirbelsäule kümmert, soll nach Stills Vorstellung auf das gesamte Organsystem eingegangen werden. Ein Ziel der Osteopathie ist es deshalb, den Weg zur Eigenregulation des Organismus anzusprechen. Auch der Gewebefluss wird optimiert, da er über die Versorgung der Blut- und Lymphgefäße den Stoffwechsel des Zielgewebes beeinflusst. Um die Selbstheilungskräfte dauerhaft anzuregen und Dysbalancen auszugleichen, regt der Osteopath den Patienten an, die Therapie aktiv durch Übungen zu Hause zu unterstützen.

Die Osteopathie hat sich bei einem größeren Anwendungsspektrum bewährt: von Schmerzen des Bewegungsapparats allgemein über chronische Rückenschmerzen bis hin zu funktionellen Bauch- oder Herzbeschwerden und Kopfschmerzen.

Auch die Osteopathie ist kein eigenständiger Beruf. Wer die Zusatzqualifikation »Osteopath« besitzt, darf sie praktizieren. Qualifizierte Therapeuten findet man am besten über den Verband der Osteopathen Deutschland (VOD): www.osteopathie.de

Die Traditionelle Chinesische Medizin

Ein Leben mit der Natur und in Harmonie mit allen Dingen ist auch das Prinzip der Traditionellen Chinesischen Medizin (TCM). Diese erfreut sich besonders in Europa und somit auch in Deutschland einer großen Beliebtheit. Weltweit betrachtet, zählt die chinesische Medizin zu den traditionellen naturheilkundlichen Methoden mit dem größten Verbreitungsgebiet.

Als chinesische Medizin wird jene Heilkunde bezeichnet, die in China bereits vor gut 2000 Jahren begründet und in der Folgezeit weiterentwickelt worden ist. 200 bis 100 v. Chr. entstand das »Huang Di Nei Jing Si Wen« (»Klassiker des Inneren des gelben Kaisers«), welches eines der bis heute wichtigsten Grundlagenwerke der chinesischen Medizin ist. Der Begriff »Traditionelle Chinesische Medizin« dagegen ist eine neuere Wortschöpfung und stammt aus den 50er-Jahren. Durch den Besuch des amerikanischen Präsidenten Richard Nixon im Jahr 1972 in China wurde die Traditionelle Chinesische Medizin zum »Exportschlager« der Volksrepublik.

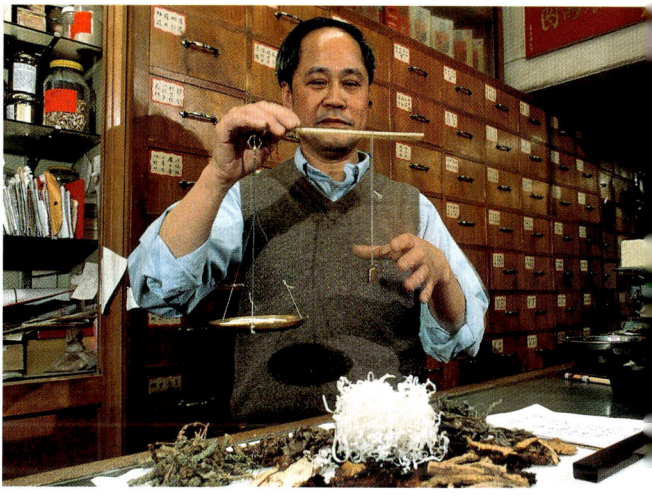

Die chinesische Arzneitherapie kann auf eine Tradition von mehr als 2000 Jahren zurückblicken.

Die Lehren der chinesischen Medizin

Grundlegend basiert die Traditionelle Chinesische Medizin auf dem Taoismus und seiner Vorstellung der ineinander verschlungenen Gegensätze (Yin und Yang) sowie der Fünf-Phasen-Lehre. Diese Lehre geht von fünf Wandlungsphasen aus: Holz, Feuer, Erde, Metall und Wasser. Die genannten Elemente werden als eine Reihe von Symbolen gesehen, anhand derer alles im Universum eingeordnet werden kann. So ist jedem Element zum Beispiel ein oder mehrere Organe, eine Farbe, Charaktereigenschaft, Himmelsrichtung, Planet, Tages- und Jahreszeit, Geruch, Geschmack oder Gefühl zugeordnet. Die Interaktion der Elemente wiederum bewirkt einen Prozessablauf. Im »Großen Buch der chinesischen Medizin« steht zum Beispiel: »Metall fällt Holz. Wasser löscht Feuer. Holz pflügt und lockert die Erde. Und Erde dämmt Wasser ein. So verhalten sich die Dinge zueinander.« Besonders bei der Diagnostik und Definition der Krankheitsbilder spielt das Grundprinzip der fünf Elemente sowie deren Beziehung zueinander eine wesentliche Rolle. So kann zum Beispiel geschwächtes Wasser (Niere) kein Feuer mehr zügeln, was wiederum Metall (Lunge) angreift. Aus diesem Grund wird ein chinesischer Arzt bei asthmatischen Beschwerden und entsprechenden Untersuchungsbefunden kein Antiasthmatikum, sondern ein Nierentonikum verordnen. Dabei entsprechen die chinesischen Organsysteme nicht unbedingt den Organzuordnungen der westlichen Medizin.

Anders als die westliche Medizin, die beispielsweise Laborbefunde ermittelt, Röntgenaufnahmen auswertet oder eine Entzündung diagnostisch feststellt und dann gezielt behandelt, folgt man in der Traditionellen Chinesischen Medizin einem anderen Verständnis von Gesundheit und Krankheit: Gesundheit wird als ein freies Fließen von Lebensenergie (Qi) verstanden. Alle körperlichen, seelischen und geistigen Funktionen sind hierbei miteinander ständig im Austausch und stehen in einem ausgewogenen Verhältnis zueinander. Krankheit liegt somit ein Ungleichgewicht der einzelnen Komponenten zugrunde und wird unterschieden in Fülle, Leere oder Blockade. Ziel der Traditionellen Chinesischen Medizin ist es, das Gleichgewicht zu erhalten oder wiederherzustellen.

Die therapeutischen Verfahren der Traditionellen Chinesischen Medizin setzen sich zusammen aus der chinesischen Arzneitherapie, der Akupunktur mit der ihr zugehörigen Moxibustation (Erwärmung von Akupunkturpunkten), Massagetechniken wie Tuina, Bewegungsübungen wie Qigong oder Tai-Chi und einer Ernährung, die sich am Wirkprofil der Arzneien ausrichtet. Diese therapeutischen Elemente werden heute gern als die »fünf Säulen« der Traditionellen Chinesischen Medizin bezeichnet.

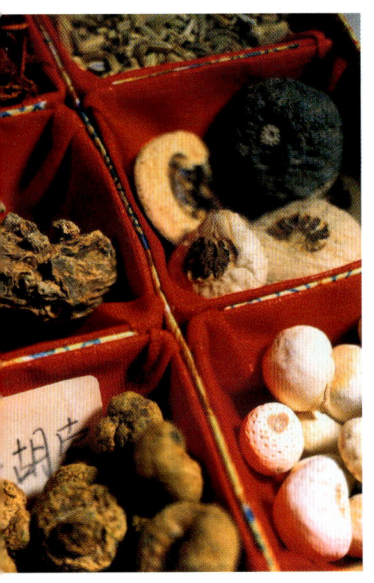

Der Umgang mit dem riesigen Arzneimittelschatz der chinesischen Medizin setzt fundierte Kenntnisse voraus.

Chinesische Arzneitherapie

Die eigentliche Domäne der Traditionellen Chinesischen Medizin ist die Behandlung mit Heilkräutern, Mineralien und tierischen Bestandteilen. Sie ist jedoch im Westen weniger bekannt. Die Wirkung der Mittel beruht nach Vorstellungen der Traditionellen Chinesischen Medizin auf der Geschmacksart (süß, sauer, salzig, bitter, scharf, zusammenziehend und neutral) und ihrer Funktion (hebend, senkend, absteigend, hervortretend). Entscheidend für den Behandlungserfolg ist, dass die Therapie ständig an das sich wandelnde Beschwerdebild angepasst wird. Da die chinesische Arzneitherapie ein fundiertes Wissen über die Arzneimittel und das Zusammenwirken der verschiedenen Elemente und Organsysteme voraussetzt, ist sie nicht für die Selbstbehandlung geeignet und erfordert einen erfahrenen Therapeuten.

Akupunktur und Akupressur

Bei uns ist die Akupunktur das bekannteste Element der Traditionellen Chinesischen Medizin. Sie basiert auf der Grundvorstellung der chinesischen Medizin, wonach die Lebensenergie Qi in einem Netzwerk von Leitbahnen im Körper fließt. Ist das Qi blockiert, kommt es zu dem angesprochenen Ungleichgewicht und zu Krankheiten. Durch das Stechen mit den Nadeln soll diese Lebensenergie wieder zum Fließen gebracht werden. Die moderne Akupunktur kennt mehr als 1000 Akupunkturpunkte. Sie sollte nur von einem erfahrenen Therapeuten oder Arzt durchgeführt werden.

Akupressur, eine Fingerdruckmassage, die mit den gleichen Punkten wie die Akupunktur arbeitet, eignet sich dagegen hervorragend zur Selbstbehandlung. Dabei ist das Wirkprinzip dem der Akupunktur ähnlich, es ist jedoch nicht so tiefgreifend. Vor allem Schmerzen, die durch Druck und Wärme besser werden, wie etwa Muskelverhärtungen, Spannungskopfschmerzen oder Rückenschmerzen, lassen sich gut mit Akupressur selbst behandeln.

Chinesische Ernährungslehre

Sie wird in drei Bereichen eingesetzt: zum Aufbau der Gesundheit, zur Vorbeugung und zur Behandlung von Krankheiten. Die chinesische Ernährungslehre unterteilt die Lebensmittel historisch gesehen nach ihrem Geschmack (süß, sauer, bitter, scharf, zusammenziehend und neutral) und nach ihren Temperaturqualitäten (kalt, kühl, heiß, warm und neutral). Jedem Geschmack wird dabei eine bestimmte Wirkung auf ein Organsystem zugeordnet. Allerdings entsprechen die Organe nach den traditionellen asiatischen Vorstellungen nicht den anatomischen Organen der westlichen Medizin, vielmehr beinhalten sie auch psychologische und energetische Aspekte.

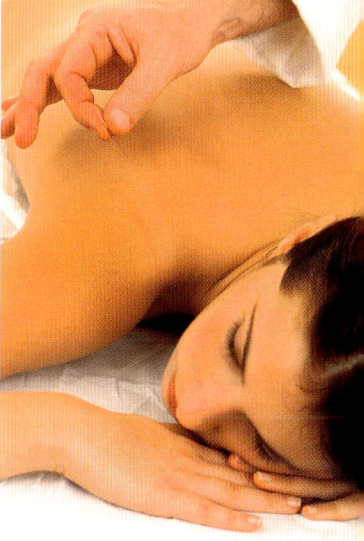

Das Heilen mit den Nadeln soll die Lebensenergie Qi wieder zum Fließen bringen.

Der Hauptbestandteil der Nahrung sollte aus Vollkorngetreide und leicht erhitztem Gemüse bestehen. Einen hohen Stellenwert nehmen traditionell auch Sojaprodukte (Tofu, Sojasauce) ein. Rohkost, Salate, Obst und Fleisch bilden mit zehn Prozent hingegen nur einen geringen Teil der Gesamtnahrung. Dazu kommen Fisch und Nüsse. Damit die Lebensmittel möglichst viel Qi enthalten, sollten sie frisch sein und nur kurz angedünstet oder gebraten sein. Eine alte, in China heute noch bekannte Volksweisheit heißt: »Chi fan, qi fen bao«, was übersetzt etwa »Sich nur zu 70 Prozent satt essen« bedeutet. Es sollte dementsprechend regelmäßig und in Ruhe gegessen werden. Mittlerweile ist sogar belegt, dass die Verringerung der Nahrungszufuhr um 30 Prozent die Lebenserwartung deutlich erhöht.

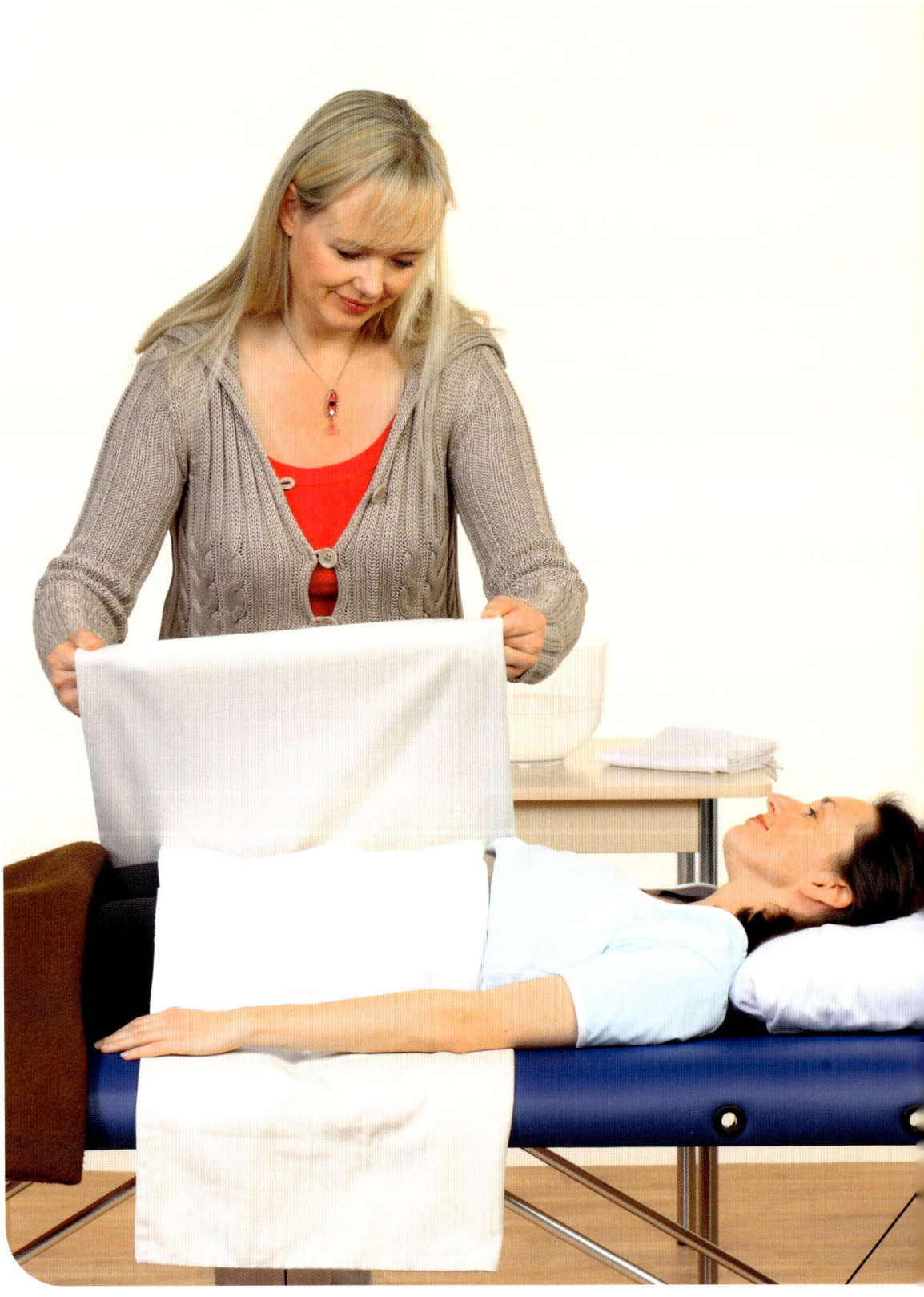

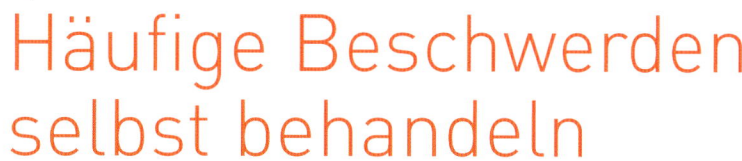

Häufige Beschwerden selbst behandeln

Sie möchten Ihre Beschwerden und Erkrankungen selbst behandeln? Und zwar am liebsten mit einfachen Mitteln, die gut verträglich sind? Hier erfahren Sie, welche Methoden der Naturheilkunde helfen, was es dabei zu beachten gibt und wann Sie besser einen Arzt aufsuchen sollten. Lesen Sie auch, wie Sie sich vorbeugend gegen Krankheiten wappnen können.

Erkältung

Vor allem in den nasskalten Jahreszeiten Herbst und Winter treten gehäuft Erkältungskrankheiten auf. Das Zusammentreffen mit vielen Infizierten in schlecht gelüfteten Räumen begünstigt eine Ansteckung, und die trockene Heizungsluft sowie die kalten Temperaturen erhöhen die Anfälligkeit des Körpers dafür.

malerweise klingen die Symptome nach drei bis fünf Tagen wieder ab. Kommt es allerdings zu einer Ausbreitung der Viren, kann eine sekundäre Erkrankung wie eine Nasennebenhöhlenentzündung, eine Mittelohrentzündung oder eine Bronchitis die Folge sein. Der geschwächte Körper ist zudem leichter anfällig für Bakterieninfektionen.

Ursachen und Symptome

Täglich atmen wir rund 13.000 Liter Luft ein. Bei jedem Atemzug gelangen zahlreiche Keime in unseren Körper. Unsere Atemwege sind zwar durch eine Schleimhaut vor den meisten Viren, Keimen und Bakterien geschützt, aber die rund 200 Arten von Erkältungsviren sind höchst aggressiv. Beim Niesen werden sie mit rund 150 Kilometern pro Stunde herausgeschleudert, und in einem Umkreis von bis zu zwei Metern können sie ansteckend sein. Zudem beherrschen sie einen Trick: Sie tragen auf ihrer äußeren Hülle ein Enzym, das den schützenden Schleim in Mund und Rachen auflösen kann. Und auch wenn Kälte nicht die Ursache für eine Erkältung ist, spielt sie eine Rolle dabei: Ebenso wie die Arme und Beine werden auch die Schleimhäute bei Kälte schlechter durchblutet und bieten so den eher kälteliebenden Viren bessere Bedingungen für ihre Ausbreitung.

Sollten es die Viren dann schaffen, sich stark zu vermehren, machen sich in der Regel nach zwei bis acht Tagen die ersten Symptome bemerkbar: Schnupfen, Halsschmerzen, leichter Husten, Abgeschlagenheit, leichte Kopf- und Gliederschmerzen, Frösteln und eventuell leichtes Fieber sind meist sichere Anzeichen für eine Erkältung. Nor-

Erkrankungsrisiko

Während sich ein gesunder Erwachsener durchschnittlich ein- bis zweimal jährlich mit einer Erkältung plagt, hat ein Kindergartenkind durchschnittlich fünf- bis zehnmal damit zu kämpfen. Der Grund: Mit jeder Erkältung lernt der Körper einen neuen Virus kennen und wird immun dagegen. Natürlich sind Kinder auch aufgrund des Aufenthalts in Gruppen und des intensiven Körperkontakts während des Spielens sehr viel stärker einem Ansteckungsrisiko ausgesetzt, als Erwachsene es an ihrem Arbeitsplatz in der Regel sind.

Wenig entgegenzusetzen haben den Viren auch Personen, deren Immunsystem durch eine Erkrankung oder durch große Belastung geschwächt ist; häufig trifft dies auf ältere Menschen zu.

Vorbeugemöglichkeiten

Da es nicht nur eine große Vielfalt an Viren gibt, sondern diese sich auch ständig verändern, existiert gegen Erkältungen keine Impfung, mit der Sie vorbeugen können.

Verhindern können Sie eine Infektion mit Erkältungsviren nur, indem Sie den Kontakt mit infizierten Personen komplett meiden – doch wer

Anwendung Schritt für Schritt

Wechselschenkelguss

Studien haben gezeigt: Wer regelmäßig nach dem Duschen die Beine je etwa 20 Sekunden ganz kalt abduscht, kann seine Erkältungshäufigkeit auf die Hälfte verringern. Der kalte Reiz auf der Haut verbessert die Durchblutung und wirkt so auch der Neigung zu kalten Händen und Füßen entgegen.

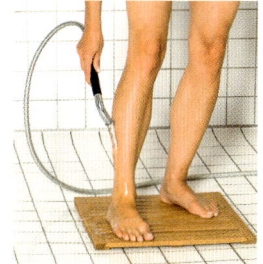 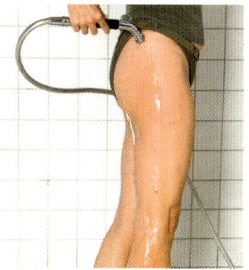 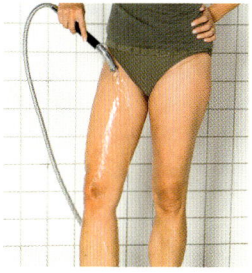 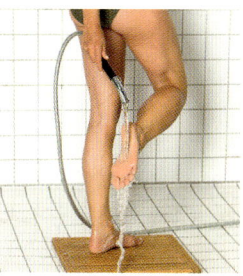

1. Setzen Sie ein Gießhandstück auf den Schlauch (oder entfernen Sie den Duschkopf). Richten Sie den 36 bis 38 °C warmen Wasserstrahl auf die Außenseite des rechten Fußrückens.

2. Führen Sie den Strahl an der Beinaußenseite langsam hoch bis zur Leiste. Dort beschreiben Sie mit dem Strahl ein paar kleine Kreise, bevor Sie ihn zur Beininnenseite führen.

3. Führen Sie den Strahl an der Beininnenseite zum Fuß zurück. Wiederholen Sie dies am linken Bein. Nun mit (maximal 18 °C) kaltem Wasser zum rechten Bein wechseln.

4. Nachdem Sie den Warm-kalt-Turnus zweimal hintereinander ausgeführt haben, umspülen Sie die Fußsohlen mit kaltem Wasser. Um wieder warm zu werden, ruhen Sie im Bett nach.

kann das schon? Aber Sie können den Viren das Leben und die Ausbreitung möglichst schwer machen, indem Sie

▶ sich, vor allem in den klassischen Erkältungsjahreszeiten Herbst und Winter, besonders häufig und gründlich die Hände waschen.

▶ öfter Lüften, um dadurch die Zahl der Viren im Raum zu verringern.

▶ für eine hohe Luftfeuchtigkeit sorgen, um die Schleimhäute nicht austrocknen zu lassen und diese so fit für die Virenabwehr zu halten.

▶ Ihr Immunsystem insgesamt stärken und so dafür sorgen, dass die Viren schnell abgewehrt werden (siehe Kasten oben und Seite 162).

Das können Sie selbst tun

Fast alle Bereiche der Medizin und Naturheilkunde haben im Laufe der Jahrhunderte ihre eigenen Mittel und Wege im Umgang mit Erkältungskrankheiten gefunden. Ganz unabhängig von den Symptomen sollten Sie bei den ersten Anzeichen einer Ansteckung zunächst einmal einige grundsätzliche Maßnahmen ergreifen, mit denen Sie die Ausbreitung der Viren unter Umständen rasch eindämmen können:

▶ Hören Sie auf die Müdigkeitssignale Ihres Körpers und gönnen Sie ihm ausreichend Ruhe. Wer seinen Körper zu früh wieder belastet, läuft Gefahr, dass die Viren eine Entzündung

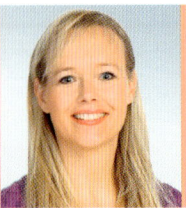

Mein besonderer Tipp
Dr. med. Franziska Rubin

Schützen Sie sich und andere

Auch wenn es erst einmal komisch wirkt, Ihre Kollegen und Freunde werden es Ihnen danken: Sobald Sie merken, dass sich eine Erkältung anbahnt, warnen Sie andere vor und geben Sie nicht mehr die Hand oder begrüßen mit Küsschen. Distanz ist hilfreich, um die Tröpfcheninfektion zu verhindern.

Wenn die Erkältung trotzdem durchbricht, ab ins Bett! Wir erlauben uns das oft nicht, weil die Arbeit so wichtig erscheint oder die Kinder eben rundum versorgt werden müssen. Aber richtig ist es nicht, denn nur Schonung verkürzt die Dauer der Erkältung.

des Herzmuskels verursachen, die eine lebenslange Herzschwäche zur Folge haben kann.

▶ Achten Sie auf eine angenehme Raumtemperatur. Frösteln ist ein Zeichen dafür, dass Ihr Immunsystem unterstützende Wärme von außen braucht, um mit den Viren fertig zu werden.

▶ Sorgen Sie dafür, dass die ohnehin gereizten Schleimhäute nicht austrocknen. Wichtig dafür sind viel Trinken und eine hohe Luftfeuchtigkeit. Dafür ist es hilfreich, nasse Tücher im Zimmer aufzuhängen oder einfach den gut bestückten Wäscheständer aufzustellen. Auch eine Schüssel mit zwei bis vier Litern heißem Wasser erhöht die Luftfeuchtigkeit. Dort können Sie zusätzlich wohltuende Kräuter wie Kamille, Rosmarin oder Lavendel hineingeben.

✳ Naturheilkunde

Da bei der Bekämpfung von Erkältungen vor allem dem Befeuchten der Schleimhäute und der guten Durchblutung des Körpers eine zentrale Rolle zufällt, setzen die Anwendungen aus der Naturheilkunde zunächst hier an. Den Symptomen Schnupfen, Husten, Halsschmerz und Fieber widmet sich die Naturheilkunde mit zahlreichen eigenständigen Anwendungen (siehe Seite 42–55).

▶ Bei beginnenden Erkältungen helfen Wasseranwendungen, etwa ein **ansteigendes Fußbad** (siehe Kasten Seite 41). Eine anschließende Anwendung mit Essigstrümpfen kann gegen Hals-, Ohren- und Nackenschmerzen helfen. Dazu Leinensocken (Kneipp-Strümpfe, aus der Apotheke) in kaltes Essigwasser (3 Esslöffel Essig auf 1 Liter Wasser) tauchen und anziehen. Darüber kommen Strümpfe aus Wolle. Das bringt Regulierungsvorgänge im Körper in Gang, die Erkältungssymptome lindern.

▶ Eine **Salzsocke** sorgt für warme Füße: Socke in eine Salzlösung (15 Gramm Salz in 1/2 Liter Wasser auflösen) tauchen, auswringen und anziehen. Baumwollstrümpfe überziehen, und die Socken eine Stunde oder über Nacht anbehalten. Das Salz fördert die Durchblutung.

☼ Heilkunde aus aller Welt

Die Traditionelle Chinesische Medizin empfiehlt bei beginnenden Erkältungen einen Tee aus Ingwer und Frühlingszwiebeln. Beide Zutaten zählen zu den scharfen, wärmenden Lebensmitteln, die die eingedrungene Kälte vertreiben und die Lungenfunktion stärken. Für den Tee 15 Gramm frische Ingwerscheiben und 30 Gramm Frühlingszwiebeln mit 1/2 Liter heißem Wasser übergie-

Anwendung Schritt für Schritt

Das ansteigende Fußbad

Durchgeführt wird das ansteigende Fußbad am besten in einer speziellen Fußbadewanne. Man beginnt bei einer Temperatur von etwa 33 °C und lässt langsam warmes Wasser zulaufen, bis etwa 40 °C erreicht sind.

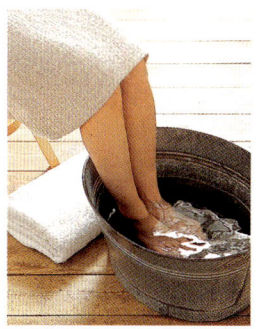

1. Legen Sie ein Handtuch zum Abtrocknen bereit. Stellen Sie die Füße in eine Wanne mit ungefähr 1,5 Liter 35 °C warmem Wasser. Für eine optimale Wirkung können Sie dem Wasser pflanzliche Zusätze oder ätherische Öle beigeben.

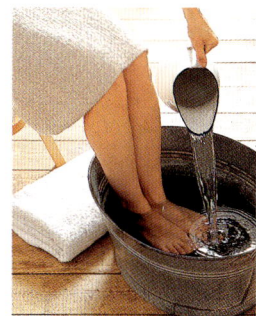

2. Erhöhen Sie die Temperatur durch Hinzufügen von heißem Wasser bis auf 39 bis 40 °C. Baden Sie die Füße insgesamt 10 bis 15 Minuten. Trocknen Sie die Füße ab, ziehen Sie warme Wollsocken an und ruhen Sie 30 Minuten.

ßen, 5 bis 10 Minuten zugedeckt kochen lassen, abseihen und nach Geschmack mit braunem Zucker würzen. Dreimal täglich 1 Tasse trinken.

⁘ Homöopathie & Schüßler

Bei den ersten Symptomen einer Erkältung kann das Schüßler-Salz Nr. 3 (Ferrum phosphoricum) helfen. Stündlich 1 bis 2 Tabletten im Mund zergehen lassen.

✦ Medikamente aus der Apotheke

Die Therapie ist vor allem darauf ausgerichtet, die lästigen Symptome zu lindern. In Apotheken gibt es vielversprechende Kombinationspräparate, deren Inhaltsstoffe gleichzeitig gegen Schmerzen, Schnupfen und Husten helfen sollen. Oft enthalten sie die Wirkstoffe in falscher Dosierung und

sind deshalb nur in Ausnahmefällen zu empfehlen – etwa um nachts bessser schlafen zu können. Eine Linderung der individuellen Symptome ist damit jedoch nicht zu erreichen. Dafür eignen sich gezielter Einzelwirkstoffe. So ist den meisten mit einfachen Schmerztabletten, etwa Paracetamol wegen der fiebersenkenden Wirkung, bei Erwachsenen auch Acetylsalicylsäure, gut geholfen.

Ärztliche Hilfe

Klingt die Erkältung nach 10 bis 14 Tagen nicht ab oder steigt das Fieber länger als 2 bis 3 Tage über 39°C, sollte ein Arzt aufgesucht werden. Dann können Bakterien im Spiel sein, die zu Entzündungen im Mittelohr (akute Otitis media), in den Nasennebenhöhlen (akute Sinusitis), aber auch der Lunge oder gar des Herzmuskels führen können. Solch ein »Etagenwechsel« ist bei einer normalen Erkältung aber glücklicherweise selten.

Schnupfen

Eine Erkältung beginnt häufig mit Schnupfen, denn Nasensekrekt und -schleimhaut sind meist die ersten Barrieren, die Erkältungsviren überwinden müssen. Haben sie die Schleimhaut befallen, reagiert der Körper mit einer Entzündung.

Ursachen und Symptome

Die ersten Symptome eines Schnupfens sind eine trockene Nasenschleimhaut, Müdigkeit, Kopfdruck, Frösteln und Niesreiz. Durch die Entzündung erhöht sich die Durchblutung der Schleimhäute, und es wird viel Flüssigkeit in das Gewebe abgegeben. Die angeschwollenen Schleimhäute machen sich als »verstopfte«, das dünnflüssige Sekret macht sich als »laufende« Nase bemerkbar. Tränende Augen treten vielfach als Begleiterscheinung auf. Nach drei bis fünf Tagen bessern sich die Beschwerden, das Sekret wird dickflüssiger und auch der Geruchssinn verbessert sich wieder.

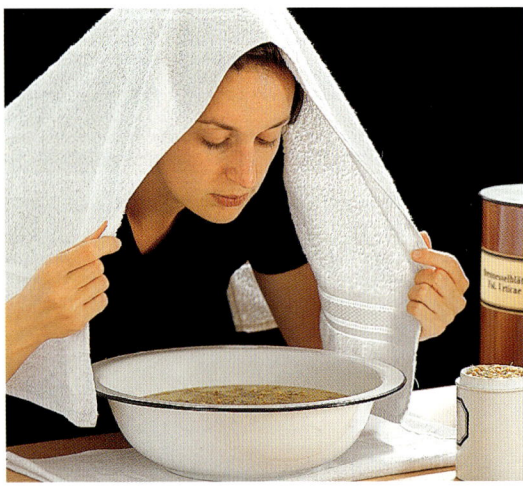

Eine Inhalation mit Kräuterzusatz verschafft wohltuende Erleichterung bei einer verstopften Nase.

Wenn zusätzlich zur viralen noch eine bakterielle Infektion hinzukommt, wird aus einem leichten Schnupfen auch schnell einmal eine Nasennebenhöhlen- oder Mittelohrentzündung.

Das können Sie selbst tun

Mit Wärme und hoher Luftfeuchtigkeit kann es gelingen, einen beginnenden Schnupfen abzuwehren. Denn sowohl kühle Temperaturen als auch trockene Schleimhäute erleichtern den Viren das Eindringen in den Körper. Deshalb gelten zunächst die Empfehlungen zu Wärme und Luftfeuchtigkeit unter Erkältung (siehe Seite 38–41).

✳ Naturheilkunde

Einige Anwendungen sorgen jedoch gezielt dafür, dass das Nasensekret ablaufen kann und Sie freier atmen können. Gleichzeitig können Sie damit einer Nebenhöhlenentzündung vorbeugen.

▶ Eine **Nasendusche** hilft bei häufigen Nasennebenhöhlenentzündungen, Heuschnupfen und beginnender Erkältung. Nasenduschen mit Salzlösungen gibt es in der Apotheke. Die Salzlösung lässt sich auch selbst herstellen: Dafür 1 Gramm Salz in 0,1 Liter lauwarmem Wasser auflösen. Mit einem Sprühstoß in jedes Nasenloch etwas Salzlösung geben und einatmen. Dabei die Nasenflügel mehrmals mit den Fingern zusammendrücken. Die Lösung feuchtet die Schleimhäute an und lässt sie abschwellen.

▶ **Rettich** hat sich bei Schnupfen und verstopften Nasennebenhöhlen bewährt. Beim Zerkleinern entstehen aus einem schwefelhaltigen Glykosid der Wurzel scharfe Senföle. Eine Mischung aus frisch geriebenem Rettich, etwas Zucker und Äpfeln zubereiten und täglich zwei- bis dreimal einige Esslöffel essen. Das befreit die Nase und sorgt für einen klaren Kopf.

▶ Eine Inhalation hält die Schleimhäute feucht. Zugesetzte Kräuter oder ätherische Öle (wie Kamille oder Salbei) wirken zudem entzündungshemmend und helfen, die Nase frei zu machen. Dafür eine Handvoll Kräuter oder einige Tropfen Öl in einer Schüssel mit kochendem Wasser übergießen. Den Kopf mit einem Handtuch bedeckt darüberhalten (Vorsicht, nicht zu nah!) und tief ein- und ausatmen.

✣ Homöopathie

Je nach Beschwerden hat sich Natrium muriaticum D6 (Niesattacken), Allium cepa D6 (Fließschnupfen), Pulsatilla D6 (Nasennebenhöhlen) oder Sambucus D6 (Nase verstopft) bewährt. Vom jeweiligen Mittel am ersten Tag zunächst viermal alle 10 Minuten, dann alle 30 Minuten je 5 Globuli einnehmen (maximal zwölfmal); am zweiten Tag fünf- bis sechsmal, am dritten Tag dreimal je 5 Globuli einnehmen.

✦ Medikamente aus der Apotheke

Mit der Verwendung von Nasentropfen und Schnupfensprays sollten Sie zurückhaltend sein. Werden diese länger als eine Woche benutzt, kann ein »medikamentöser Schnupfen« entstehen. Das heißt: Nach Absetzen des Mittels schwillt die Nasenschleimhaut verstärkt an. Nehmen Sie dann das Mittel erneut, stecken Sie in einem Teufelskreis. Besser ist es, der Nase mit einer Salzlösung Erleichterung zu verschaffen (siehe Seite 42).

Mein besonderer Tipp

Dr. med. Franziska Rubin

Nasendusche einmal anders

Zur Vermeidung von Schnupfen und Nasennebenhöhlenentzündung helfen zwei ganz einfache Dinge: Machen Sie nach einem langen Tag in geschlossenen Räumen einen ausgiebigen Spaziergang an der frischen Luft. Vor dem Zubettgehen nehmen Sie eine Dusche und lassen dabei heißes Wasser auf und in die Nase laufen. So spülen Sie einen Großteil der Viren hinaus und verhindern, dass sich neue Viren in der Schleimhaut festsetzen.

Ärztliche Hilfe

Bei einem normalen Schnupfen ist ein Arztbesuch in der Regel nicht nötig. Dies ist erst erforderlich, wenn Komplikationen auftreten. Wird das Nasensekret dick und gelblich, kommen Kopfschmerzen hinzu und treten klopfende Schmerzen über der Wange und in der Stirnhöhle auf, hat sich vermutlich eine Nasennebenhöhlenentzündung (Sinusitis) gebildet, die einer Behandlung bedarf.

Falls Sie ständig unter Schnupfen leiden, kann dieser allergisch (Heuschnupfen) bedingt sein. Dann ist es erforderlich, zur Abklärung der Ursachen und Behandlung einen Arzt aufzusuchen.

Wer unter wiederkehrenden Nasennebenhöhlenentzündungen leidet, kann von einer osteopathischen Behandlung profitieren. Schon wenige Sitzungen reichen aus, um die Selbstheilungskräfte des Körpers zu aktivieren (siehe auch Seite 32).

Husten

Husten ist eine natürliche Abwehrreaktion des Körpers, mit der er versucht, Fremdkörper wie Staub, Speisekrümel oder Schleim aus den Bronchien oder der Lunge zu entfernen.

Ursachen und Symptome

Breiten sich Erkältungsviren von den oberen Atemwegen auf die Bronchien aus, reagiert der Körper mit einer Entzündung der Schleimhäute und darauf folgendem Hustenreiz. Aufgrund der verstärkten Bildung von Bronchialsekret finden auch Bakterien einen guten Nährboden, und so gesellt sich nach einigen Tagen zur viralen Entzündung häufig noch eine bakterielle hinzu. Eine solche akute Bronchitis kündigt sich meist mit Halsschmerzen und Heiserkeit an (siehe Seite 48 bis 49), gefolgt von einem trockenen, oft schmerzhaften Reizhusten, der zwei bis drei Tage anhält. Im nächsten Stadium geht der Husten in Schleimhusten mit Auswurf über. Gelblicher oder gelbgrünlicher Auswurf weist dabei auf eine zusätzliche bakterielle Entzündung hin.

Hält der Husten länger als acht Wochen an, spricht man von chronischem Husten. Grund ist eine dauerhaft geschädigte Bronchialschleimhaut, an der häufige erkältungsbedingte Bronchitiserkrankungen, Rauchen, Luftverschmutzung oder eine Allergie schuld sein können.

Erkrankungsrisiko und Vorbeugemöglichkeiten

Personen mit einem geschwächten Immunsystem, ältere Menschen und solche mit einer Vorerkrankung des Herzes oder der Lunge laufen verstärkt Gefahr, dass sich eine zunächst leichte Erkältung auf die Bronchien hin ausweitet. Auch Rauchen oder der Aufenthalt in schadstoffbelasteter Luft erhöht das Risiko, an einer Bronchitis zu erkranken. Um zu verhindern, dass aus einem akuten ein chronischer Husten wird, sollten Sie immer versuchen, eine Erkältungskrankheit im Keim zu ersticken (siehe Seite 38–41). Daneben ist es wichtig, die Belastung mit Luftschadstoffen und schleimhäutereizenden Stoffen so gering wie möglich zu halten.

Das können Sie selbst tun

Bei beginnendem Husten ist es sinnvoll, den oft quälenden Hustenreiz einzudämmen, die gereizten Schleimhäute zu beruhigen und die Entzündung zu lindern. In der Phase des Schleimhustens sollten Sie hingegen dafür sorgen, dass sich der Schleim verflüssigt und so leichter abhusten lässt.

✳ Naturheilkunde

Erleichterung verschaffen viel Tee und spezielle Hustensäfte. Durch die erhöhte Flüssigkeitszufuhr wird der Bronchialschleim weniger zäh, und die Schleimhaut wird feucht gehalten.

▶ Für einen **Bronchialtee** eignet sich Thymian besonders gut. Die gefäßerweiternde, krampflösende und desinfizierende Wirkung seines ätherischen Öls hilft vor allem bei akuter oder chronischer Bronchitis und sogar bei Keuchhusten. Für den Tee 1 Teelöffel frischen oder getrockneten Thymian mit 1/4 Liter Wasser übergießen, 10 Minuten zugedeckt ziehen lassen und abseihen. Dreimal täglich 1 Tasse trinken.

Anwendung Schritt für Schritt

Eibischhustentee oder -sirup bei trockenem Husten

Die Schleimstoffe des Eibischs dämpfen den Hustenreiz, indem sie sich wie ein Teppich auf die Schleimhaut legen. Je nachdem, ob Sie Tee oder Sirup zubereiten, werden die Blätter oder die Wurzeln verwendet.

▶ Für den **Eibischhustentee** 1 Teelöffel Eibischblätter mit 1 Tasse kaltem Wasser übergießen, mindestens 30 Minuten ziehen lassen, aufkochen und abseihen. Täglich dreimal 1 Tasse trinken.

▶ Für den **Eibischsirup** 30 Gramm Eibischwurzeln mit 600 Milliliter kaltem Wasser übergießen und 2 Stunden ziehen lassen (öfter umrühren!). Den Sirup dann wie in der Bildfolge unten gezeigt fertigstellen. Er konserviert sich durch den hohen Zuckergehalt etwa ein Jahr selbst. Trotzdem sollten Sie immer nur kleinere Mengen herstellen, die Sie auch schnell verbrauchen können.

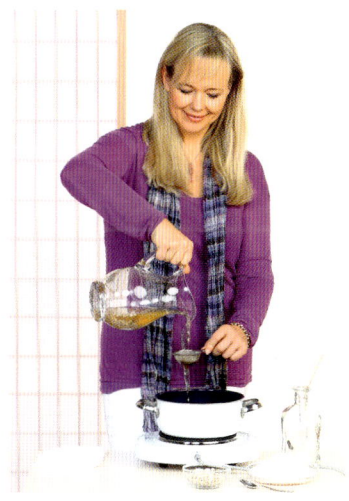 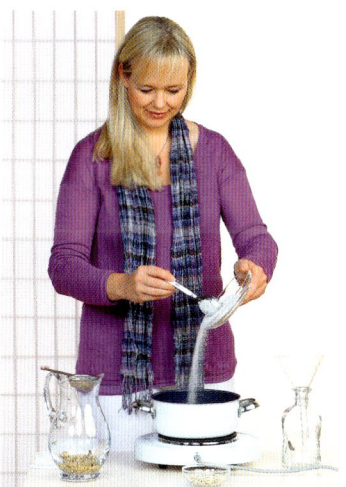 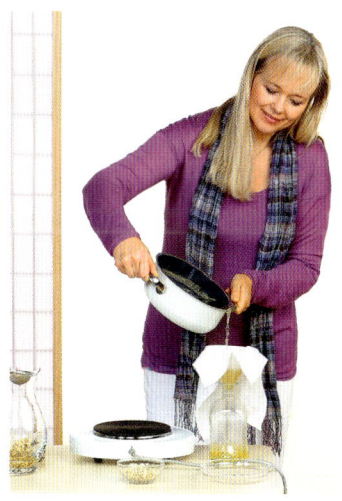

1. Für einen Eibischsirup seihen Sie die vorbereitete kalte Flüssigkeit (siehe oben) durch ein Tuch in einen Topf und pressen dabei die Pflanzenteile leicht aus.

2. Geben Sie etwa die anderthalbfache Menge (900 g) Zucker oder Honig zur Flüssigkeit und lassen Sie alles aufkochen, bis sich der Zucker ganz aufgelöst hat.

3. Den Sirup heiß durch ein Tuch in eine saubere Flasche abseihen, die Flasche luftdicht verschließen. Von dem Sirup nehmen Sie dreimal täglich 1 bis 2 Esslöffel ein.

Für Kinder eignet sich ein auf die gleiche Weise zubereiteter Tee aus den sehr viel milderen Fenchelsamen besser.

▶ Ein einfaches Hausmittel, um den lästigen Hustenreiz zu lindern, ist ein Zwiebelsirup. Die Zwiebel schälen und in Scheiben schneiden. In in ein Glas geben und mit Zucker bestreuen. Von dem Sirup, der sich in den nächsten Stunden bildet, drei- bis fünfmal täglich 1 bis 2 Teelöffel einnehmen.

► Ähnlich wie aus der Zwiebel lässt sich auch aus **Schwarzem Rettich** Hustensirup herstellen: Die Knolle durchbohren, oben trichterförmig zuschneiden und auf ein Gefäß stellen. Zucker darauf geben und 24 Stunden stehen lassen. Von dem entstandenen Saft stündlich (maximal zehnmal täglich) 1 Teelöffel einnehmen.

► Gut bewährt hat sich bei trockenem Husten der **Eibisch**, aus dem entweder ein Tee oder ein Sirup zubereitet werden kann (siehe Kasten Seite 45). Die enthaltenen Schleimstoffe hemmen die Bewegung der Haarzellen in den Atemwegen und lindern so den Hustenreiz.

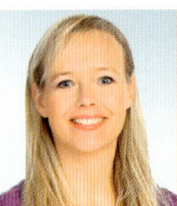

Mein besonderer Tipp

Dr. med. Franziska Rubin

Wärmewickel mit Bienenwachs

Ein Zaubermittel gegen nächtliches Husten ist bei meinen Kindern ein Bienenwachswickel. Dabei handelt es sich um eine Bienenwachsplatte und einen dazugehörigen Baumwollwickel zum Fixieren. Mit einem Fön oder einer Wärmelampe wird das Wachs erhitzt und kann dann gut auf den Wickel aufgebracht und auf die Brust des Kindes gelegt werden – Vorsicht: Die Wärme am besten am eigenen Unterarm testen! Der Wickel bleibt ein bis drei Stunden oder über Nacht liegen. Durch die lang anhaltende Wärme wirkt der Wickel hustenstillend und schleimlösend. Bienenwachswickel erhalten Sie in der Apotheke oder übers Internet; sie sind bis zu zehnmal wiederverwendbar.

► Bei festsitzendem Husten eignet sich **Spitzwegerich** ausgezeichnet als Erkältungssirup, der durch die enthaltene Kieselsäure und die Bitterstoffe anregend und kräftigend auf das Bronchialsystem wirkt. Für eine Spitzwegerichzubereitung 2 Esslöffel getrockneten Spitzwegerich im Mörser zerreiben oder frischen Spitzwegerich mit der Schere zerkleinern. Anschließend 2 Esslöffel heißes Wasser hinzufügen und kurz aufkochen. Abkühlen lassen und im Verhältnis 1:1 cremigen Honig einrühren. Stündlich 1 Teelöffel einnehmen. **Wichtig:** Da die Zubereitung schnell verdirbt, immer nur eine Menge für etwa 3 Tage herstellen und im Kühlschrank aufbewahren.

► Wichtig ist es außerdem, die Brust gut warm zu halten, zum Beispiel unterstützend mit einem **Brustwickel** (siehe Kasten links und Seite 47).

✧ Medikamente aus der Apotheke

Bei produktivem Schleimhusten lässt sich eine Besserung durch pflanzliche Hustensäfte oder Medikamente mit Ambroxol oder Bromhexin erzielen. Sie verflüssigen den Schleim und erleichtern so das Abhusten. Damit sie ihre Wirkung entfalten können, ist es erforderlich, etwa einen Liter mehr zu trinken als sonst üblich. Verzichten Sie außerdem auf eine Anwendung der Mittel am Abend, um den nächtlichen Schlaf nicht durch verstärkten Hustenreiz zu stören.

Gegen trockenen Reizhusten helfen Hustenstiller, die aber nur für kurze Zeit eingesetzt werden sollten. Sie können zum Beispiel in der Nacht zu einem erholsameren Schlaf verhelfen. Werden sie übermäßig verwendet, besteht die Gefahr eines Sekretstaus in den Bronchien.

Brustwickel bei akuter Bronchitis

Der Brustwickel bei akuter Bronchitis wirkt wärmeentziehend und beruhigend. Sie brauchen dafür allerdings eine Hilfsperson, denn Schultern, Brust und Rücken müssen vollständig umwickelt sein, um eine gleichmäßige Wiedererwärmung zu gewährleisten. Wichtig ist auch, dass der Wickel straff und faltenfrei anliegt. Wenn nach 10 Minuten keine Erwärmung eintritt, müssen Sie den Wickel wieder entfernen.

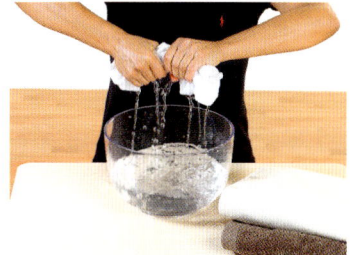 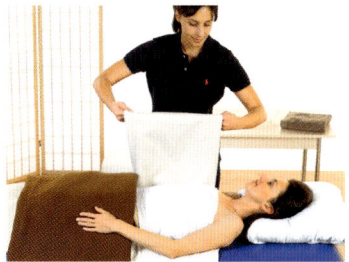 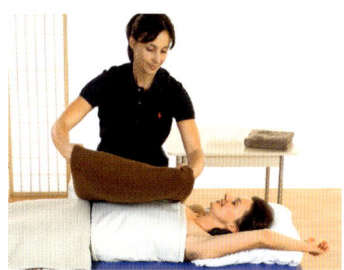

1. Legen Sie ein Zwischentuch (Baumwolle, ca. 40 cm x 120 cm) im Bett zurecht. Tauchen Sie ein Innentuch (Seide, 25 cm x 120 cm) in 18 °C kaltes Wasser und wringen Sie es gut aus. Legen Sie das Innentuch auf das Zwischentuch.

2. Legen Sie sich mit dem Rücken auf die Tücher und lassen Sie sich die Brust zunächst mit dem feuchten Innentuch umwickeln. Danach legen Sie das Zwischentuch um. Beide Tücher sollten straff und faltenfrei anliegen.

3. Legen Sie nun ein Wolltuch über die beiden Tücher. Oder ziehen Sie ein langärmeliges Unterhemd aus Flanell oder Schafwolle über den Wickel. Lassen Sie den Wickel 30 Minuten wirken. Ruhen Sie dann noch 1 Stunde nach.

Ärztliche Hilfe

Suchen Sie einen Arzt auf, wenn der Husten nach zwei bis drei Tagen nicht abklingt, mit hohem Fieber, Atembeschwerden oder blutigem Auswurf verbunden ist. Er kann feststellen, ob Sie sich zusätzlich eine bakterielle Infektion oder eine Lungenentzündung zugezogen haben und ob eventuell die Einnahme von Antibiotika nötig ist.

Auch wenn die Ursache für den Husten unklar ist beziehungsweise der Verdacht auf chronische Bronchitis oder eine andere Lungenerkrankung besteht, sollten Sie professionelle Hilfe zurate ziehen. Vor allem bei Kindern ist ganz besondere Vorsicht geboten. Sie haben infolge einer Infektion mit Erkältungsviren häufig mit Schnupfen und Husten zu kämpfen. Doch wenn der harmlos scheinende Husten nach zwei Wochen plötzlich in krampfartige Hustenanfälle mit keuchenden Atemgeräuschen übergeht und das Kind anschließend sehr erschöpft ist, steckt vermutlich eine Keuchhustenerkrankung dahinter. Verantwortlich für diese äußerst langwierige und vor allem für Neugeborene und Säuglinge lebensgefährliche Kinderkrankheit sind Bakterien (Bordetella pertussis), die durch Tröpfcheninfektion übertragen werden. Falls bei Ihrem Kind Verdacht auf Keuchhusten besteht, müssen Sie zur Behandlung unbedingt einen Arzt aufsuchen.

Hals- und Rachenentzündung

Fast zeitgleich mit einem Schnupfen macht sich eine Erkältung häufig auch durch ein Kratzen im Hals bemerkbar, aus dem rasch eine schmerzhafte Entzündung werden kann.

Ursachen und Symptome

Haben Viren oder Bakterien die Nasenschleimhaut passiert, gelangen sie in den Rachen und die Luftröhre. Die Rachenschleimhaut entzündet sich und schwillt an. Sind Bakterien die Ursache, zeigt sich dies oft an Eiterstippchen, weißlichen Punkten, auf den Mandeln. Mit Schluckbeschwerden, Halsschmerzen, Heiserkeit und eventuell Fieber macht sich die Entzündung bemerkbar.

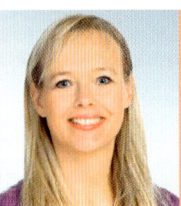

Mein besonderer Tipp
Dr. med. Franziska Rubin

Hals befeuchten bei kleinen Kindern

Bei Halsschmerzen hilft es, dreimal täglich 1 Teelöffel neuseeländischen Manukahonig (Reformhaus) im Mund zergehen zu lassen, dessen ätherische Substanzen desinfizieren. Für Kinder unter einem Jahr ist Honig jedoch tabu. Da es auch mit Gurgeln noch nicht klappt, hilft nur: den Hals anfeuchten! Ich achte darauf, dass die Kinder immer etwas zu trinken haben, das ihnen auch schmeckt. Auch der Schnuller schafft Linderung, da vermehrt Speichel gebildet wird, der die Schleimhäute feucht hält.

Erkrankungsrisiko und Vorbeugemöglichkeiten

Besonders anfällig für eine Hals- und Racheninfektion sind Personen, deren Schleimhäute durch Rauchen, übermäßigen Alkoholkonsum oder den Aufenthalt in verunreinigter Luft (etwa durch Autoabgase) vorgeschädigt sind. Infolgedessen fällt es dem Körper schwer, die Eindringlinge schon im Nasenraum abzuwehren. Dann sollten Sie nicht nur die Empfehlungen bei Erkältungskrankheiten berücksichtigen (siehe Seite 38 bis 41), sondern vor allem auch den Kontakt mit schleimhautreizenden Schadstoffen vermeiden.

Eine rein bakterielle Infektion betrifft meist Kinder und kommt im Erwachsenenalter selten vor, sehr viel häufiger kommt zu einer Virusinfektion zusätzlich eine bakterielle Infektion hinzu.

Das können Sie selbst tun

Vorrangiges Behandlungsziel ist die Linderung der Schmerzen und Schluckbeschwerden. Außerdem sollten Sie der Ausbreitung der Infektion in tiefer gelegene Rachenregionen entgegenwirken.

✳ Naturheilkunde

▶ Wenig aufwendig ist das Gurgeln mit Salzwasser, das Schmerzen bei Entzündungen im Hals- und Rachenraum lindert. Dazu 1 Esslöffel Salz in 1 Liter lauwarmem Wasser auflösen und mehrmals täglich damit gurgeln.

▶ Schnell hilft das Kauen von Gewürznelken; oder mit deren ätherischen Öl gurgeln (Eugenol, Apotheke; 5 Tropfen in 0,1 Liter Wasser).

Der Kneipp-Oberguss

Durch einen kalten Oberguss verbessert sich die Durchblutung des Oberkörpers, die Stimme wird gekräftigt und das Abhusten erleichtert. Gut geeignet ist er für Kinder, Jugendliche und Erwachsene mit mittlerer Symptomatik. Vorsicht ist bei Angina pectoris, Hypertonie, Herzrhythmusstörungen oder Asthma bronchiale geboten. In diesen Fällen dürfen Sie die Behandlung nur nach Rücksprache mit dem Arzt durchführen. Sie benötigen ein Gießrohr oder einen Duschschlauch ohne Brausekopf, eine Duschtasse oder Badewanne.

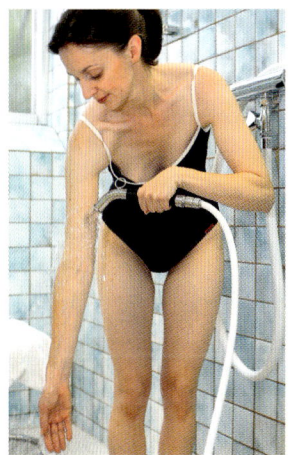

1. Stellen Sie sich mit leicht nach vorn gebeugtem Oberkörper in Dusche oder Wanne. Beginnen Sie mit dem Gießen am rechten Handrücken. Führen Sie den Wasserstrahl am rechten Arm außen hoch bis zur Schulter. Beschreiben Sie dort einige Kreise, dann begießen Sie die Arminnenseite.

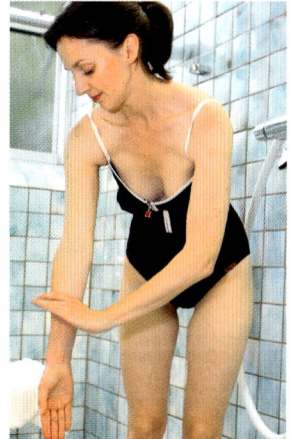

2. Wechseln Sie dann zum linken Arm und führen Sie den Guss dort ebenso durch. Wiederholen Sie den Guss beidseitig je einmal. Der Guss dauert insgesamt etwa 2 Minuten. Streifen Sie das Wasser nur mit der Hand ab (nicht abtrocknen!). Ziehen Sie sich an und ruhen Sie zugedeckt unbedingt etwa 30 Minuten nach.

▶ Für das Gurgeln und Spülen des Hals- und Rachenraumes eignet sich auch Salbeitee, der entzündungshemmend wirkt und die Wundheilung fördert. 1 Esslöffel getrocknete Salbeiblätter mit 0,1 Liter kochendem Wasser übergießen, 10 Minuten zugedeckt ziehen lassen und abseihen. Mehrmals täglich mit frisch zubereitetem Salbeitee gurgeln.

▶ Einmal täglich ein Kneipp-Oberguss kann dazu beitragen, dass sich die Infektion nicht weiter ausbreitet (siehe Kasten oben). Er eignet sich zur Behandlung von Heiserkeit, Husten und zur Vorbeugung eines »Etagenwechsels« der Halsinfektion auf Bronchien und Lunge.

✧ Medikamente aus der Apotheke

Halstabletten, Gurgellösungen und Halssprays mit antibakteriellen Wirkstoffen (Cetylpyridiniumchlorid, Benzalkoniumchlorid) können die Schmerzen im Rachen für kurze Zeit lindern.

Ärztliche Hilfe

Suchen Sie den Arzt auf, wenn sich die Beschwerden nach drei Tagen nicht gebessert haben, Fieber oder eine Vereiterung hinzugekommen ist. Unter Umständen ist eine Antibiotikabehandlung nötig.

Ohrenschmerzen

Ohrenschmerzen treten häufig in Zusammenhang mit einem Infekt der oberen Atemwege auf und sind dann meist auf eine Mittelohrentzündung zurückzuführen.

Ursachen und Symptome

Aufgrund des kurzen Verbindungsgangs zwischen Nasenraum und Ohren breiten sich Viren oder Bakterien im Verlauf einer Erkältung oft auch auf das Mittelohr aus und lösen dort Entzündungen aus. Eine leichte Infektion macht sich durch Schmerzen, Druckgefühl im Ohr und »Hören wie aus weiter Ferne« bemerkbar. Heftige Schmerzen, extreme Berührungsempfindlichkeit des Ohrs, Kopfschmerzen und Fieber deuten auf eine schwere Infektion hin.

Im späteren Stadium einer Mittelohrentzündung reißt das Trommelfell leicht ein, und es fließt eitriges Sekret aus dem Ohr. Durch den damit verbundenen Druckabfall im Ohr lassen die Schmerzen nach und das Hörvermögen bessert sich.

Erkrankungsrisiko und Vorbeugemöglichkeiten

Jede Infektion der oberen Atemwege birgt die Gefahr, sich auf den Bereich der Ohren auszuweiten. Wer also oft unter Erkältungskrankheiten leidet, ist per se anfälliger für eine Mittelohrentzündung. Außerdem sind Kinder häufiger von Mittelohrentzündungen betroffen, da bei ihnen die Verbindungskanäle vom Nasenraum zum Ohr noch kürzer sind als bei Erwachsenen.

Die beste Vorbeugung gegen eine Mittelohrentzündung ist die frühzeitige Bekämpfung einer Erkältung, um so die Ausbreitung von Viren und Bakterien auf die Ohren zu verhindern (siehe Seite 38–41). Wichtig ist hierbei insbesondere das Freihalten des Nasenraums von Nasensekret, um Viren und Bakterien keinen Nährboden zu bieten und gleichzeitig für eine gute Belüftung der Verbindungsgänge zum Ohr zu sorgen.

Das können Sie selbst tun

Einen Verdacht auf eine Mittelohrentzündung müssen Sie durch den Arzt abklären lassen. Unterstützend zur Behandlung können Sie jedoch selbst zur Linderung der Beschwerden beitragen: Wärme (Rotlicht, Wärmflasche) sorgt für die Weitstellung der Gefäße. So können Immunzellen schneller an die erkrankte Stelle gelangen.

✳ Naturheilkunde

Gleichzeitig sollten Sie versuchen, die Schmerzen zu lindern und die Entzündung zum Abklingen zu bringen. Dafür haben sich insbesondere wärmende Auflagen und Wickel bewährt.

▶ Die Zwiebel mit ihren keim- und entzündungshemmenden Stoffen lindert die Schmerzen und fördert die Heilung. Am wirkungsvollsten ist sie als wärmende Packung, da durch die Wärme die Inhaltsstoffe leichter freigesetzt werden: 1 klein gehackte Zwiebel in ein Stoffsäckchen geben und etwa 2 Minuten in kochendes Wasser tauchen. Die Packung auf eine für den Patienten erträgliche Temperatur abkühlen lassen, auf das Ohr legen und mit einer Mütze befestigen. Die Zwiebelauflage dann 1 bis 2 Stunden einwirken lassen.

▶ **Wollauflagen** sorgen für gleichbleibende Wärme, denn aufgrund der Luftzwischenräume in den Wollfasern wird die Körperwärme nur schlecht weitergeleitet. Dazu Heilwolle aus der Apotheke mit dem Fön erwärmen und mit einer Wangenprobe testen, ob die Wärme angenehm ist. Die Wolle auf das betroffene Ohr legen, mit einer Ohrklappe (Apotheke) fixieren und über Nacht einwirken lassen.

▶ Die Inhaltsstoffe einer **Kohlauflage** vestärken die Durchblutung und entziehen dem Körper bei Entzündungen Giftstoffe. Dafür einige Blätter von Wirsing- oder Weißkohl abtrennen und die dicken Mittelrippen herausschneiden. Dann die Blätter plattwalzen, damit der Saft austreten kann. Die Blätter auf das schmerzende Ohr legen, mit einem Handtuch bedecken und mit Heftpflaster fixieren. Am besten über Nacht wirken lassen.

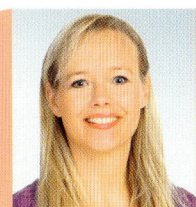

Mein besonderer Tipp
Dr. med. Franziska Rubin

So schützen Sie Ihr Kind

Eltern sollten grundsätzlich auf das Rauchen verzichten, denn es provoziert die Entstehung von Atemwegserkrankungen und erstaunlicherweise auch Mittelohrentzündungen. Gerade Kinder, die häufig darunter leiden, sollten deshalb vor Zigarettenqualm geschützt werden. Denn Studien haben einen eindeutigen Zusammenhang zwischen Erkrankungshäufigkeit und Rauchbelastung gezeigt. Gestillte Kinder sind übrigens im Vorteil: Babys, die Muttermilch erhalten, erkranken nur halb so oft an einer Mittelohrentzündungen wie solche, die mit einer Säuglingsmilch ernährt werden.

✦ Medikamente aus der Apotheke

Um die Schmerzen zu unterdrücken, können bis zum Besuch beim Arzt Schmerztabletten (bei Kindern Zäpfchen) die Beschwerden lindern.

Ohrentropfen haben bei einer Mittelohrentzündung keine Wirkung, da das Mittelohr durch das Trommelfell hermetisch abgeschirmt ist. Die Gabe von Nasentropfen kann hingegen unter Umständen sinnvoll sein, um die Verbindungsgänge zwischen Nase und Ohr frei zu halten.

Ärztliche Hilfe

Suchen Sie unbedingt einen Arzt auf, wenn eine Rötung und Schwellungen hinter dem Ohr auftreten oder das Ohr absteht. Es besteht die Gefahr einer schweren Entzündung in einem bestimmten Ohrbereich, die behandlungsbedürftig ist.

Bei starken Schmerzen, Fieber, steifem Nacken und starker Müdigkeit sollten Sie ebenfalls unverzüglich einen Arzt aufsuchen. Denn eine Mittelohrentzündung birgt immer auch die Gefahr, sich auf den Schädelknochen und das Gehirn auszubreiten – dann bedarf es umgehend einer fachkundigen Behandlung!

Vor allem wenn Kinder über Ohrenschmerzen klagen, sollten Sie nicht zögern, die Ursache von einem Mediziner abklären und behandeln zu lassen. Nach eingehender Untersuchung und Feststellen des Schweregrads einer bakteriellen Entzündung entscheidet der Arzt über den Einsatz von Antibiotika.

Fiebrige Erkältung (Grippaler Infekt)

Schwerere Verläufe einer Erkältung bezeichnen Mediziner auch als »grippalen Infekt«. Dann sind die Symptome Schnupfen, Halsschmerzen, Husten, Frösteln sowie Kopf- und Gliederschmerzen sehr viel stärker ausgeprägt, und es gesellt sich noch Fieber hinzu.

Expertenwissen

Grippaler Infekt oder Grippe?

Auch eine Grippe wird durch Viren, die Influenza-Viren vom Typ A, B oder C, ausgelöst. Doch während ein grippaler Infekt schleichend beginnt und meist recht harmlos verläuft, macht sich eine Grippe plötzlich und mit sehr viel heftigeren Symptomen bemerkbar. Die erkrankte Person wird für einige Tage regelrecht außer Gefecht gesetzt, und der Körper benötigt dann oft mehrere Wochen, bis er sich wieder vollständig erholt hat. Vor allem Menschen mit chronischen Krankheiten, Senioren und immungeschwächte Personen werden nur schwer mit den aggressiven Grippeerregern fertig. Auch Komplikationen wie eine Lungen-, Herzmuskel- oder Gehirnentzündung treten als Folge einer sekundären Infektion mit Bakterien sehr viel häufiger auf als bei einem grippalen Infekt. Doch im Gegensatz zum grippalen Infekt gibt es gegen die Influenza-Viren die Möglichkeit, sich einmal jährlich impfen zu lassen. Eine Grippeschutzimpfung wird auch von der Weltgesundheitsorganisation (WHO) sowie der Ständigen Impfkommission (STIKO) empfohlen.

Ursachen und Symptome

Fieber weist den Körper zunächst einmal darauf hin, dass die Wärmeregulation gestört ist. Die Ursache dafür kann zum Beispiel in einer organischen Erkrankung liegen. Sehr viel häufiger jedoch ist es ein Anzeichen dafür, dass die Immunabwehr des Körpers auf Hochtouren arbeitet und durch die Erhöhung der Körpertemperatur versucht, Viren oder Bakterien auszuschalten. Da diese Temperaturen um 39 °C nur schlecht vertragen und absterben, kann Fieber im Frühstadium (erster bis vierter Tag) die Ausheilung eines grippalen Infekts beschleunigen.

Fieber lässt sich zweifelsfrei durch die Messung der Körpertemperatur feststellen. Diese liegt normal zwischen 36,9 und 37,5 °C, bei einer Temperatur zwischen 37,5 und 38 °C spricht man von erhöhter Temperatur, erst ab 38 °C von Fieber.

Begleitet wird die Erhöhung der Temperatur meist von einem oder mehreren Symptomen:

► Frieren, Schüttelfrost, kalte Hände und Füße, ein heißer Kopf, Schwitzen oder gerötete Haut zeigen, dass der Körper versucht, die Temperatur auf das Normalmaß zu senken.

► Kreislaufprobleme sowie eine erhöhte Puls- und Atemfrequenz hängen mit der Stoffwechselbeschleunigung bei Fieber zusammen.

► Abgeschlagenheit und Müdigkeit sind für den Körper ein Zeichen für Ruhe und Schonung.

► Erhöhter Durst, ein trockener Mund und konzentrierter Urin deuten auf einen Flüssigkeitsmangel hin. Der Körper trocknet durch die erhöhte Körpertemperatur schneller aus und hat deshalb einen erhöhten Flüssigkeitsbedarf.

► Appetitlosigkeit und Schmerzempfindlichkeit begleiten den schlechten Allgemeinzustand oft.

Erkrankungsrisiko und Vorbeugemöglichkeiten

Vor allem bei Menschen mit einem geschwächten Immunsystem haben Viren es leicht – aus einer kleinen Erkältung wird dann rasch ein grippaler Infekt mit Fieber. Sind Sie davon häufiger betroffen, sollten Sie deshalb vor allem Ihr Immunsystem stärken (siehe Seite 170–173). Ansonsten gelten zur Vorbeugung die gleichen Empfehlungen wie bei einer Erkältung (siehe Seite 38–41).

Das können Sie selbst tun

Gönnen Sie Ihrem Körper Ruhe und geben Sie Ihrem Müdigkeitsbedürfnis nach. Wenn Sie gleichzeitig frieren und unter Schüttelfrost leiden, ist Bettruhe am besten. Und auch wenn Sie nur leichtes Fieber haben und sich kaum davon beeinträchtigt fühlen, sollten Sie zumindest auf sportliche Belastungen verzichten. Sie laufen sonst Gefahr, Ihr Herz-Kreislauf-System zu überlasten, das sich jetzt voll auf die Viren- und eventuell Bakterienabwehr konzentrieren muss.

Bei allen fiebrigen Erkältungskrankheiten gilt außerdem: Trinken Sie viel! Sie verhindern so das Austrocknen des Körpers und sorgen dafür, dass die Schleimhäute gut befeuchtet sind.

✳ Naturheilkunde

Je nachdem, wie hoch das Fieber ist und in welchem Allgemeinzustand sich der Patient befindet, sind außerdem entweder fieberunterstützende oder fiebersenkende Maßnahmen sinnvoll. Hier haben sich die Methoden der Naturheilkunde besonders bewährt.

Vor allem zu Beginn eines grippalen Infekts und bei nur leichtem Fieber ist es sinnvoll, den Körper

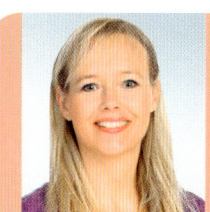

Mein besonderer Tipp

Dr. med. Franziska Rubin

Hühnersuppe bei Fieber

Ein seit Jahrhunderten in vielen Kulturen bewährtes Hausmittel ist die Hühnersuppe. Dazu wird ein Huhn mit verschiedenem Wurzelgemüse und Knoblauch, Zwiebeln, Ingwer, Petersilie und Chili langsam geköchelt. Die Mixtur der Inhaltsstoffe und das Trinken der warmen Flüssigkeit regen die Schleimproduktion an, wirken entzündungshemmend und desinfizierend. So werden die Abwehrkräfte und das Allgemeinbefinden gestärkt. Es ist wissenschaftlich nicht eindeutig geklärt, warum diese Brühe hilft, aber viele Menschen schwören darauf.

in seiner »Wärmetherapie« zu unterstützen. Dies gelingt am besten mit einer Schwitzkur, unterstützt durch schweißtreibende Heilpflanzen.

▶ Ein **ansteigendes Vollbad** ist eine bewährte Methode, um den Körper so richtig ins Schwitzen zu bringen. Dazu die Wassertemperatur beginnend bei 32 °C alle 2 Minuten um 1 °C erhöhen. Anschließend gut zugedeckt ins Bett legen und ausruhen.

▶ Eine weitere Möglichkeit, ins Schwitzen zu kommen, ist das **Salzhemd**: Dafür ein T-Shirt in eine 3-prozentige Salzlösung (3 Gramm Salz in 100 Milliliter Wasser auflösen) tauchen und feucht anziehen. Darüber kommt ein trockener Wollpullover, und dann heißt es: Unter der Decke mindestens 30 Minuten schwitzen.

Sollte das Fieber sehr hoch sein und das Allgemeinbefinden stark beeinträchtigen oder den Organismus stark belasten, empfiehlt es sich, fiebersenkende Maßnahmen zu ergreifen. Die Naturheilkunde hält hierfür ebenfalls einige sehr wirksame Methoden bereit.

▶ Ein Klassiker gegen Fieber sind kühlende Wadenwickel (siehe Kasten Seite 55), mit denen hohes Fieber sanft gesenkt werden kann, ohne die Abwehrkräfte zu schwächen.

▶ Bewährt hat sich auch ein absteigendes Vollbad, bei dem die Wassertemperatur in 10 Minuten um 5 °C gesenkt wird. Dabei gibt der Körper Wärme in erheblichem Umfang ab. Mit einer Wassertemperatur von 35 °C beginnen und dann die Badetemperatur durch das Zulaufenlassen von kühlem Wasser ganz langsam auf 30 °C vermindern.

▶ Bei Fieber empfiehlt sich die Einnahme von fiebersenkenden Heilpflanzen. Weidenrindenabkochungen wirken durch die enthalte-

Expertenwissen

Wie hoch darf das Fieber steigen?

Bei Messung im After gelten Temperaturen von 38 bis 39,5 °C als natürliche Abwehrreaktion des Körpers, bei Messung im Mund Temperaturen von 37,3 bis 39,2 °C. Dann ist es meist nicht erforderlich, das Fieber zu senken. Steigt das Fieber jedoch darüber, stellt es eine Gefahr für den Organismus dar und sollte behandelt werden. Über 39 °C ansteigendes Fieber sollte, vor allem bei Kindern, viertelstündlich kontrolliert und bei raschem Anstieg gesenkt werden.

nen Salicylsäureabkömmlinge. Für einen Tee 1 Teelöffel klein geschnittene Weidenrinde mit 1 Tasse kochendem Wasser übergießen, 20 Minuten zugedeckt ziehen lassen und abseihen. Täglich fünf- bis neunmal 1 Tasse trinken. Auch kurz erhitzter, warm getrunkener Holunderbeersaft ist ein einfaches innerlich angewendetes Mittel gegen Fieber und ist vor allem gut für Kinder und ältere Menschen geeignet. Von dem Saft täglich dreimal 1 Tasse trinken.

⁛ Heilkunde aus aller Welt

Nach der Theorie der Traditionellen Chinesischen Medizin ist ein grippaler Infekt Resultat der kalten Witterung und der starken Nässe in den Wintermonaten, was zu einer geschwächten Abwehrkraft des Körpers führt. Zur Vorbeugung und Therapie sollen deshalb der Körper und seine Immunabwehr gestärkt werden (siehe Seite 170 bis 173). Dafür eignet sich nach Ansicht der chinesischen Heilkundigen Knoblauch und Ingwer, denn sie sind scharf und warm und können somit Kälte und Nässe vertreiben. Daneben setzt die TCM bei Erkältungen und Infekten auf Gemüse und auch Obst, das innen weiß sein sollte. Rettich – roh oder als Suppe – gilt als wirksame Hilfe. Sogar Birnen sollen helfen, indem sie laut TCM die Speichelbildung fördern und die Lungen nähren.

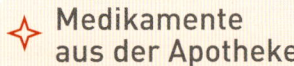 Medikamente aus der Apotheke

Fieber kann bei Kindern und Erwachsenen zuverlässig und schnell mit Paracetamol gesenkt werden, das es für alle Altersgruppen in Form von Zäpfchen, Tabletten und Säften gibt. Bei der Verwendung müssen Sie unbedingt auf die alters-

Anwendung Schritt für Schritt

So legen Sie einen Wadenwickel an

Ein Wadenwickel lässt sich gut mit zwei Handtüchern (ein dünnes und ein Frotteetuch) durchführen. Das dünne Handtuch tauchen Sie zur Hälfte in handwarmes (nicht kaltes!) Wasser ein und legen es um die Wade. Die andere Hälfte kommt als Zwischentuch darüber. Mit dem dicken Frotteehandtuch oder einem Wollschal packen Sie die ganze Wade ein. Wickeln Sie immer jedes Bein extra! Decken Sie sich gut zu und warten Sie in Ruhe ab, bis der Wickel warm geworden ist. Den Wickel alle 5 bis 10 Minuten wechseln.

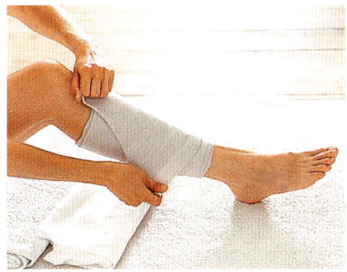

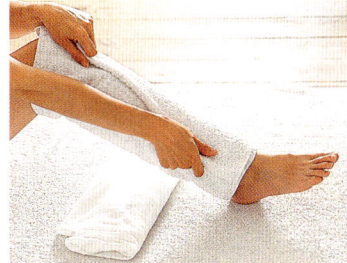

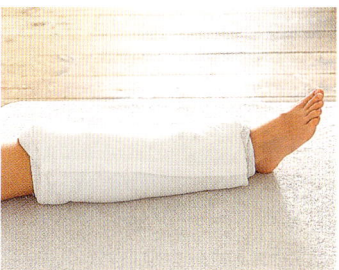

1. Für die erste Lage tauchen Sie ein Leinentuch in handwarmes Wasser, wringen es aus und legen es straff um den Unterschenkel.

2. Für die zweite Lage wickeln Sie ein trockenes Baumwolltuch (z. B. ein Handtuch) ebenfalls fest um den Unterschenkel.

3. Darüber geben Sie ein Wolltuch und befestigen es, etwa mit einer Sicherheitsnadel. Strecken Sie dann die Beine ruhig aus.

beziehungsweise gewichtsbezogene Maximaldosierung achten, um eine Überdosierung zu vermeiden. Falls zusätzlich Erkältungsmedikamente eingenommen werden, müssen Sie auch gut auf deren Zusammensetzung achten: Diese enthalten manchmal ebenfalls Paracetamol – eine Doppelanwendung ist ebenfalls aufgrund der Gefahr einer Überdosierung unbedingt zu vermeiden. Für Kinder eignet sich auch Ibuprofen als Fiebersaft.

Ärztliche Hilfe

Sollte das Fieber nach zwei bis drei Tagen noch nicht zurückgegangen oder der Allgemeinzustand schlecht sein – vor allem wenn Kinder betroffen sind –, ist es ratsam einen Arzt aufzusuchen. Dieser wird zunächst einmal nach der Ursache für das Fieber suchen und dann entsprechende Behandlungsschritte einleiten.

Bei Kindern besteht ab einer Körpertemperatur von 40 °C die Gefahr des Fieberkrampfs, den Sie unbedingt vermeiden müssen. Fantasieren und Zittrigkeit kündigen einen solchen Krampfanfall typischerweise an. Das Kind verkrampft, wirft den Kopf nach hinten, zuckt am ganzen Körper und verdreht die Augen. Die Lippen färben sich blau. Sollte Ihr Kind von solch einem Anfall betroffen sein, müssen Sie umgehend handeln: Rufen Sie einen Notarzt, und geben Sie Ihrem Kind als Erste-Hilfe-Maßnahme ein fiebersenkendes Zäpfchen.

Kopfschmerzen

Kopfschmerzen sind noch vor Rückenschmerzen die am häufigsten auftretenden Schmerzen, und fast jeder wird hin und wieder davon geplagt. In vielen Fällen können Methoden der Naturheilkunde die Schmerzen lindern und so den Griff zur Tablette überflüssig machen.

Ursachen und Symptome

Die Internationale Kopfschmerzgesellschaft (IHS) unterscheidet zwischen primären und sekundären Kopfschmerzen. Bei den wesentlich häufigeren primären Formen, die im Folgenden näher beschrieben werden, ist der Kopfschmerz eine eigenständige Krankheit. Dazu zählt zum Beispiel Spannungskopfschmerz oder Migräne. Sekundäre Kopfschmerzen sind die Begleiterscheinung oder Folge einer Erkrankung, sie treten etwa im Zusammenhang mit Bluthochdruck, bei einer Hirnhautentzündung oder Tumoren auf,

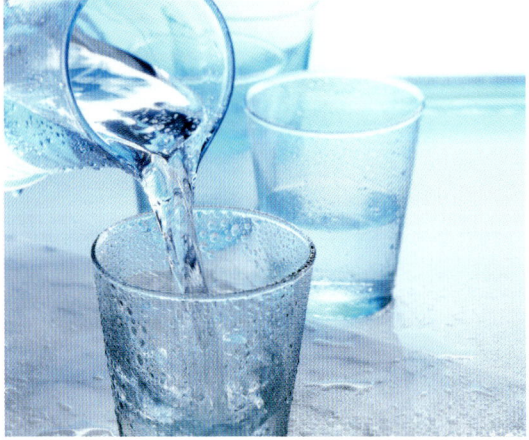

Durch viel Trinken lässt sich beginnender Kopfschmerz oder Migräne manchmal noch abwenden.

oder sie werden durch Medikamente ausgelöst (siehe Kasten Seite 57).

Häufige Auslöser für **Spannungskopfschmerzen** sind Stress, Muskelverspannungen durch Fehlhaltungen, Hunger, Durst oder Schlafmangel. Warum viele Menschen darauf mit Kopfschmerzen reagieren, ist noch nicht ganz geklärt. Vermutet wird, dass im Gehirn ein Ungleichgewicht chemischer Botenstoffe besteht, durch das die Schmerzschwelle niedriger als im Normalzustand ist. Meist im Laufe des Morgens beginnt ein dumpfer, drückender Schmerz, der sich wie ein Ring um Stirn, Schläfen und Hinterkopf legt. Die Schmerzen erreichen üblicherweise am Nachmittag ihren Höhepunkt und halten selten länger als einen Tag an.

Bei einer **Migräne** handelt sich um eine komplexe neurologische Erkrankung, die verschiedene Gehirnteile betrifft und über das vegetative Nervensystem Symptome im ganzen Körper hervorruft. Häufige Auslösefaktoren sind ein Wechsel im Schlaf-Wach-Rhythmus, hormonelle Einflüsse, Stresssituationen beziehungsweise die Entspannung danach, Hunger, Wetterwechsel, Alkohol oder Nikotin. Auch bestimmte Stoffe in Lebensmitteln scheinen bei manchen Menschen Migräne auszulösen, etwa im reifen Käse, in Bitterschokolade oder Bananen. Die Anfälle beginnen oft an einer Stelle des Kopfes, breiten sich typischerweise über eine Schädelhälfte aus und sind von pochenden, pulsierenden Schmerzen gekennzeichnet, die Betroffenen sind sehr licht- und geräuschempfindlich. Bei 10 bis 15 Prozent der Patienten tritt vor dem Anfall eine sogenannte Aura auf: Augenflimmern, Missempfindungen der Haut, Lähmungen, Schweißausbrüche oder Erbrechen kündigen die Migräne an. Ein Anfall kann Stunden oder Tage dauern. Häufig verschlimmern sich die Beschwerden bei körperlicher Anstrengung.

Erkrankungsrisiko

Schätzungsweise 70 Prozent aller Deutschen haben ab und zu Kopfschmerzen. Am häufigsten sind Spannungskopfschmerzen, darunter leiden 40 bis 60 Prozent aller Menschen gelegentlich.

Die Neigung zu Migräne wurde den meisten Betroffenen vererbt: Wer migränegeplagte Eltern hat, der hat ein erhöhtes Migränerisiko. Erste Attacken können schon im Kindesalter auftreten, oft beginnt das Leiden jedoch in der Pubertät und erreicht seinen Höhepunkt zwischen dem 30. und 40. Lebensjahr. Frauen sind mit 80 Prozent weitaus häufiger davon betroffen als Männer. In der Mehrzahl der Fälle verschwindet die Migräne zwischen dem 50. und 70. Lebensjahr.

Vorbeugemöglichkeiten

Versuchen Sie herauszufinden, in welcher Situation die Kopfschmerzen auftreten. Hilfreich dabei kann ein Kopfschmerztagebuch sein, in das Sie sowohl den Zeitpunkt des Auftretens als auch Ihr persönliches Befinden (gestresst, traurig etc.), die verzehrten Lebensmittel (bei Migräne) sowie die Art des Schmerzes notieren. So lernen Sie die Signale Ihres Körpers zu deuten und können rechtzeitig gegensteuern: Treten die Schmerzen zum Beispiel immer in stressreichen Zeiten auf, können Sie versuchen, diese zu entschärfen oder sich eine Entspannungsphase zu gönnen. Oder falls Sie feststellen, dass es immer nach dem Verzehr einer bestimmten Speise zu Kopfschmerzen kommt, sollten Sie diese in Zukunft meiden.

Expertenwissen

Wenn Medikamente Kopfschmerzen bereiten

Medikamente, die wegen einer Erkrankung eingesetzt werden, können als unerwünschte Nebenwirkung Kopfschmerzen verursachen. Dazu gehören Hormonpräparate oder Asthmamedikamente. Doch kaum jemand weiß, dass auch die regelmäßige, (fast) tägliche Einnahme von Schmerzmitteln Dauerkopfschmerz auslösen kann. Diese Schmerzen werden besonders von verschreibungspflichtigen Kombinationspräparaten hervorgerufen. Geschätzte 300.000 bis 500.000 Menschen leiden unter dem sogenannten medikamentenabhängigen Kopfschmerz.

Das können Sie selbst tun

Sobald sich bei Ihnen Anzeichen für Kopfschmerzen bemerkbar machen, sollten Sie Gegenmaßnahmen ergreifen. Unter Umständen können Sie die Schmerzen noch im Keim ersticken oder verhindern, dass sie sich verstärken.

Vielen hilft es, die Trinkmenge auf etwa drei Liter Wasser oder Kräutertee täglich zu erhöhen und so einen Flüssigkeitsmangel auszugleichen. Auch Bewegung kann dazu beitragen, die Schmerzen rasch loszuwerden. Während sie bei Spannungskopfschmerzen auch schon bestehende stärkere Schmerzen noch eindämmen kann, zeigt Bewegung bei Migräne allerdings nur in anfallsfreien Intervallen eine Wirkung. Entspannung kann bei jeder Form von Kopfschmerzen helfen. Versuchen Sie herauszufinden, welche Methode bei Ihnen am besten wirkt. Neben ganz simplen Entspannungsmomenten, zum Beispiel einer Tasse Tee, ruhiger Musik oder einem Spaziergang an der frischen Luft, hat sich bei Kopfschmerzen die Anwendung spezieller Entspannungsmethoden bewährt: Meditation, Yoga oder Qigong können Sie in Sportvereinen, Kursen von Krankenkassen oder Volkshochschulen unter professioneller Anleitung erlernen und dann jederzeit ganz problemlos für sich allein durchführen.

Für Migränepatienten hat sich die progressive Muskelentspannung nach Jacobson als hilfreich erwiesen, ebenso das Biofeedback-Verfahren. Beide Verfahren kann man in einer multimodalen Schmerztherapie in entsprechenden Schmerzzentren erlernen (Infos unter: www.schmerzliga.de).

✳ Naturheilkunde

Gegen Übelkeit und Erbrechen, die im Zusammenhang mit Migräne auftreten, können Sie mit Ingwertee vorgehen (siehe Seite 100). Einige Heilkräuter können helfen, die Schmerzen zu lindern.

▸ Das ätherische Öl der **Pfefferminze** regt die Kälterezeptoren der Haut an, blockiert die Schmerzleitung und senkt so die Schmerzwahrnehmung. 10 Milliliter Pfefferminzöl mit 100 Milliliter Jojoba- oder Weizenkeimöl mischen und einige Tropfen davon sanft und ohne Druck etwa 3 Minuten in Stirn und Schläfen einmassieren. **Wichtig**: Bringen Sie das Öl nicht in die Augen oder auf verletzte Hautstellen, da es diese reizt. Außerdem dürfen Sie das Öl nicht bei Säuglingen und Kleinkindern anwenden, da bei ihnen das ätherische Öl zu gefährlichen Atemproblemen führen kann.

▸ Bei Kopfschmerzen ist eine **kalte Kompresse** wohltuend. Dazu ein Tuch in kaltes Wasser tauchen, auswringen und auf die Stirn legen. Eini-

ge Tropfen Pfefferminzöl und beruhigendes Lavendelöl können die Wirkung verstärken.

▸ **Rosenblütentee** kann bei leichten Kopfschmerzen helfen, denn die ätherischen Öle der Blüten wirken unter anderem entkrampfend. 1 Teelöffel frische oder getrocknete Rosenblüten (ungespritzt!) mit 1 Tasse kochendem Wasser übergießen, 10 Minuten zugedeckt ziehen lassen und abseihen. Nach Belieben süßen und im Akutfall dreimal täglich 1 Tasse trinken.

▸ Manche Migränepatienten sprechen auf **Pestwurzpräparate** an, die vorbeugend dauerhaft eingenommen werden müssen oder vom Arzt als Injektion zehnmal innerhalb von 3 Monaten gegeben werden. Der Effekt hält ein Jahr an. Es kommt seltener zu Migräneanfällen und diese verlaufen milder.

⁖ Heilkunde aus aller Welt

Bei beginnenden Kopfschmerzen sprechen manche Menschen sehr gut auf ein **Senfmehlfußbad** an (siehe Kasten Seite 59). Diese Anwendung, die aus der Traditionellen Chinesischen Medizin stammt, regt die Durchblutung stark an und sollte bei den ersten Anzeichen von Kopfschmerzen durchgeführt werden.

⁛ Homöopathie

Bei klopfenden Kopfschmerzen in Verbindung mit Sehstörungen hat sich im Akutfall Belladonna D6 bewährt, bei Kopfschmerz mit Schwindel Gelsemium D6. Vom jeweiligen Mittel zunächst alle 10 Minuten 5 Globuli einnehmen (maximal viermal). Dann alle 30 Minuten 5 Globuli einnehmen, bis eine Besserung zu spüren ist, maximal jedoch zwölfmal täglich.

Das Senfmehlfußbad

Mit einem Senfmehlfußbad wird die Durchblutung in Waden und Füßen gefördert, der Blutstau im Kopf nach unten abgeleitet und so der Kopf entlastet. Insbesondere Menschen, die unter kalten Füßen leiden, können davon profitieren. **Wichtig:** Da das Senfmehl stark erhitzend wirkt, sollten Sie sich langsam an die richtige Wassertemperatur herantasten, auf maximal 38 °C, damit die ätherischen Öle nicht in die Luft entweichen. Das Senfmehlfußbad eignet sich nicht bei einer entsprechenden Allergie oder Hautkrankheiten.

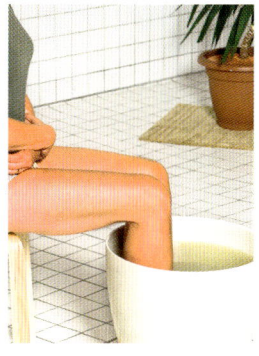

1. Geben Sie 4 Esslöffel schwarzes Senfmehl (Apotheke) in eine Wanne, die Sie bis zur Wade mit körperwarmem Wasser auffüllen. Stellen Sie die Füße 10 Minuten in das Wasser (nach 5 Minuten heißes Wasser nachgießen, um die Temperatur zu halten).

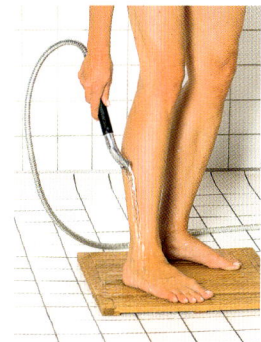

2. Spülen Sie die Füße anschließend mit klarem, lauwarmem Wasser ab und trocknen Sie sie gut ab, um Hautreizungen zu vermeiden. Zum Schluss reiben Sie die Füße mit einem beliebigen Körperöl (z. B. Jojobaöl) ein und ziehen Wollsocken an.

✦ Medikamente aus der Apotheke

Falls Sie den Kopfschmerzen mit den sanften Methoden nicht beikommen, können Sie zu einer Kopfschmerztablette greifen. Die gängigen Wirkstoffe Acetylsalicylsäure, Paracetamol, Ibuprofen oder Naproxen sind in niedriger Dosierung rezeptfrei in der Apotheke erhältlich.

Migränepatienten sprechen auf diese Mittel jedoch nicht immer an. Dann kann unter Umständen ein Triptanpräparat helfen, das in den Serotoninstoffwechsel eingreift. **Wichtig:** Schmerzmittel nur gelegentlich einnehmen, denn bei dauerhafter Einnahme können sie selbst Kopfschmerzen verursachen (siehe Kasten Seite 57).

Ärztliche Hilfe

Einen Arzt sollten Sie aufsuchen, wenn Sie unter plötzlichen, extrem starken Kopfschmerzen leiden. Vor allem wenn die Schmerzen von Übelkeit, Erbrechen, Sehstörungen, Verwirrtheit, Benommenheit oder Bewusstseinstrübung begleitet sind, sollten Sie mit einem Arztbesuch auf keinen Fall allzu lange warten. Besondere Vorsicht ist außerdem geboten bei zunehmenden Kopfschmerzen nach einer Kopfverletzung. Falls Sie unter Nackensteifigkeit verbunden mit hohem Fieber leiden, besteht der Verdacht auf eine ansteckende Hirnhautentzündung. Dann sollten Sie den Notarzt rufen und wegen des hohen Ansteckungsrisikos den Kontakt mit anderen Menschen meiden.

Ein- und Durchschlafstörungen

Sie können nicht einschlafen, wachen nachts auf und liegen längere Zeit wach, oder Sie wachen morgens vorzeitig auf und bekommen dann kein Auge mehr zu. Am Tag darauf fühlen Sie sich gerädert, müde und wenig leistungsfähig. Eine solche Nacht hat hin und wieder fast jeder. Erst wenn sich die Probleme Nacht für Nacht über einen längeren Zeitraum wiederholen, sprechen Mediziner von einer Schlafstörung.

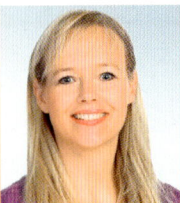

Mein besonderer Tipp

Dr. med. Franziska Rubin

Rituale fördern den Schlaf

Von unseren Kindern wissen wir, dass sie nur problemlos einschlafen, wenn sie in Ruhe gegessen und ihre Geschichte vorgelesen bekommen haben. Im Grunde gilt das Gleiche für Erwachsene: Suchen Sie sich persönliche Rituale, die Sie beruhigen. In stressigen Zeiten hilft mir, dass ich autogenes Training erlernt habe. Die immer gleichen Sätze lassen mich auch in der größten Aufregung einschlafen. Noch etwas ist wichtig: Bewusste Sorgen lassen uns nicht einschlafen, unbewusste nicht durchschlafen. Schauen Sie genau hin, ob Sorgen und Probleme Sie nicht schlafen lassen. Zunächst kann dieses Hinschauen unangenehm sein, aber wenn Sie sich Ihren Problemen stellen, wird es Ihr Körper mit erholsamem Schlaf danken.

Ursachen und Symptome

Schlafmediziner unterscheiden 88 verschiedene Schlafstörungen. Und ebenso vielfältig und zahlreich sind auch die Ursachen dafür. Viele davon werden Ihnen vielleicht banal vorkommen, doch oft sind es tatsächlich nur Kleinigkeiten, die den Schlaf entscheidend beeinflussen. Wer die Ursachen kennt, ist gegen Schlafstörungen gewappnet:

▶ Schlafrhythmus oder Schlafdauer entsprechen nicht der inneren Uhr. Während viele Jugendliche aufgrund hormoneller Umstellungen abends erst spät müde werden und morgens nicht aus dem Bett kommen, ist es bei älteren Menschen oft umgekehrt: Sie können problemlos früh schlafen gehen, wachen dafür jedoch frühmorgens auf. Mit zunehmendem Alter verringert sich außerdem der Schlafbedarf. Dann kann schon der gewohnte Mittagsschlaf zu viel sein – er ist eine der häufigsten Ursachen nächtlicher Schlafstörungen.

▶ Viele Menschen können nicht vom Alltag abschalten und wälzen ihre Probleme im Bett.

▶ So manch einer hat sich eine Schlafstörung regelrecht antrainiert, indem er das Bett nicht nur zum Schlafen, sondern auch zum Arbeiten oder Fernsehen nutzt. Der Körper hat dann im Laufe der Zeit gelernt, dass das Bett nicht nur zum Schlafen da ist.

▶ Die Umgebungsverhältnisse wirken sich negativ aus: Lärm, Licht, zu warme oder zu trockene Raumluft stören den Schlaf.

▶ Sie liegen unter Umständen auf einer Matratze, die nicht richtig zu Ihnen passen.

▶ Zu spätes oder schwer verdauliches Essen am Abend führt dazu, dass der Körper intensive

Verdauungsarbeit leisten muss und deshalb nicht zur Ruhe kommt.

▶ Alkohol oder koffeinhaltige Getränke am Abend beeinträchtigen den Schlaf. Alkohol macht zwar zunächst müde, stört aber den erholsamen Schlaf; Koffein regt den Blutkreislauf und das Gehirn an und hält so wach.

▶ Schuld kann auch eine psychische oder organische Erkrankung sein, etwa eine Depression, eine Virusinfektion oder ein chronisches Leiden.

▶ Arzneimittel, wie koffeinhaltige Schmerz- und Grippemittel, Husten- oder Schnupfenmittel, beeinträchtigen oft den Schlaf. Häufig hilft dann schon – nach Absprache mit dem Arzt – eine Veränderung des Einnahmerhythmus.

Die Betroffenen fühlen sich ständig abgeschlagen und erschöpft, sind gereizt und unruhig, können nicht mehr abschalten, der Puls schlägt schneller und die Körpertemperatur ist leicht erhöht.

Der Beginn einer Schlafstörung wird meist zunächst als eine gelegentlich unruhige Nacht wahrgenommen, und anfangs kann der Körper den Schlafmangel in der Regel noch ausgleichen. Problematisch wird es, wenn die Schlafstörungen gehäuft auftreten und der Betroffene darüber hinwegsieht oder sich stark in die Schlaflosigkeit hineinsteigert. Dann läuft er Gefahr, dass die Beschwerden chronisch werden. Oft wird erst dann der Leidensdruck so groß, dass Maßnahmen gegen die Schlafstörungen ergriffen werden.

Erkrankungsrisiko

Rund fünf Millionen Menschen in Deutschland klagen über Schlafstörungen. Frauen sind häufiger davon betroffen als Männer, und auch in der Altersgruppe zwischen 30 Jahren und dem Rentenalter klagen mehr Personen über Schlafstörun-

Expertenwissen

Powernapping

Ein Mittagsschlaf kann dabei helfen, das physiologische Tief zwischen 13 und 14 Uhr zu überwinden und die Batterien für den Rest des Tages aufzuladen. Das Nickerchen sollte allerdings nicht länger als eine halbe Stunde dauern, da man sonst Gefahr läuft, in die Tiefschlafphase zu fallen. Ist diese erreicht, wird der Kreislauf nach unten gefahren, im Anschluss fühlt man sich schlapp und müde, statt ausgeruht zu sein. Beim Powernapping legt man für 20 bis 30 Minuten die Beine hoch, nimmt eine bequeme Körperhaltung ein und versucht, einen Zustand tiefer Entspannung zu erreichen. Besonders Menschen mit unregelmäßigen Tagesabläufen oder solche, die unter Druck stehen, profitieren von einem solchen »Kraftkurzschlaf«. Ein Wecker hilft dabei, rechtzeitig wieder aufzuwachen!

gen. Grundsätzlich tragen Menschen, die sich viele Sorgen machen, oft bedrückt, nervös oder leicht überfordert sind, ein höheres Risiko, eine Schlafstörung zu entwickeln. Auch Schichtarbeiter oder Vielflieger in andere Zeitzonen entwickeln häufiger Schlafstörungen, da sie gezwungen sind, permanent gegen ihre innere Uhr zu leben.

Vorbeugemöglichkeiten

Für guten Schlaf empfehlen Experten eine bestimmte Schlafhygiene. Darunter versteht man äußere Rahmenbedingungen und Gewohnheiten, die einen gesunden Schlaf ermöglichen.

▶ Das beginnt mit der **Einrichtung des Schlaf-zimmers**: Es sollte ruhig, dunkel und nur dem Schlafen vorbehalten sein. Ein Fernseher oder Schreibtisch hat dort nichts zu suchen, da Arbeit und Freizeit vom Schlafen getrennt sein sollten. Auch ein Wecker mit leuchtenden Ziffern kann bereits störend sein, am besten stellt man ihn so, dass man ihn nicht sieht. Die ideale Schlaftemperatur liegt zwischen 16 und 18 °C. Frischluft ist gut für einen erholsamen Schlaf, sodass sich ein angekipptes Fenster empfiehlt. Wichtig ist auch ein gutes Bett, das nicht zu weich sein sollte. Und vor allem wenn der Partner unruhig schläft, sind getrennte Matratzen und Decken zu empfehlen.

▶ **Regelmäßigkeiten** fördern den Schlaf. Das betrifft nicht nur die Zeit des Zubettgehens, sondern auch die des Aufstehens, und zwar auch am Wochenende. Der Körper lernt so zwischen aktiven Phasen und Entspannung zu unterscheiden. Der Mittagsschlaf sollte entweder tabu oder begrenzt sein (siehe Kasten Seite 61 und Ursachen). Auch ein Eindösen vor dem Fernseher am Nachmittag oder frühen Abend schadet dem erholsamen Nachtschlaf.

▶ Günstig ist hingegen ausreichend **Bewegung**. Dadurch ermüden Sie nicht nur körperlich, sondern bauen auch seelische Spannungen ab und können so entspannt ins Bett gehen. Treiben Sie allerdings nicht zu spät Sport, da er den Kreislauf stark anregt und so das Einschlafen erschweren kann.

Sollte es mit dem Einschlafen trotzdem einmal nicht auf Anhieb klappen: Bleiben Sie nicht zu lange liegen und ärgern Sie sich vor allem nicht darüber. Besser ist es, kurz aufzustehen, frische Luft zu schnappen, etwas zu lesen und dann einen neuen Anlauf zu nehmen. Denn Ärger und Stress

sind Schlafkiller. Und auch wenn es Ihnen mehrere Tage hintereinander so ergeht, sollten Sie gelassen damit umgehen, denn der Körper wird mit einigen Tagen Schlafmangel gut fertig.

Das können Sie selbst tun

Schlafmediziner haben festgestellt, dass Schlafprobleme sich in 90 Prozent der Fälle durch Selbsthilfe deutlich verringern lassen. Der erste Schritt zu einem besseren Schlaf ist es, die schon erwähnten vorbeugenden Maßnahmen möglichst umfassend umzusetzen.

✳ Naturheilkunde

Parallel dazu können Sie versuchen, dem Schlaf mit Hausmitteln auf die Sprünge zu helfen.

▶ Gut bewährt haben sich verschiedene schlaffördernde **Teezubereitungen**, die vor dem Zubettgehen getrunken werden (siehe Kasten Seite 63). Unter den Heilpflanzen liegen dabei für den Baldrian die besten Wirkungsnachweise vor. Dessen ätherisches Öl enthält unter anderem die Valerensäure, die eine beruhigende Wirkung auf den Körper hat.

▶ **Warme Milch mit Honig** hilft ebenfalls beim Einschlafen. Milch enthält die Aminosäure Tryptophan, die Ausgangssubstanz für den Botenstoff Serotonin und das Hormon Melatonin. Beide sind maßgeblich an der Steuerung des Schlaf-Wach-Rhythmus beteiligt. Die Kohlenhydrate aus dem Honig bewirken die Abgabe von Insulin aus der Bauchspeicheldrüse, das wiederum den Tryptophantransport fördert.

▶ Ein **warmes Bad** am Abend hat schlaffördernde Wirkung, die durch den Zusatz von frischen oder getrockneten Melissenblättern, Hopfen-

Anwendung Schritt für Schritt

Schlaffördernde Teezubereitungen

Allgemein bekannt und besonders wirksam ist die Baldrianwurzel, die in vielen Schlaf- und Beruhigungs-
tees einzeln oder in einer Teemischung Verwendung findet. Aufgrund seiner gleichzeitig nervenstärken-
den Wirkung ist Baldriantee besonders dann empfehlenswert, wenn die Ursache der Schlafstörung Angst
vor einer Prüfung ist. Selbst vor einer Fahrprüfung kann Baldriantee bedenkenlos eingenommen werden,
da er nicht mit Schläfrigkeit am Tag einhergeht. Unter den nachfolgenden Teerezepten werden Sie sicher-
lich eines finden, dass Ihnen sowohl geschmacklich als auch hinsichtlich der Zubereitungsart zusagt –
klassisch nur mit Baldrian oder als Variante gemischt mit ebenfalls beruhigenden Kräutern.

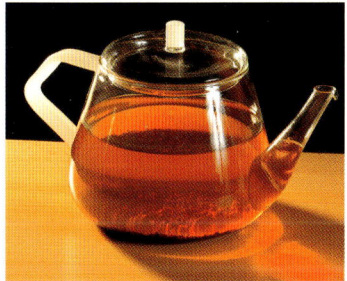

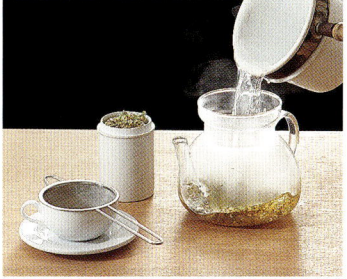

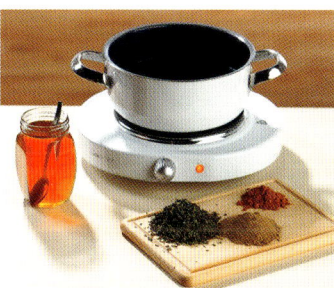

Baldriantee klassisch

2 TL Baldrianwurzel (geschnitten)
150 ml kaltes Wasser

Die Zubereitung eines klassischen
Baldriantees erfolgt durch einen
Kaltwasserauszug: Übergießen
Sie dazu die zerkleinerte Baldrianwurzel mit dem kalten Wasser,
lassen Sie den Aufguss mindestens 12 Stunden ziehen und seihen Sie ihn dann ab. Trinken Sie
dreimal täglich 1 Tasse oder einmal abends vor dem Schlafengehen 2 Tassen von dem zuvor leicht
angewärmten Tee.

Traditioneller Beruhigungstee

40 g Baldrianwurzel
10 g Pomeranzenschale
20 g Hopfenzapfen
15 g Melissenblätter
15 g Pfefferminzblätter

Vermischen Sie zunächst alle
Zutaten sorgfältig. Für einen Aufguss übergießen Sie 1 Esslöffel
der Teemischung mit 1 Tasse
kochendem Wasser, lassen den
Aufguss 15 Minuten zugedeckt
ziehen und seihen ihn dann ab.
Trinken Sie abends 1 Stunde vor
dem Schlafengehen 1 Tasse.

Melisse-Baldrian-Tee bei leichten Schlafstörungen

1 EL gepulverte Baldrianwurzel
50 g halbflüssiger Honig
Zimt- oder Kardamompulver
Melissentee oder heiße Milch

Vermischen Sie die Baldrianwurzel mit dem Honig über einem
warmen Wasserbad. Aromatisie-
ren Sie die Mischung nach Belieben mit Zimt oder Kardamom
und lösen Sie 1 Esslöffel davon in
1 Tasse heißer Milch oder Melissentee auf. Trinken Sie abends
etwa eine halbe Stunde vor dem
Schlafengehen 1 Tasse.

zapfen und Lavendelblüten – einzeln oder kombiniert – noch verstärkt wird. Für ein Vollbad je 2 Handvoll Melissenblätter, Hopfenzapfen und Lavendelblüten mit 2 Liter kochendem Wasser übergießen, 20 Minuten zugedeckt ziehen lassen, direkt über der Wanne in das Vollbad abseihen und 20 Minuten bei einer Temperatur von 39 °C darin baden. Wenn Sie ein Vollbad schlecht vertragen, empfiehlt es sich, den Kräutersud einem Teilbad (Sitz- oder Fußbad) zuzugeben oder ihn für eine Ganzkörperwaschung ohne Abtrocknen zu benutzen, das heißt, das Wasser wird nur mit den Händen abgestreift. **Achtung:** Durch die Kräuter kann es zu schwer entfernbaren Verfärbungen der Wanne kommen.

▸ **Schlafkissen** helfen sehr gut bei Einschlafschwierigkeiten. Dafür einen Baumwollkissenbezug von etwa 20 mal 40 Zentimetern etwa 5 bis 7 Zentimeter dick mit entspannenden ge-

trockneten Kräutern, etwa Lavendel, Kamille, Melisse oder Pfefferminze, ausstopfen und zunähen. Zum Schlafen das Kissen in den Nacken oder auf eine Seite des Gesichts legen. Nach 20 Minuten entfalten die Kräuter durch die Körperwärme ihren wohltuenden Duft, und die ätherischen Öle werden über die Haut und die Atemwege aufgenommen. Um die Wirkung zu verstärken, können außerdem noch 2 Tropfen Lavendel- oder Melissenöl auf dem Kissen verteilt werden.

▸ **Pflanzliche Schlafmittel** in Form von Kapseln und Tabletten können zu gutem Schlaf verhelfen. Sie enthalten in der Regel Baldrianwurzel, Pomeranzenschale, Hopfenzapfen, Melissen- und Pfefferminzblätter. Hinzu kommt manchmal die Passionsblume. Am besten ist es, ein hochdosiertes Mittel zu kaufen, da nur eine ausreichende Dosis Wirkung zeigt. Diese tritt auch hier frühestens nach einer Stunde ein.

⁘ Heilkunde aus aller Welt

Die sogenannten **Mudras**, indische Yogaübungen für die Finger, können helfen, sich vor dem Schlafengehen zu entspannen. Denn Verspannungen äußern sich vor allem auch in den Händen – und wenn sich die Finger entkrampfen, kann sich letztlich der gesamte Körper entspannen. Besonders Kinder und ältere Menschen profitieren von den Mudras, die im Sitzen, Liegen, Stehen und Gehen jederzeit und überall ausgeführt werden können. Die einzige Voraussetzung ist eine gewisse Fingerbeweglichkeit, die jedoch bei regelmäßiger Anwendung ganz von allein immer besser wird. Führen Sie die Finger- und Handhalteübungen zweimal täglich je 5 bis 10 Minuten durch: Die Spitzen jeweils der kleinen Finger und

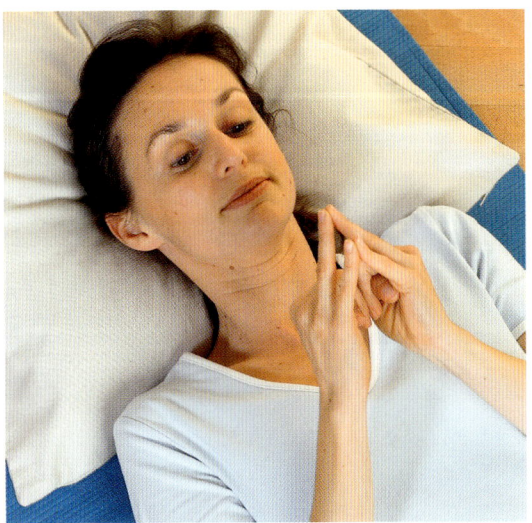

Mit indischen Yogaübungen für die Finger (siehe Heilkunde aus aller Welt) können Sie jederzeit und überall Verspannungen im ganzen Körper lösen.

Ringfinger aneinanderlegen. Mittel- und Zeigefinger nach unten in Richtung Handfläche drücken und die Daumen unter der entstandenen Brücke versenken. Nun intensiv ein- und ausatmen. Dabei sollte die Phase des Ausatmens gegenüber der Einatmungsphase länger dauern.

Homöopathie

Für leichte Schlafstörungen empfiehlt sich das Mittel Coffea D6, besonders bei Gedankenkreisen und innerer Unruhe; bei Angstzuständen eignet sich Ignatia D6 und Stramonium D6. Kindern, die nachts nicht einschlafen wollen, kann Rheum D6 helfen. In der anthroposophischen Medizin wird das Mittel Avena sativa D6 gegen Schlafstörungen verwendet. Vom jeweils verwendeten Mittel zwei- bis dreimal täglich je 5 Globuli einnehmen. Mit schweren Schlafstörungen sollten Sie sich zur Behandlung an einen Homöopathen wenden.

Medikamente aus der Apotheke

Wichtig: Abgesehen von den pflanzlichen Mitteln sind alle anderen Arzneimittel gegen Schlafstörungen nicht für den längeren Gebrauch geeignet. Deren ständige Einnahme zerstört nicht nur den natürlichen Schlaf-Wach-Rhythmus, sondern kann auch abhängig machen.

Ärztliche Hilfe

Sollten die sanften Methoden und Mittel nach einem halben Jahr nicht anschlagen, ist es ratsam, einen Arzt aufzusuchen. Unbedingt sofort sollten Sie einen Mediziner konsultieren, falls Sie tagsüber gegen Ihren Willen einschlafen. Er wird zu-

Expertenwissen

Unbemerkte Schlafstörung

Es kann vorkommen, dass Sie unter den Symptomen einer Schlafstörung leiden, jedoch nie das Gefühl hatten, schlecht zu schlafen. Dann leiden Sie eventuell unter einer unbemerkten Schlafstörung. Eine solche kommt zum Beispiel bei Schnarchern vor, deren Atmung nachts immer wieder für einige Sekunden aussetzt. Bei dieser sogenannten Schlafapnoe entsteht durch die Atembewegung des Zwerchfells und des Brustkorbs ein Unterdruck, durch den sich die Luftwege zusammenziehen und die Atmung blockiert wird. Nach einigen Sekunden sorgt ein Reflex mit kurzem Aufwachen dafür, dass der Betroffene wieder einatmet. Er selbst merkt meist nichts davon, denn die Aufwachphase ist nur kurz. Die Erholung ist dennoch empfindlich gestört, denn für den Körper bedeutet der Atemstillstand höchste Alarmstufe: Puls- und Herzfrequenz erhöhen sich, und der Blutdruck steigt. Mittelfristig können dadurch Herz und Blutgefäße schwer geschädigt werden.

nächst abklären, ob Ihr Problem eine körperliche oder psychische Ursache hat. Je nach Befund wird er Sie entweder selbst behandeln oder an einen Facharzt überweisen, etwa an einen Neurologen, Psychiater, Internisten oder HNO-Mediziner.

Können auch die Spezialisten Ihnen nicht helfen, haben Sie die Möglichkeit, sich an ein Schlaflabor zu wenden. Dort verbringen Sie einige Nächte, verkabelt mit den verschiedensten Messgeräten. Anhand der Daten können die Mediziner Ihren Schlafproblemen auf den Grund gehen.

Depressive Verstimmungen

Die Welt erscheint grau und trist, ein Gefühl der Sinnlosigkeit macht sich breit, und man fühlt sich matt und antriebslos – solche Tage kennt fast jeder. Solange dieser Gemütszustand nur hin und wieder in leichter Form auftritt, können Sie selbst viel tun, um schnell aus dem Tief herauszufinden.

Ursachen und Symptome

Kurzzeitige Stimmungstiefs haben ihre Ursache oft in belastenden Situationen, etwa dem Tod eines nahestehenden Menschen, der Überforderung im Alltag oder einer körperlichen Erkrankung. Doch nicht immer sind die Gründe so offensichtlich, und manch einer verfällt aus heiterem Himmel in Melancholie und weiß nicht, warum. Dahinter verbergen kann sich eine genetische Veranlagung oder eine Störung im Hirnstoffwechsel. Auch hormonelle Veränderungen sind dafür bekannt, Stimmungsschwankungen auszulösen: Viele Frauen leiden kurz vor ihrer Monatsblutung unter leichten depressiven Verstimmungen, oder nach der Geburt führt der Baby-Blues dazu, dass vielen jungen Müttern eher nach Weinen als nach Lachen zumute ist. Medikamente können ebenfalls für das psychische Tief verantwortlich sein, etwa Herz-Kreislauf-Mittel und Schlafmittel.

Die Betroffenen fühlen sich energielos, niedergeschlagen, sind desinteressiert, müde, traurig und freudlos. Die Symptome sind individuell unterschiedlich ausgeprägt und verschwinden meist nach einiger Zeit wieder von selbst. Manchmal allerdings ist der Übergang zu einer echten Depression fließend (siehe Kasten Seite 67).

Erkrankungsrisiko

Vor allem wer sehr ängstlich oder unsicher ist, reagiert auf belastende Situationen schneller mit Stimmungstiefs. Auch Phasen des hormonellen Umbruchs, etwa die Pubertät oder die Wechseljahre, gehen mit einem erhöhten Risiko einher, an depressiven Verstimmungen zu leiden. Häufig haben zudem ältere Menschen damit zu kämpfen. Ihnen fehlt oft eine Aufgabe, Bewegungs- und Lichtmangel tragen ihren Teil zur schlechten Gemütsverfassung bei.

Vorbeugemöglichkeiten

Wenn Sie wissen, dass Ihnen bestimmte Situationen, wie Stress oder Überforderung, aber auch hormonelle Schwankungen im Zyklus oder die lichtarme Jahreszeit regelmäßig auf das Gemüt schlagen, können Sie im Vorfeld dagegen angehen. Bewegung im Freien, Entspannungsphasen im Alltag, ausreichend Schlaf sowie eine gesunde Ernährung reichen oft schon aus, um gar nicht erst in das gefürchtete Tief zu verfallen.

Bestimmte Nährstoffe wirken sich direkt auf Gehirn und Stimmung aus: So hat sich gezeigt, dass Omega-3-Fettsäuren dabei helfen können, depressiven Verstimmungen vorzubeugen, denn sie unterstützen das zentrale Nervensystem. Fehlen diese Fettsäuren, führt dies zu Problemen bei der Signalübertragung und zu Depressionen. Omega-3-Fettsäuren sind zum Beispiel reichlich enthalten in Fettfischen, Leinöl und Walnüssen.

Gönnen Sie sich zudem etwas, das Ihnen Freude bereitet, sei es ein Theaterbesuch oder eine Massage. Vernachlässigen Sie auch nicht die sozialen Kontakte, denn Sorgen werden oft kleiner, wenn man sie teilt. Vor allem ältere Menschen können durch ein reges Sozialleben und das Engagement in Vereinen oder anderen Gemeinschaften ihr Selbstwertgefühl stärken und diesem Lebensabschnitt Struktur und Sinn verleihen.

Das können Sie selbst tun

Sollten Sie in ein Stimmungstief geraten sein, ist es wichtig, sich nicht noch weiter hineinzusteigern. Raffen Sie sich stattdessen zu einem Spaziergang oder Sport auf – wegen der positiven Wirkung von Licht am besten im Freien –, denn die Bewegung beeinflusst viele Botenstoffe im Gehirn, zum Beispiel das Wohlfühlhormon Serotonin. Falls Sie wissen, dass Stress oder Anspannung schuld an der Verstimmung ist, sollten Sie sich gezielt Ruhe gönnen – regelmäßige Entspannungs-, aber auch Meditationsübungen sind das Beste, was Sie gegen depressive Verstimmungen tun können. Erlernte Entspannungsmethoden wie Yoga können hierbei hilfreich sein. Suchen Sie außerdem das Gespräch mit anderen Menschen, vor allem wenn Sie das Gefühl haben, dass Sie ein Problem nicht selbst lösen können.

✳ Naturheilkunde

Die positive Wirkung von Johanniskraut bei leichten depressiven Verstimmungen wurde mittlerweile in zahlreichen Studien nachgewiesen. Flavonoide, Gerbstoffe, ätherische Öle und Hypericine vermindern den Anstieg von Cortisol bei Stress und beeinflussen die Melatoninausschüttung. Hypericin ist außerdem für die nervenberuhigende Wirkung verantwortlich. Da eine Wirksamkeit erst nach zwei bis vier Wochen einsetzt,

Expertenwissen

Kranke Seele, kranker Körper: Depressionen

Depressionen sind ein heimliches Volksleiden, von dem Millionen Menschen in Deutschland betroffen sind. Viele wissen gar nicht, dass eine Depression die Ursache ihrer Beschwerden ist. Depressionen äußern sich nicht nur durch Niedergeschlagenheit, völlige Antriebslosigkeit bis hin zu Selbstmordgedanken, sondern können auch von vielfältigen körperlichen Symptomen begleitet sein: Schlafstörungen, Müdigkeit, Herzbeschwerden oder unerklärliche Verdauungsstörungen können ihre Wurzel in einer Depression haben, die mitunter lange unentdeckt bleibt. Denn nicht jeder Patient fühlt sich depressiv. Es gibt auch sogenannte larvierte Depressionen, bei denen sich die Krankheit förmlich tarnt. Das eigentliche psychische Leiden macht sich kaum bemerkbar, in den Vordergrund treten körperliche Begleiterscheinungen, deren Wurzel so mitunter jahrelang verkannt wird. Die Ursachen depressiver Erkrankungen liegen noch im Dunkeln. Erbliche Faktoren spielen eine Rolle, aber auch äußerliche Faktoren wie seelischer Druck können die Krankheit hervortreten lassen. Depressionen gehören auf jeden Fall in die Hände eines Facharztes. Die Möglichkeiten der Behandlung hängen von der Schwere der Erkrankung ab. In leichten Fällen kann eine Psychotherapie ausreichend sein, in schwereren Fällen gibt es verschiedene Medikamente. Schlafentzug, Lichttherapie, vor allem aber viel Bewegung beeinflussen die Erkrankung günstig.

kann Johanniskraut vor allem langfristig zur Stimmungsaufhellung beitragen. Bei Winterdepressionen hat sich dieser Tee besonders in Kombination mit einem täglichen einstündigen Spaziergang bewährt: 1 Teelöffel Johanniskraut mit 1 Tasse kochendem Wasser übergießen, 10 Minuten zugedeckt ziehen lassen und abseihen. Täglich morgens und abends je 1 Tasse trinken. Hochdosierte Fertigpräparate aus der Apotheke werden als Tabletten, Kapseln oder Dragees nach Pa-

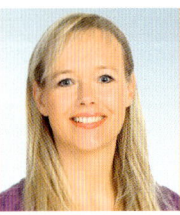

Mein besonderer Tipp

Dr. med. Franziska Rubin

Schlagen Sie der Winterdepression ein Schnippchen!

Stimmungsschwankungen treten bei vielen Menschen vor allem in der dunklen Jahreszeit auf. Vermutet wird, dass ein Mangel an Lichtenergie schuld ist. Dieser führt dazu, dass die Zirbeldrüse im Gehirn vermehrt das schlaffördernde Hormon Melatonin ausschüttet. Das Ungleichgewicht im Melatoninstoffwechsel kann die Stimmung beeinträchtigen. Deshalb ist es wichtig, im Winter jede Gelegenheit zu nutzen, Sonnenlicht abzubekommen. Besonders effektiv ist ein Spaziergang bei Sonne im Schnee. Durch die Reflexion des Lichtes kann die Lichtintensität bis zu 10.000 Lux betragen, ein sonniger Sommertag hat im Vergleich durchschnittlich 2000 Lux. Bewegung verstärkt die stimmungsaufhellende Wirkung – eigentlich müsste es Skiurlaub auf Rezept geben!

ckungsbeilage eingenommen. **Wichtig:** Johanniskraut kann zu einer erhöhten Lichtempfindlichkeit führen – Vorsicht also mit Sonnenbädern! In Kombination mit Medikamenten, die das Immunsystem unterdrücken, kann es zu unerwünschten Wechselwirkungen kommen.

❖ Homöopathie & Bachblüten

Man kann und will nicht mehr, ist am Ende – bei solchen Empfindungen der Resignation können eventuell Bachblüten helfen. So soll etwa die Essenz des Enzians Selbstvertrauen schaffen, die Stechpalme gegen Lieblosigkeit helfen und die Gauklerblume Angst vor Einsamkeit oder Krankheit nehmen. Behandelt wird in der Regel mit einer Mischung aus vier bis sechs Essenzen. Welche Blüte genau die Richtige ist, kann nur ein erfahrener Therapeut anhand eines ausführlichen Fragebogens herausfinden. Bislang ließ sich die Wirkung wissenschaftlich nicht belegen. Nebenwirkungen sind nicht beschrieben.

Ärztliche Hilfe

Falls Sie nach sechs Wochen nicht aus Ihrem Stimmungstief herausgefunden haben und die Leistungsfähigkeit stark beeinträchtigt ist, sollten Sie einen Arzt zurate ziehen. Vor allem wenn Sie unter weiteren Symptomen wie Schlaflosigkeit, deutlichen unerklärlichen Gewichtsschwankungen, starker Müdigkeit, einem Gefühl der Wertlosigkeit und Schuldgefühlen oder gar unter Selbstmordgedanken leiden, müssen Sie dringend Hilfe suchen. Denn dann leiden Sie eventuell unter einer echten Depression, die unbedingt der Behandlung bedarf. Medikamente und eine Psychotherapie sind dann die Hauptpfeiler der Therapie.

Bluthochdruck

Er tut nicht weh, verursacht lange keine Beschwerden und bleibt so völlig unbemerkt. In Deutschland sind unter den 18- bis 79-Jährigen bei jedem Zweiten die Blutdruckwerte zu hoch.

Ursachen und Symptome

Bei den meisten Patienten kann nach eingehender Untersuchung eine organische Ursache für Bluthochdruck ausgeschlossen werden. Mediziner sprechen dann von einer essenziellen oder primären Hypertonie. Häufiger Grund für erhöhten Blutdruck ist jedoch die Verengung kleinster Blutgefäße durch Ablagerungen, wodurch dem Blut ein erhöhter Widerstand entgegengesetzt wird. Auch als Nebenwirkung von Medikamenten kann Bluthochdruck auftreten, etwa nach der Einnahme von Appetithemmern oder Schnupfenmitteln.

Da Bluthochdruck nur selten Beschwerden verursacht, wird er meist zufällig bei einer Untersuchung und der damit verbundenen routinemäßigen Blutdruckmessung entdeckt. Für den Arzt sind zwei Werte wichtig: Der obere Wert (Systole) wird gemessen, wenn sich das Herz zusammenzieht und das Blut ausstößt. Füllt sich das Herz wieder mit Blut, herrscht ein geringerer Druck, das ist der untere Wert (Diastole). Die Werte sind von der Weltgesundheitsorganisation in Klassen eingeteilt (nachfolgend teils zusammengefasst):

▶ **Optimal:** systolisch kleiner als 120 mmHg, diastolisch kleiner als 80 mm Hg.
▶ **Normal bis hoch-normal:** systolisch 120–139 mmHg, diastolisch 80–89 mmHg.
▶ **Hypertonie, behandlungsbedürftig:** systolisch 140–179 mmHg, diastolisch 90–109 mmHg.

▶ **Schwere Hypertonie:** systolisch ab 180 mmHg, diastolisch ab 110 mmHg.

Extrem erhöhter Blutdruck kann zu Schwindel, Kopfschmerz, Herzklopfen, Müdigkeit, Nasenbluten, Kurzatmigkeit und Nervosität führen.

Ein ständig erhöhter Druck schädigt die Gefäßwände. Sie werden starrer, Entzündungsprozesse begünstigen deren Verdickung, und es kommt zu Arteriosklerose. Dadurch ist auch die Versorgung der Organe mit Sauerstoff und Nährstoffen gestört. Langfristig führt das vor allem zur koronaren Herzerkrankung, zu Nierenversagen oder einem Schlaganfall. Das Herz wird außerdem belastet, weil es eine höhere Pumpleistung erbringen muss. Das hat zur Folge, dass sich die Muskulatur der linken Herzwand verdickt und eine Herzinsuffizienz entsehen kann (siehe Seite 83–84).

Erkrankungsrisiko

Alle Risikofaktoren, die eine Arterienverkalkung begünstigen, erhöhen auch das Bluthochdruckrisiko. Ganz vorn stehen hier Bewegungsmangel, Stress, übermäßiger Alkoholkonsum, Rauchen und Übergewicht. Mit zunehmendem Alter und abnehmender Gefäßflexibilität steigt das Risiko, an Bluthochdruck zu erkranken: Rund 60 Prozent der über 60-Jährigen sind davon betroffen. Oft tritt hoher Blutdruck mit Stoffwechselstörungen wie Diabetes mellitus Typ 2 oder erhöhten Blutfettwerten und Übergewicht zusammen auf. Gefährdet sind auch Menschen, bei denen Bluthochdruck gehäuft in der Familie vorkommt, sowie jene, die auf hohen Salzkonsum mit Bluthochdruck reagieren. Frauen, die die Pille nehmen, sowie

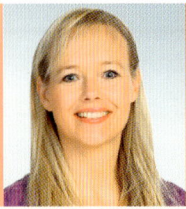

Finden Sie Ruhe und Gelassenheit

In unserer Gesellschaft wird viel Wert auf Leistung und Geschwindigkeit gelegt und dabei übersehen, dass das Gegengewicht für unsere Gesundheit ebenso wichtig ist. Und das bedeutet Entspannung und Ruhe. Häufige Stresssituationen treiben unseren Blutdruck in die Höhe, damit wir schnell reagieren können. Dauerstress hält den Blutdruck auch dauerhaft hoch. Doch dagegen können Sie etwas tun: Entlarven Sie Ihre Stressfaktoren und lernen Sie, den Körper wieder in Balance zu bringen. Während dem einen dabei ein Ausdauersport hilft, sprechen andere besser auf eine eher meditative Sportart wie Angeln oder Segeln an. Man kann aber auch gezielt Entspannungsverfahren erlernen, etwa Meditation oder Yoga, das zusätzlich mit Bewegung kombiniert ist. Die gute blutdrucksenkende Wirkung meditativer Techniken wurde in den letzten Jahren mehrfach wissenschaftlich nachgewiesen!

Menschen mit Nierenerkrankungen tragen ebenfalls ein höheres Risiko.

Vorbeugemöglichkeiten

Bei kaum einem anderen Krankheitsbild ist die Lebensweise so maßgeblich an der Entstehung beteiligt wie bei Bluthochdruck. Wer sich abwechslungsreich und gesund ernährt, ausreichend bewegt, wenig Alkohol trinkt, nicht raucht und entspannt lebt, kann deutlich zu gesunden, elastischen Gefäßen beitragen, durch die das Blut ungehindert fließen kann. Bluthochdruck kann so gar nicht erst entstehen.

Lassen Sie den Blutdruck außerdem regelmäßig überprüfen (Arzt oder Apotheke), um bei erhöhten Werten sofort gegensteuern zu können.

Das können Sie selbst tun

Hoher Blutdruck ist eine ernste Erkrankung, die ärztlicher Hilfe und meist dem Einsatz von Arzneimitteln bedarf. Doch bei nur leicht erhöhten Werten bis 140/90 mmHg reicht oftmals schon eine Veränderung der Lebensweise aus, um den Blutdruck zu normalisieren (siehe Vorbeugemöglichkeiten). Liegen die Werte darüber, kann dadurch eine Behandlung unterstützt und die Medikamenteneinnahme deutlich reduziert werden.

✳ Naturheilkunde

Neben der Veränderung der Lebensweise haben sich zur Blutdrucksenkung vor allem naturheilkundliche Methoden bewährt. Deren vorrangiges Ziel ist die Verbesserung der Durchblutung und das Gefäßtraining. Besonders gut wirkt hier die Hydrotherapie, also die Behandlung mit Wasser und Temperaturreizen. Daneben können noch Heilpflanzen direkt blutdruckregulierend wirken.

▶ Starke hydrotherapeutische Reize wie ein kaltes Tauchbad nach der Sauna oder ein heißes Vollbad sind bei Patienten mit Bluthochdruck ungeeignet, da sie zu gefährlichen hypertensiven Krisen (Blutdruckanstiegskrisen) führen können. Milde Anwendungen hingegen empfehlen sich: Für ein **Halbbad mit Kräuterzusätzen** eine Mischung aus je 1 Esslöffel Lavendelblüten, Melissenkraut und Hopfenblüten mit 1 Liter kochendem Wasser übergießen, 20 Minuten zugedeckt ziehen lassen und direkt in die bis Nabelhöhe mit 38 °C warmem Wasser gefüllte Badewanne abseihen. Zwei- bis dreimal wöchentlich je 20 Minuten baden.

▶ Ebenso wirksam ist ein **Kneipp-Oberguss:** Ein Gießrohr an den Duschschlauch anbringen oder den Brausekopf entfernen. Den Guss am rechten Handrücken beginnen und über die Armaußenseite bis hinauf zur Schulter gehen. Die Schulter umkreisen und den Wasserstrahl an der Innenseite des rechten Armes wieder abwärts führen. In gleicher Weise am linken Arm verfahren. Die Wassertemperatur sollte maximal 18 °C betragen, die Anwendung nicht länger als 2 Minuten dauern. Das Wasser mit den Händen abstreifen und die Arme durch kräftiges Drehen und Schwingen erwärmen (siehe auch Kasten Seite 49).

▶ Nicht ganz so effektiv, dafür aber weniger aufwendig ist das **Trockenbürsten der Arme** mit einem rauen Waschhandschuh oder einer Naturbürste. Diese Anwendung kann bei dreimal wöchentlicher Durchführung ebenfalls die Durchblutung verbessern sowie die Gefäße trainieren und so helfen, den Blutdruck zu senken. Wie beim Armguss an der Außenseite der rechten Hand beginnen, in kleinen kreisenden Bewegungen bis zur Schulter hinaufgehen und an der Innenseite wieder nach unten gehen. Am linken Arm ebenso verfahren.

▶ Für Bluthochdruckpatienten eignet sich der Besuch eines **Sanariums**. Hierbei handelt es sich um eine Mittellösung aus Trockensauna und finnischem Dampfbad. Bei einer Temperatur von 46 bis 60 °C ist es nicht zu heiß, die Luftfeuchte von rund 50 Prozent nicht zu dunstig. Zweimal wöchentlich eine Sanarium-Anwendung kann bei Patienten mit leichtem Bluthochdruck zur Normalisierung führen: Blutdruck und Pulsfrequenz fallen, Arme und Beine werden besser durchblutet. Empfohlen werden 2 Saunagänge von je 8 bis 10 Minuten. Statt ins Tauchbecken geht es unter die Regendusche mit 10 bis 14 °C – das reicht, um die Gefäße zu trainieren. Wichtig ist auch die Einhaltung der Ruhezeiten: 20 bis 30 Minuten nach dem Schwitzen sind ein Muss.

☼ Heilkunde aus aller Welt

▶ Falls Sie oft unter Stress stehen und der Blutdruck deswegen hochschnellt, können Ihnen asiatische **Atemtechniken** zu mehr Gelassenheit verhelfen (siehe Kasten Seite 72).

▶ Erhöhter Blutdruck kann ebenfalls durch Reibung und Kneifen des **Akupressurpunkts**

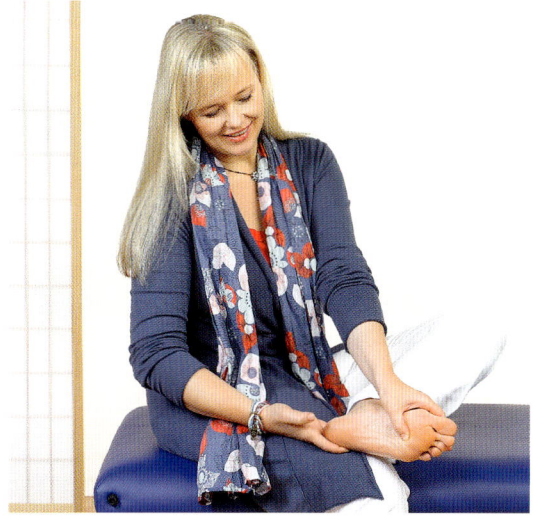

Akupressur am Punkt »Yongquan« kann den Blutdruck senken (siehe Heilkunde aus aller Welt).

Anwendung Schritt für Schritt

Mit Atemtechniken entspannen

Auch seelische Belastungen können Bluthochdruck auslösen. Hier können Atemübungen helfen, die durch die Konzentration auf das Ein- und Ausatmen zu Entspannung führen. In akuten Stresssituationen genügt es oft, sich hinzusetzen und zehnmal ruhig ein- und jeweils etwas länger auszuatmen. Um dauerhaft gelassener durchs Leben zu gehen, haben sich die asiatischen Entspannungstechniken Yoga und Qigong bewährt, die Sie etwa an Volkshochschulen erlernen können. Die nachfolgenden einfachen Übungen sind Bestandteile dieser Methoden und lassen sich auch ohne professionelle Anleitung durchführen.

Yoga gegen Stress

Ein hilfreicher Trick für die Stressbewältigung kommt aus der Yoga-Lehre. In etwa fünf entspannenden Minuten beruhigt er Körper und Geist, und bei regelmäßiger Anwendung senkt die Übung den Blutdruck auch längerfristig. Bei dieser Übung bekommt die Lunge vergleichsweise wenig Sauerstoff, das versetzt den Körper in einen entspannten Zustand.

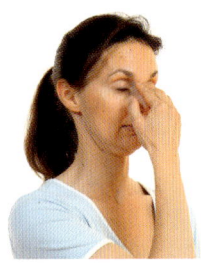 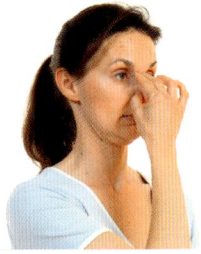

1. Sie sitzen mit geradem Oberkörper entspannt auf einem Stuhl. Zeige- und Mittelfinger liegen auf der Nasenwurzel, Daumen und Ringfinger an den Nasenlöchern. Atmen Sie entspannt ein und aus.

2. Drücken Sie während des Atmens abwechselnd mit Daumen und Ringfinger immer ein Nasenloch zu, der Wechsel erfolgt bei jedem Ausatmen. Atmen Sie auf diese Weise 5 Minuten.

Qigong-Bauchatmung

Auch die Bauchatmung, eine Übung aus dem Qigong, kann dabei helfen, den Blutdruck zu senken. Diese Art der Atmung beruhigt, und Stress wird abgebaut. Infolgedessen sinkt meist auch der Blutdruck. Auch bei dieser Übung sitzen Sie mit geradem Oberkörper auf einem Stuhl.

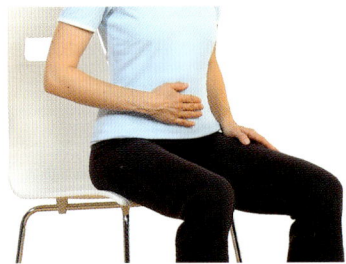 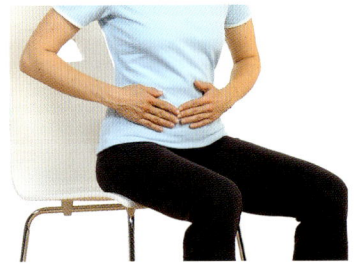

1. Sie sitzen entspannt auf einem Stuhl. Legen Sie eine Hand auf den Bauch. Atmen Sie durch die Nase ein und durch den Mund aus. Beim Einatmen füllt sich der Bauch mit Luft und wölbt sich, beim Ausatmen sinkt er ein.

2. Atmen Sie länger aus als ein. Entspannen Sie so 2 bis 3 Minuten den ganzen Körper. Legen Sie abschließend beide Hände auf den Bauch und kreisen Sie zunächst sechsmal im Uhrzeigersinn, dann sechsmal gegen ihn.

Yongquan (K 1) gesenkt werden. Der Punkt liegt auf dem Nierenmeridian im Zentrum der Fußsohle zwischen dem zweiten und dritten Mittelfußknochen. Die Reibung des Punktes senkt erhöhtes Leberfeuer und führt das Blut abwärts, sodass Kopfschmerzen und Schwindel gemildert werden. Dazu täglich morgens vor dem Aufstehen und abends vor dem Schlafen im Sitzen mit beiden Daumen den Akupressurpunkt in der Mitte der beiden Fußgewölbe etwa 2 Minuten reiben und kneifen. Wichtig ist es dabei, kräftig in Richtung Zehen zu reiben (siehe Abbildung Seite 71).

✦ Medikamente aus der Apotheke

Zeigen die Selbsthilfemaßnahmen keine Wirkung oder ist der Blutdruck wesentlich zu hoch, werden Sie nicht um die Einnahme geeigneter Medikamente umhinkommen. Das für Sie geeignete Mittel kann Ihnen jedoch nur ein Arzt verschreiben. Wichtig bei allen Blutdruckmitteln ist es, dass Sie diese stets zur gleichen Zeit einnehmen und sie niemals selbstständig absetzen!

Ärztliche Hilfe

Ein erhöhter Blutdruck bedarf in jedem Fall der ärztlichen Überwachung und frühzeitiger Behandlung, damit keine Folgeschäden auftreten.

Bei plötzlich sehr stark erhöhten Blutdruckwerten sollten Sie unbedingt einen Arzt aufsuchen. Denn dann kann eine hypertensive Krise vorliegen, die entsteht, wenn der Bluthochdruckpatient medikamentös nicht richtig eingestellt ist oder die blutdrucksenkenden Medikamente nicht regelmäßig eingenommen wurden.

Expertenwissen

Die DASH-Diät

Mithilfe der DASH-Sodium-Diät (Dietary Approaches to Stop Hypertension) kann Bluthochdruck allein durch eine Ernährungsumstellung und gleichzeitiger Verringerung des Salzkonsums behandelt werden. Studien haben gezeigt, dass hiermit dieselbe oder sogar eine bessere Wirkung als bei der Gabe blutdrucksenkender Medikamente erzielt werden kann. Übergewichtige nehmen mit dieser Diät meist schon von ganz allein ab. Und eine Faustregel besagt, dass die Abnahme von 1 Kilogramm Körpergewicht den Blutdruck um 1 mmHg senken kann. Die Empfehlungen der DASH-Diät sind ganz einfach und leicht umzusetzen.

▶ Je mehr Obst und Gemüse über den Tag verteilt Sie essen, umso besser. Denn der hohe Gehalt an Kalium und Magnesium wirkt als Gegenspieler zum Natrium.

▶ Vollkornprodukte sorgen für reichlich Ballaststoffe, die blutdrucksenkend sind.

▶ Essen Sie täglich drei Portionen (fettarme) Milchprodukte. Das darin reichlich enthaltene Kalzium hat sich in Studien als blutdrucksenkend erwiesen.

▶ Die Zufuhr von Fett sollten Sie deutlich reduzieren. Insbesondere bei Fleisch- und Wurstwaren heißt es aufpassen: Ideal sind mageres Rindfleisch, Geflügelfleisch und -wurst sowie fettarmer Fisch.

▶ Salz sollten Sie weitgehend meiden oder stark reduzieren. Wer zu hohen Blutdruck hat, reagiert meist auch auf eine Kochsalzzufuhr empfindlich mit Blutdruckerhöhung.

Herzgesundheit

Das Herz ist Motor und Zentrale des Blutkreislaufs und für den kontinuierlichen Transport des Blutes verantwortlich. Im Ruhezustand schlägt es beim Erwachsenen zwischen 60- und 100-mal pro Minute. Bei körperlicher Belastung muss es seine Pumpleistung um ein Vielfaches steigern, um die Muskulatur ausreichend mit Blut zu versorgen. Störungen des Herzes wirken sich auf das gesamte Herz-Kreislauf-System aus. Auch ob und wie Allgemeinerkrankungen vom Körper bewältigt werden, hängt oft entscheidend von der Herzkraft ab. Sie können deshalb viel selbst dafür tun, damit Ihr Herz gesund und stark schlägt.

Ursachen und Symptome

Die unterschiedlichsten Faktoren können zu einer Herzkrankheit führen. Nicht beeinflussen lassen sich Alter, Geschlecht und die genetische Veranlagung. Selbst in der Hand haben Sie hingegen Risikofaktoren wie Rauchen, Bluthochdruck, Übergewicht, Diabetes, Ernährung und Bewegungsmangel. Sie sind mitverantwortlich für Herzinsuffizienz, Herzrhythmusstörungen oder funktionelle Herzbeschwerden (siehe Seite 78 bis 84), die sich meist über einen längeren Zeitraum entwickeln. Akut mit heftigen Schmerzen – meist nicht nur am Herz, sondern auch in Schulter, Rücken, Armen und Bauch –, Atemnot, Übelkeit, Todesangst und Schwitzen bemerkbar macht sich hingegen ein Herzinfarkt, bei dem ein Blutgerinnsel die Gefäße verstopft und so die Sauerstoffzufuhr unterbricht. Ein Herzinfarkt ist immer ein Fall für den Notarzt! Schuld an einer Herzerkrankung kann auch eine nicht oder unzureichend behandelte virale oder bakterielle Infektion sein, die auf den Herzmuskel übergreift. Die dadurch verursachte Herzmuskelentzündung zeigt sich oft erst viel später durch allgemeine Schwäche, rasche Ermüdbarkeit, Gewichtsverlust, Gliederschmerzen, Kurzatmigkeit und geschwollene Beine.

Erkrankungsrisiko

Bedingt durch die Alterung der Gefäße und einer eventuell ungesunden Lebensweise, spielt das zunehmende Alter vor allem bei einer Herzinsuffizienz, bei Herzrhythmusstörungen oder bei einem Herzinfarkt eine Rolle. Vom Alter weniger beeinflusst sind hingegen funktionelle Herzbeschwerden sowie eine Herzmuskelentzündung.

Vorbeugemöglichkeiten

Um Ihr Herz fit zu halten, ist es entscheidend, die Risikofaktoren (siehe Ursachen) möglichst zu meiden oder auszuschalten, das heißt, vor allem insgesamt eine gesunde, stressfreie Lebensweise zu pflegen (siehe Seite 168–169) und Erkrankungen wie Diabetes oder Bluthochdruck zu behandeln. Viel Obst, Gemüse und eine Ernährung, die reich an Omega-3-Fettsäuren ist, tragen ebenfalls wesentlich zu einem gesunden Herz bei.

Das können Sie selbst tun

Bei bestehenden Beschwerden ist die Entlastung des Herzes das erste Ziel, anschließend sollten Sie durch eine dosierte Belastung Herz und Kreislauf stabilisieren und stärken. Wenn Sie sich regelmäßig drei- bis fünfmal pro Woche etwa 30 Minuten bewegen, können Sie das Risiko für Herz-Kreislauf-Erkrankungen deutlich senken.

An einer ungestörten Herztätigkeit sind auch die zahlreichen Haargefäße beteiligt, die sich in der Haut befinden. Dieses sogenannte »Hautherz« entlastet das Herz, indem das Blut in die oberen Hautschichten gezogen wird. Aus diesem Grund pflegen Sie mit allen Maßnahmen, die die Durchblutung der Haut verbessern, gleichzeitig Ihr Herz (siehe auch Seite 85–88).

Falls Stress der Grund für häufiges Herzrasen oder andere Herzbeschwerden ist, kann Entspannung helfen. Als sehr wirksam hat sich hierfür die bewusste konzentrierte Tiefenatmung erwiesen: Dafür flach auf den Boden legen, zur Unterstützung je eine Hand auf Brust und Bauch legen. Jetzt die Luft erst in den Brustraum, dann in den Bauch strömen lassen. Dann langsam erst aus dem Bauch und dann aus dem Brustraum ausatmen, und zwar ganz bewusst deutlich langsamer als normalerweise. Dabei darauf achten, vor dem nächsten Atemzug erst vollständig auszuatmen. Hilfreich ist es, still mitzuzählen und dabei beim Ausatmen doppelt so weit zu zählen wie beim Einatmen, also etwa »1 – 2 – 3« beim Einatmen und »1 – 2 – 3 – 4 – 5 – 6« beim Ausatmen. Diese Atemübung fünfmal wiederholen. **Wichtig:** Für Patienten mit einem verlangsamten Herzrhythmus ist die Übung ungeeignet, das sie zu einer weiteren Verlangsamung des Herzschlags führt.

✳ Naturheilkunde

Die große Stärke der Naturheilverfahren liegt in der Prävention und der Nachsorge von Herzerkrankungen. Hier sind Maßnahmen zur Anregung des Hautherzes und Phytotherapeutika von

Expertenwissen

Gefahr fürs Herz: Parodontitis

Parodontitis, die chronische Zahnfleischentzündung, ist ähnlich weit verbreitet wie Karies. Verursacher sind bestimmte Bakterien, die in den Zahnfleischtaschen siedeln. Wird die Mundhygiene vernachlässigt, dringen die Bakterien tiefer in die Mundhöhle. Daraus kann eine chronische Entzündung entstehen, die nicht nur den Kiefer gefährdet. Die aggressiven Bakterien können in die Blutbahn geschwemmt werden und wichtige Organe angreifen. Gefährlich wird es dann, wenn eine Vorschädigung vorliegt, zum Beispiel am Herz. Studien haben gezeigt, dass für bereits verkalkte Arterien bestimmte Bazillen aus dem Zahnfleisch ein Extrarisiko für Herzinfarkt bedeuten. Aus diesem Grund sollten die gefährlichen Ablagerungen in den Zahnfleischtaschen rechtzeitig und professionell entfernt werden, damit die Entzündung abheilen kann.

zentraler Bedeutung. Durch Wasseranwendungen wird die Haut vermehrt durchblutet.

▶ Die Herzdurchblutung können Sie deutlich verbessern, wenn Sie regelmäßig ansteigende Armbäder durchführen: Ein Waschbecken mit körperwarmem Wasser füllen. Die Hände und Arme bis über die Ellbogen darin versenken und so lange heißes Wasser zulaufen lassen, bis das Bad angenehm temperiert ist. Dann das Wasser nur mit den Händen abstreifen und mindestens 15 Minuten nachruhen. **Wichtig:** Nicht anwenden bei Venenleiden, da sich dadurch die Beschwerden verschlimmern.

▶ Ebenfalls durchblutungsfördernd ist ein Herz-schlauch (siehe Kasten Seite 77). Diesen dürfen Sie jedoch nicht am selben Tag wie ein ansteigendes Armbad durchführen.

▶ Weißdornblätter und -blüten sind ein ausgezeichnetes Herzmittel, besonders zur Behandlung des Altersherzes, bei funktionellen Herzbeschwerden und Herzrhythmusstörungen. Weißdorn wirkt gefäßerweiternd und dadurch durchblutungsfördernd. Behandlungserfolge sind bei einer Tagesdosis von 300 bis 900 Milligramm Trockenextrakt nachweisbar. Geeignet sind standardisierte Fertigarzneimittel in entsprechender Dosierung oder Tee: 2 gehäufte Teelöffel getrockneten Weißdorn mit 1 großen Tasse kochendem Wasser übergießen, 20 Minuten zugedeckt ziehen lassen und abseihen. Zwei- bis dreimal täglich 1 Tasse trinken. **Wichtig:** Die Wirkung setzt erst nach etwa 6 Wochen ein. Weißdorn ist aber ohne schädliche Nebenwirkungen und zur Dauereinnahme geeignet.

▶ Zur Behandlung nervöser Herzbeschwerden, bei Herzjagen, Herzstechen und innerer Unruhe eignet sich Herzgespannkraut: 1 Teelöffel getrocknetes Herzgespannkraut mit 1 Tasse kochendem Wasser übergießen, 10 Minuten zugedeckt ziehen lassen und abseihen. Über 2 bis 4 Wochen morgens sowie nachmittags je 1 Tasse trinken. Die Wirkung einer Dauertherapie ist bisher noch unklar, deshalb sollten Sie den Tee auf keinen Fall länger als 6 Wochen verwenden. **Wichtig:** Rhythmusstörungen müssen vorher immer vom Arzt abgeklärt werden! Außerdem sollten Menschen mit Bradykardien, niedrigem Blutdruck und zu hohem Kaliumwert vorsichtig mit der Verwendung sein.

▶ Natürlicher Campher wird durch Wasserdampfdestillation aus dem Holz des Campher-baums gewonnen und ist ideal für eine äußerliche Anwendung bei leichter Herzinsuffizienz und arterieller Hypertonie. Campher enthält Cineol, Borneol und Eugenol und verbessert die Durchblutung. Campherspiritus (1- bis 10-prozentig) oder einen 1 bis 2 Zentimeter langen Strang Camphersalbe einmal täglich auf dem Brustbereich zwischen Brustbein und Achselhöhle einreiben.

▶ Zur Entspannung und Kräftigung des Herz-Kreislauf-Systems hat sich eine Lavendeleinreibung bewährt. Hauptwirkstoff der Lavendelblüten ist deren stark duftendes ätherisches Öl. Es wirkt beruhigend auf das Zentralnervensystem und ist auch zur Behandlung von Herzerkrankungen geeignet, deren Ursache oft in einer Überlastung und in mangelnder Erholung liegt. Da es durch das reine Öl zu Hautreizungen kommen kann, sollte eine Mischung mit Jojoba- oder Mandelöl verwendet werden. Das Öl dafür im Verhältnis 1:10 mischen, also auf 100 Milliliter Jojoba- oder Mandelöl 10 Milliliter Lavendelöl geben. Die Schläfen und die Herzgegend zweimal täglich mit der Ölmischung einreiben.

▶ Knoblauch wirkt gefäßerweiternd und entspannend. Er senkt den Cholesterinspiegel und verringert das Zusammenballen der roten Blutkörperchen. Wenn Sie zu frischem Knoblauch greifen, sollten Sie täglich etwa 4 Gramm davon essen, das entspricht etwa einer großen Zehe. Bei Fertigpräparaten mit getrocknetem Knoblauchpulver beträgt die Tagesdosis 900 Milligramm. Im Rahmen eine Frühlingskur können Sie Ihr Herz auch mit reichlich Bärlauch stärken. Er wirkt ähnlich wie Knoblauch, ist aber aufgrund der kurzen Erntesaison nur in den Monaten April und Mai verfügbar.

Anwendung Schritt für Schritt

Der Herzschlauch

Der Herzschlauch senkt den Blutdruck, verlangsamt den Herzschlag sowie die Atemfrequenz und macht das Herz leistungsfähiger, der kühlende Herzschlauch verbessert zudem die Durchblutung des Herzes. Für heiße Sommertage wird zum Ausgleich der erhöhten Herz-Kreislauf-Tätigkeit, etwa unter körperlicher Belastung bei Hitze, eine kurze Anwendung des kühlen Herzschlauchs empfohlen. Dafür drei- bis fünfmal täglich den Schlauch auflegen und 10 Minuten bis zur beginnenden Erwärmung liegen lassen. **Wichtig:** Herzpatienten sollten den kühlen Herzschlauch nur nach ärztlicher Rücksprache anwenden, da durch ihn Angina-pectoris-Anfälle ausgelöst werden können!

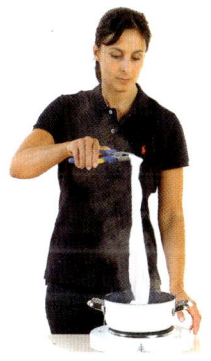

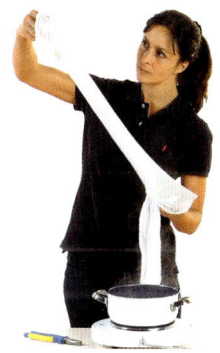

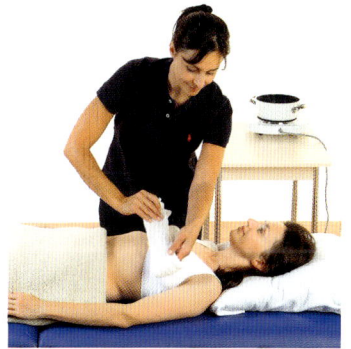

1. Für den **heißen Herzschlauch** tauchen Sie 2 Mulltücher in kochendes Wasser, für den **kühlen Herzschlauch** in kaltes Wasser. Pressen Sie die Tücher gut aus; legen Sie die heißen Tücher wegen der Verbrennungsgefahr dazu zwischen 2 Bretter.

2. Für beide Herzschlauchvarianten falten Sie die Mulltücher bis auf eine Länge von 1/2 Meter und stülpen eine Schlauchbinde (aus der Apotheke; 10 cm Durchmesser, 1 m Länge) darüber. Legen Sie den Herzschlauch von rechts nach links über die Herzgegend.

3. Den **heißen Herzschlauch** zwei- bis dreimal wöchentlich 20 Minuten einwirken lassen und anschließend 30 Minuten nachruhen. Den **kühlen Herzschlauch** einmal täglich 1 Stunde bis zur kräftigen Erwärmung auf der Herzregion liegen lassen.

Ärztliche Hilfe

Sollten Sie unter Herzbeschwerden leiden, müssen Sie die Ursache dafür unbedingt von einem Arzt abklären und je nach Erkrankung behandeln lassen (siehe auch Seite 79–84). Bei einer diagnostizierten Herzerkrankung sollten Sie therapieunterstützende Selbstbehandlungsmaßnahmen immer zunächst mit dem Arzt absprechen, um die Wirkung von eventuell nötigen Medikamenten nicht zu beeinträchtigen.

Sofort ärztliche Hilfe suchen oder den Notarzt rufen müssen Sie bei Verdacht auf einen Herzinfarkt (siehe Ursachen). Die richtige medizinische Hilfe kann über Leben und Tod entscheiden!

Funktionelle Herzbeschwerden

Bei 30 bis 40 Prozent aller Patienten, die den Arzt wegen Herzbeschwerden aufsuchen, lassen sich laut Statistik keine krankhaften Veränderungen am Organ feststellen. Hier schlägt die Psyche aufs Herz. Bei dieser sogenannten Herzneurose fühlen sich die Betroffenen schwer herzkrank, alle Untersuchungen beim Hausarzt und beim Kardiologen belegen jedoch eindeutig, dass Herz und Kreislauf vollkommen gesund sind.

Ursachen und Symptome

Die Ursachen für funktionelle Herzbeschwerden sind bislang noch ungeklärt, Mediziner gehen jedoch davon aus, dass vor allem emotionale Konflikte dazu führen. Es handelt sich dabei also um eine seelische Erkrankung, die zu den Angststörungen gezählt wird.

Die Patienten beschreiben oft diffuse Symptome wie Herzstolpern, Herzrasen, Beklemmung, Atembeschwerden, Angst- und Panikattacken. Die Anzeichen werden umso stärker erlebt, je intensiver sich der Patient damit auseinandersetzt. Oft treten sie intervallweise auf, der Betroffene neigt dazu, sich mehr und mehr zu schonen und gerät in einen Teufelskreis. Mitunter dauert es Jahre, bis das Leiden erkannt und behandelt wird.

Erkrankungsrisiko und Vorbeugemöglichkeiten

Von funktionellen Herzbeschwerden sind vor allem Menschen betroffen, die unter Druck stehen, großem Stress ausgesetzt sind und sich psychisch in schlechter Verfassung befinden. Wer also ständig unter Strom steht und sich überfordert fühlt, sollte seine Lebensweise überdenken und versuchen, »einen Gang zurückzuschalten« – so lassen sich Herzbeschwerden, denen keine organische Ursache zugrundeliegt, am besten vermeiden.

Das können Sie selbst tun

Wenn bei Ihnen funktionelle Herzbeschwerden diagnostiziert wurden, liegt es vor allem in Ihrer Hand, schnell wieder beschwerdefrei zu sein. Wichtig ist es, die Ursachen für den Stress und die psychischen Belastungen zu erkennen und auszuschalten. Nehmen Sie sich Zeit für sich, versuchen Sie Stresssituationen aus dem Weg zu gehen. Machen Sie sich vor allen Dingen klar, dass Sie nicht

Expertenwissen

Das »Gebrochene Herz«

Das Broken-Heart-Syndrom, auch Stress-Kardiomyopathie genannt, ist eine seltene akut einsetzende Herzmuskelschwäche, die vor allem bei älteren Frauen vorkommt. Sie gleicht in den Symptomen denen eines Herzinfarkts und tritt oft nach starken psychischen und emotionalen Belastungen auf. Die Ursachen sind bis jetzt noch nicht bekannt, die erhöhten Stresshormonkonzentrationen im Blut scheinen jedoch eine wichtige Bedeutung zu haben. Die Prognose ist sehr gut, denn der Herzmuskel regeneriert sich nach einigen Wochen von allein. Die Funktion ist wieder vollständig hergestellt, und Folgeschäden bleiben aus.

unter einer gefährlichen Krankheit leiden, um so den Teufelskreis aus Ängsten und Beschwerden zu durchbrechen.

✳ Naturheilkunde

▶ Zur Behandlung der stressbedingten Beschwerden eignen sich **milde Beruhigungsmittel** aus pflanzlichen Bestandteilen, etwa Melisse, Hopfen und Baldrian (siehe Seite 63).
▶ Wird eine spezifische Wirkung auf das Herz gewünscht, kommt **Weißdorn** als Tee oder Trockenextrakt in Frage (siehe Seite 76).
▶ Einen Versuch wert sind **Bachblüten-Notfalltropfen**, um Angstzustände zu überbrücken. Im Akutfall 4 Tropfen auf die Zunge geben.

Ärztliche Hilfe

Sollte es Ihnen nicht allein gelingen, Ihre belastende Lebenssituation in den Griff zu bekommen, empfiehlt sich eine Psychotherapie. Dort erlernen die Patienten schrittweise, mit ihren Herzattacken umzugehen, ihrem Körper wieder zu vertrauen und ihre Angst besser zu bewältigen. Ein Psychoanalytiker oder ein Psychosomatiker befasst sich mit der persönlichen Vorgeschichte der Patienten und versucht, der eigentlichen Ursache der Probleme auf die Spur zu kommen. Gleichzeitig erlernen Sie Entspannungsmethoden, um mit zukünftigen Stresssituationen besser umgehen zu können. Für alle Verfahren aber gilt: Je früher sich der Patient zu einer Psychotherapie entschließt, desto größer sind die Aussichten auf Erfolg.

Helfen kann unter Umständen auch eine osteopathische Behandlung, die eine Stärkung des gesamten Organsystems und dessen Fähigkeit zur Eigenregulation zum Ziel hat (siehe Seite 32).

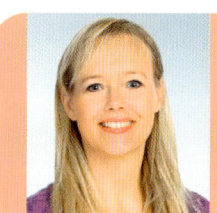

Mein besonderer Tipp

Dr. med. Franziska Rubin

Poesietherapie fürs Herz

Seit einigen Jahren wenden einige Allgemeinmediziner die sogenannte Poesietherapie bei Patienten mit funktionellen Herzbeschwerden, aber auch mit Asthma und Rückenschmerzen an. Sie haben dabei festgestellt, dass man über das Medium Gedicht oft ganz anders und leichter über Lebens- und Belastungssituationen ins Gespräch kommt. Manchmal wird den Patienten erst dadurch klar, dass ihre Beschwerden Ausdruck von schwer zu ertragenden Situationen sind. Experten schätzen sogar, dass jede zweite Krankheit von einem unbewältigten Konflikt herrührt. Die Poesietherapie ersetzt zwar keine Medikamente, hilft aber beim Erkennen von Problemen. In Deutschland ist die Arbeit mit Gedichten oder Büchern bei Allgemeinärzten kaum etabliert. In manchen Ländern ist das anders, dort hat sich diese ungewöhnliche Therapieform schon seit Langem bewährt: So nutzten schon die alten Griechen das Lesen zu therapeutischen Zwecken. Und auch in England gibt es eine lange Tradition. So gab es dort schon im 19. Jahrhundert große Krankenhausbibliotheken. Die Bibliothekare waren auch bei der Visite anwesend und konnten so erspüren, welches Buch zu welchem Patienten passen könnte. In Deutschland wird die Poesietherapie durch den Berufsverband für Kunst- und Musik- und Tanztherapie vertreten (BKMT, Tel. 0251 061500, www.bkmt.de).

Herzrhythmusstörungen

Der Taktgeber unseres Lebens schlägt bis zu 100.000-mal am Tag. Bei diesem enormen Pensum kann das Herz durchaus hin und wieder aus dem Rhythmus kommen, dann schlägt es zu langsam, zu schnell oder unregelmäßig. Das ist in der Regel harmlos, und oft bemerken wir es gar nicht – bei körperlichen Anstrengungen oder in angespannten Situationen spüren wir ganz deutlich, dass das Herz mehr belastet wird. Ist die Anspannung vorbei, kommt auch der Rhythmus wieder ins Gleichmaß. Es gibt jedoch auch Aussetzer, die dringend behandelt werden müssen und sogar lebensbedrohlich sein können.

Ursachen und Symptome

Zu Herzrhythmusstörungen kommt es, wenn die Reizleitung im Herz gestört oder unterbrochen ist. Herzkrankheiten, wie koronare Herzerkrankung, Herzinfarkt, Herzklappenfehler, Herzmuskelentzündung, Herzmuskelschwäche (Herzinsuffizienz) oder Bluthochdruck, können gleichfalls für Rhythmusstörungen verantwortlich sein. Aber auch ohne langjährige Krankengeschichte können sich Rhythmusstörungen entwickeln. Risikofaktoren dafür sind beispielsweise das Alter, Übergewicht, eine Schilddrüsenüberfunktion, Diabetes mellitus, Schlafapnoe, ein erhöhter Alkoholkonsum, Koffein oder Medikamente.

Man unterscheidet zwischen der Tachykardie, also dem zu schnellen, und der Bradykardie, dem zu langsamen Herzschlag. Eine Tachykardie äußert sich unter anderem in Herzrasen, Herzstolpern, Schwindel, Nervosität, Leistungsschwäche, Brustschmerzen, Luftnot. Bei der Bradykardie sind die Symptome ähnlich: Die Patienten berichten von Schwindel, Angstzuständen, Nervosität, Sehstörungen und Leistungsschwäche. Herzrhythmusstörungen werden allerdings von den Patienten sehr unterschiedlich wahrgenommen. Einige bemerken sie kaum, für andere sind sie ein bedrohliches Gefühl.

Bei schwerwiegenden Herzrhythmusstörungen kann die Pumpfunktion des Herzes nicht aufrechterhalten werden, im schlimmsten Fall führt dies dann zu Herzversagen und einem Kreislaufzusammenbruch.

Erkrankungsrisiko und Vorbeugemöglichkeiten

Andauernder Stress ist Gift für das Herz und sollte vermieden werden. Unter Stress gerät der Körper in ständige Alarmbereitschaft, und es kommt zur Ausschüttung des Stresshormons Adrenalin. Dieses versetzt das parasympathische Nervensystem, das das Herz steuert, in Daueranspannung. Ungelöste Probleme in der Familie, Existenzängste oder Überforderungssituationen jeglicher Art können zu dieser Reaktion führen.

Menschen, die unter Vorerkrankungen leiden oder auf die einer oder mehrere der Risikofaktoren zutreffen, sind stärker gefährdet, Herzrhythmusstörungen zu entwickeln (siehe Ursachen). Ein entspannter, gesunder Lebensstil von Kindesbeinen an ist deshalb auch die beste Vorbeugung.

Das können Sie selbst tun

Wenn Sie unter Herzrhythmusstörungen leiden und in einer ärztlichen Untersuchung eine organische Ursache für die Störungen ausgeschlossen

Hatha-Yoga für Herzpatienten

Yoga erlernt man zwar am besten in der Gruppe in einem professionellen Unterricht, denn es braucht schon einige Zeit, um die Übungen richtig zu beherrschen. Erlernen kann Sie allerdings jeder – egal wie alt, wie sportlich oder übergewichtig jemand ist. Hier zwei einfache Übungsbeispiele, die sich bei Herzrhythmusstörungen eignen und die Sie vielleicht dazu anregen, sich intensiver damit zu beschäftigen.

Der Fisch

Der Fisch gehört zu den Grundstellungen des Hatha-Yogas. Mit ihm werden emotionelle Spannungen, die sich oft um Herz und Solarplexus legen, abgebaut. Eingeatmet wird dabei tief in den Brustkorb.

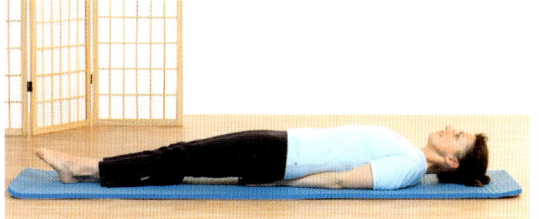 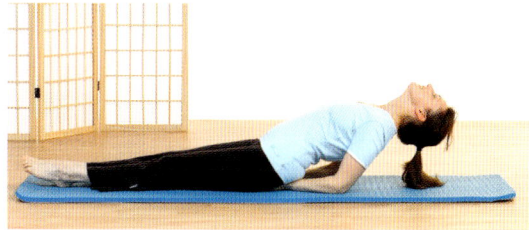

1. Sie liegen ausgestreckt auf dem Rücken, die Arme sind so weit es geht unter dem Körper, die Handflächen befinden sich unter dem Gesäß.

2. Heben Sie den Oberkörper an, legen Sie den Kopf in den Nacken und atmen Sie zehnmal ein und aus. Wiederholen Sie die Übung dreimal.

Die Kobra

Bei dieser Übung strecken und weiten Sie die Brustregion und stärken die Brustmuskulatur. Achten Sie bei der Bewegung darauf, den Kopf nicht nach hinten zu überstrecken.

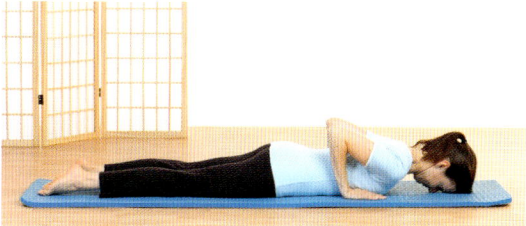 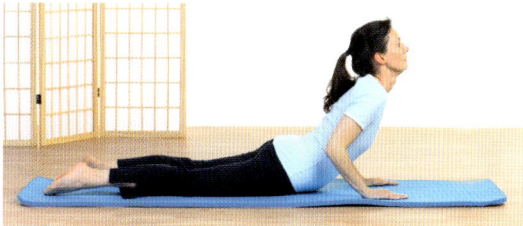

1. Sie liegen auf dem Bauch, die Beine und Füße sind nach hinten ausgestreckt. Die Hände liegen mit den Handinnenflächen nach unten angewinkelt in Brusthöhe eng am Körper. Mit dem nächsten Atemzug richten Sie sich zur Kobra auf.

2. Strecken Sie den Oberkörper so weit es geht nach oben. Der Kopf geht dabei nach hinten, die Hüfte und die Beine bleiben am Boden. Nach 30 Sekunden gehen Sie zurück in die Ausgangsposition und wiederholen die Übung dreimal.

werden konnte, sollten Sie zunächst einmal die Empfehlungen zur Vorbeugung umsetzen und das Herz stärken (siehe Seite 74–77). Mit dem gezielten Einsatz naturheilkundlicher Methoden können Sie eine Behandlung aber unterstützen.

✳ Naturheilkunde

Zur Linderung der lästigen Beschwerden eignen sich vor allem pflanzliche Arzneimittel.

▶ Ein klassischer Herz-Kreislauf-Tee enthält neben der wichtigsten Kreislaufpflanze Weißdorn meist beruhigende Bestandteile wie Melisse, Mate oder aber eine anregende Pflanze wie Rosmarin. Für 100 Gramm Tee 40 Gramm Weißdornblätter mit Blüten, 20 Gramm Rosmarin, 20 Gramm Melisse, 15 Gramm Mateblätter und 5 Gramm Katzenpfötchenblüten mischen. 1 Teelöffel Teemischung mit 1 großen Tasse kochendem Wasser übergießen, 15 Minuten zugedeckt ziehen lassen und abseihen. Dreimal täglich 1 Tasse trinken.

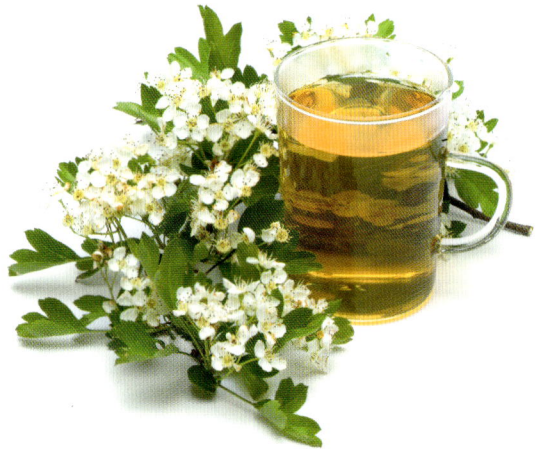

Weißdorn ist der wichtigste Bestandteil von Herz-Kreislauf-Tees. Seine Inhaltsstoffe verbessern vor allem die Durchblutung des Herzmuskels.

☼ Heilkunde aus aller Welt

Zu den erfolgreichsten Stressbewältigungsstrategien zählt Yoga. Diese Technik aus Indien hat zum Ziel, die Harmonie von Körper, Geist und Seele in Einklang zu bringen. Hatha-Yoga umfasst Körperübungen, die ausgleichend auf das vegetative Nervensystem wirken, Atemtechniken und muskuläre Tiefenentspannung (siehe Kasten Seite 81). Damit lässt sich die Herzfrequenz senken und das Herz entlasten. Wichtig ist es, regelmäßig zu üben, am besten ein- bis zweimal täglich.

Ärztliche Hilfe

Ein Verdacht auf jegliche Herzrhythmusstörung sollte vom Kardiologen abgeklärt werden. Dabei kann es hilfreich sein, vorab in Form eines Tagebuchs festzuhalten, wann die Rhythmusstörungen auftreten, wie sie sich äußern und bei welcher Aktivität sie auftreten. Diese Hinweise und die Information über alle bestehenden Krankheiten geben dem Arzt erste Anhaltspunkte und können ihn bei der Diagnose unterstützen.

Gegen Herzrhythmusstörungen gibt es eine große Zahl von Medikamenten. Weil sie den Herzrhythmus beeinflussen, können sie im Falle falscher Anwendung die Störung auch verstärken. Wichtig ist darum die Auswahl durch einen erfahrenen Arzt und die disziplinierte Anwendung entsprechend der Verschreibung. Führen Sie außerdem stets einen aktuellen Medikamentenplan mit sich, damit auch im Notfall jeder behandelte Arzt darüber informiert ist, welche Medikamente Sie einnehmen.

Ein Herz, das zu langsam schlägt, wird nicht mit Medikamenten behandelt. Hier ist das Einsetzen eines Herzschrittmachers nötig.

Herzinsuffizienz

Eine der häufigsten Herzerkrankungen ist die Herzinsuffizienz (Herzmuskelschwäche), bei der die Leistung des Herzes stark eingeschränkt ist. Das Tückische: Die Krankheit wird oft erst in fortgeschrittenem Stadium bemerkt.

Ursachen und Symptome

Erhöhter Blutdruck gilt als wichtigster Risikofaktor für die Entstehung einer Herzinsuffizienz. In Anpassung an den erhöhten Druck versucht das Herz, seine Pumpleistung zu steigern. Das überfordert es noch weiter. Der Herzmuskel reagiert darauf mit verstärktem Wachstum, die Anforderungen an die Pumpleistung werden noch größer. Irgendwann kann das Herz nicht mehr mithalten, es erschlafft, und die Leistungsfähigkeit lässt nach. Ebenfalls häufig sind Ablagerungen in den Herzkranzgefäßen die Ursache für eine Insuffizienz. Durch diese kommt es zu Durchblutungsstörungen, infolge derer der Herzmuskel nicht mehr ausreichend mit Sauerstoff versorgt wird und nur noch eingeschränkt arbeitet. Mit fortschreitender Erkrankung steigt das Risiko eines Herzinfarkts, bei dem Teile des Herzmuskels zerstört werden und so eine Insuffizienz herbeiführen.

Seltenere Gründe für eine Herzinsuffizienz sind Klappenfehler, Erkrankungen des Herzmuskels und -beutels oder schwerwiegende Herzrhythmusstörungen. Auslöser können aber auch Viren (z. B. Grippeviren), Bakterien oder Diabetes sein.

Bei der akuten Herzinsuffizienz treten innerhalb kurzer Zeit plötzlich starke Beschwerden auf. Die Zeichen der chronischen Herzmuskelschwäche dagegen entwickeln sich oft über Monate oder Jahre und bleiben häufig unbemerkt.

Eine mangelnde Herzleistung äußert sich durch Atemnot bei körperlichen Belastungen (später auch in Ruhe), und auch die körperliche Leistungsfähigkeit nimmt ab. Weitere Symptome sind Wassereinlagerungen speziell im Bauch und in den Beinen (Ödeme), chronische Müdigkeit, Konzentrationsstörungen, vermehrtes nächtliches Wasserlassen und Herzrhythmusstörungen. Von einer Insuffizienz kann entweder nur die linke oder die rechte Herzkammer betroffen sein, Mediziner sprechen dann von einer Links- oder Rechtsherzinsuffizienz. Meist treten jedoch die Symptome beider Insuffizienzen zusammen auf, und beide Kammern sind in ihrer Pumpleistung stark eingeschränkt (globale Herzinsuffizienz).

Erkrankungsrisiko und Vorbeugemöglichkeiten

Von einer Herzinsuffizienz sind meist ältere Personen betroffen. Schätzungen gehen davon aus, dass etwa zehn Millionen Menschen in Europa darunter leiden. Da die Bevölkerung immer älter wird, wird auch die Zahl der Erkrankungen in den nächsten Jahren rasant ansteigen. Wichtig ist es deshalb, schon in jungen Jahren auf eine gesunde Lebensweise zu achten und die wichtigsten Risikofaktoren (siehe Ursachen) zu vermeiden.

Das können Sie selbst tun

Bei einer bestehenden Herzinsuffizienz kommen Sie nicht um eine medizinische Behandlung herum, doch durch eine Gewichtsreduktion, gesunde Ernährung und Bewegung können Sie den Therapieerfolg unterstützen.

Wer stark übergewichtig ist (siehe Seite 167), kann allein schon durch eine Gewichtsreduktion das Herz entlasten: Jedes Kilogramm mehr muss vom Herz mit versorgt werden! Viel Obst, Gemüse und Vollkornprodukte helfen, das Gewicht in einem gesunden Rahmen zu halten.

Regelmäßiger Ausdauersport stärkt das Herz und entlastet es dadurch (siehe Seite 28). Bei einer bereits bestehenden Erkrankung ist das gezielte Training in einer Herzsportgruppe ratsam.

Achten Sie außerdem darauf, gefäßschädigende Risikofaktoren wie Rauchen, Alkohol und Stress zu vermeiden und eine Vorerkrankung wie Bluthochdruck zu behandeln (siehe Seite 69–73).

✳ Naturheilkunde

Neben der allgemeinen Stärkung des Herzes (siehe Seite 74–77) hat sich zur unterstützenden Behandlung einer Herzinsuffizienz eine insgesamt salzarme Ernährung bewährt, die der Neigung zu Ödemen entgegenwirkt. Besonders effektiv ist es, wenn Sie die salzarme Kost gleichzeitig mit gewichtsreduzierenden Maßnahmen verbinden.

► Mit Entlastungstagen, an denen Sie die Kalorien deutlich reduzieren und Fett sowie Salz meiden, fällt das Abnehmen leichter. Essen Sie einmal wöchentlich auf fünf Mahlzeiten verteilt entweder 1,2 Kilo Obst oder 150 Gramm ungesalzenen Vollkornreis und 0,75 bis 1 Kilo Obst oder trinken Sie 1 Liter frischen Obst- und Gemüsesaft plus 2 Liter Kräutertee.

► Bei Herzinsuffizienz eignet sich zur Stärkung der Herzkraft insbesondere Meerzwiebel. Da die Tagesdosis mit 0,1 bis 0,5 Gramm sehr gering ist, sind nur Fertigpräparate (Kapseln oder Dragees) aus der Apotheke sinnvoll, die Sie gemäß der Packungsbeilage verwenden.

Ärztliche Hilfe

Sollten Sie aufgrund von Atemnot oder dicken Beinen den Verdacht auf eine Herzinsuffizienz haben, ist eine medizinische Untersuchung unumgänglich. Ebenso ist bei Vorerkrankungen wie Bluthochdruck Vorsicht geboten. Die Regel sind dann Blutdruckmessungen, ein EKG (Elektrokardiogramm), Ultraschall- oder Röntgenuntersuchungen, gegebenenfalls eine Inspektion der Herzkranzgefäße mit einem Herzkatheter.

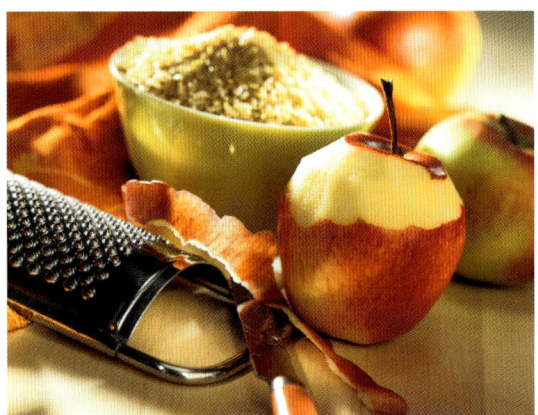

Einmal wöchentlich nur Obst und etwas ungesalzener Vollkornreis helfen, das Gewicht zu regulieren und der Bildung von Ödemen vorzubeugen.

Nach Diagnosestellung wird der Arzt unter Umständen eine entsprechende medikamentöse Behandlung einleiten und das weitere Vorgehen mit dem Patienten abstimmen.

Bei einer chronischen Herzmuskelschwäche reichen Medikamente möglicherweise nicht mehr aus. Dann kann nach individueller Herzschädigung auch ein chirurgischer Eingriff vonnöten sein: Herzschrittmacher-Implantation, Verkleinerung des Herzes, Bypass-Operation, Ballon-Dilatation, das Einsetzen von Stents sowie die Herztransplantation sind gängige Verfahren.

Leichte Durchblutungsstörungen

Vor allem Frauen leiden häufig unter eiskalten Händen oder Füßen. In den meisten Fällen ist das Frösteln einfach nur unangenehm und vollkommen ungefährlich. Manchmal jedoch weisen kalte Gliedmaßen auf ernsthafte Erkrankungen hin.

Ursachen und Symptome

Der häufigste Grund für »Eisfinger« und »Gletscherfüße« ist eine zu niedrige Umgebungstemperatur, auf die der Körper mit einem Schutzmechanismus reagiert: Auch bei klirrender Kälte versucht er immer, eine Kerntemperatur von etwa 37 °C aufrechtzuerhalten. Gelingt das nicht, drosselt er durch die Verengung von Blutgefäßen die Blutzufuhr an nicht lebensnotwendige Körperteile, also zunächst die zu Händen und Füßen. Aufgrund der mangelnden Durchblutung kühlen diese dann aus. Weitere Anzeichen für leichte Durchblutungsstörungen sind Blässe oder ein Taubheitsgefühl sowie Kribbeln in Fingern oder Zehen. Neben Kälte gibt es viele weitere Faktoren, die die Durchblutung einschränken können:

- ▶ Durch Bewegungsmangel verlangsamt sich die Blutzirkulation.
- ▶ Rauchen und Koffein fördern eine Gefäßverengung und verringern dadurch den Blutfluss.
- ▶ Übergewicht vermindert die Herzleistung und kann so die Durchblutung verringern.
- ▶ Ein Flüssigkeitsmangel kann schuld daran sein, dass das Blut eindickt und nicht mehr richtig zirkulieren kann.
- ▶ Während einer Schwangerschaft oder in den Wechseljahren kann auch die Hormonumstellung kalte Hände und Füße verursachen.

Ständig kalte Hände und Füße können aber auch ein Symptom für eine ernsthafte Erkrankung sein. Wenn Sie nicht nur an kalten, sondern auch warmen Tagen ständig unter einem Kältegefühl leiden, liegt die Ursache häufig in einer Gefäßverengung der Schlagadern (Arterienverkalkung). Die vom Herzen weit entfernten Körperregionen werden dann geringer oder kaum durchblutet und kühlen ab. Meist wird eine chronische Durchblutungsstörung jedoch erst dann festgestellt, wenn es zu Schmerzen kommt. Eine typische Erkrankung, die mit Durchblutungsstörungen einhergeht, ist die Schaufensterkrankheit (periphere arterielle Verschlusskrankheit). Hier kommt es zur Mangelversorgung in den Beinen und infolge dessen zu Schmerzen beim Laufen.

Daneben können auch andere Grunderkrankungen, etwa Nervenschädigungen, Herzfehler, Diabetes, Schilddrüsenerkrankungen oder niedriger Blutdruck, Auslöser für das Kältegefühl sein.

Erkrankungsrisiko

Frauen sind aufgrund ihrer geringeren Muskelmasse, in der die Wärme produziert wird, häufiger von kalten Füßen oder Händen betroffen als Männer. So hat jede fünfte Frau kalte Füße oder Hände, Männern klagen sehr viel seltener über derartige Beschwerden. Unabhängig vom Geschlecht erhöht sich für Übergewichtige, Raucher und ältere Menschen das Risiko für Durchblutungsstörungen. Auch wer unter einer der oben genannten Grunderkrankungen leidet, ist infolge dieser häufig von kalten Händen und Füßen betroffen (siehe Ursachen).

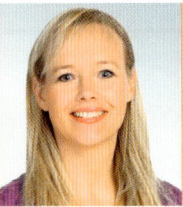

Mein besonderer Tipp
Dr. med. Franziska Rubin

Hand- und Fußgymnastik

In den letzten Jahren konnten Mediziner nachweisen, dass es dem Körper gelingt, an schlecht durchbluteten Stellen neue Gefäße als Umgehung auszubilden. Den Anreiz dazu liefert vor allem Bewegung. Machen Sie deshalb immer zwischendurch Hand- und Fußgymnastik: Für gut durchblutete Füße die Zehen im Wechsel einkrallen und strecken, die Füße hoch- und runterziehen oder links und rechts kreisen. Für warme Hände eine Faust machen, dann die Hand oder jeden Finger einzeln strecken. Die Übungen mindestens zehnmal wiederholen. Der Effekt verstärkt sich, wenn Sie die Gymnastik in einer Schüssel mit Hirse, Erbsen oder Moor durchführen, deren Inhalt erwärmt ist.

Vorbeugemöglichkeiten

Um die Durchblutung in Händen und Füßen zu verbessern, müssen Sie in erster Linie für eine gute Blutzirkulation im ganzen Körper sorgen. Das Aufwärmen in einem warmen Raum, dicke Socken oder eine Decke reichen häufig schon aus, um die Kälte aus Fingern und Zehen zu vertreiben. Wer sich bei Kälte viel im Freien aufhält, kann zwischendurch Wärmepads verwenden.

Sollten Sie ein erhöhtes Risiko für kalte Hände und Füße haben (siehe Erkrankungsrisiko), ist es wichtig, die Risikofaktoren auszuschalten oder eine Grunderkrankung zu behandeln.

Das können Sie selbst tun

Zur dauerhaften Verbesserung der Durchblutung hat sich das regelmäßige Betreiben von Ausdauersport bewährt, etwa Laufen oder Radfahren. Dadurch steigert sich der Sauerstofftransport im Körper und die Durchblutung verbessert sich.

Auch ein- bis zweimal wöchentlich ein warmes Bad mit einem durchblutungsfördernden Badezusatz (Apotheke, Drogerie) kann hilfreich sein.

✳ Naturheilkunde

Sollten diese Methoden allerdings nicht mehr weiterhelfen, hat die Naturheilkunde einige sehr wirkungsvolle Hausmittel in petto.

▶ Für schnelle Abhilfe kann gezielte **Gymnastik** sorgen, mit der Sie die Durchblutung von Händen und Füßen anregen (siehe Kasten links).

▶ Bewährt haben sich **Kneipp-Anwendungen**, deren Prinzip der Wechsel von Wärme- und Kältereizen ist (siehe Seite 16). Bei kalten Händen können Arm-Wechselbäder helfen: Die Unterarme 5 bis 10 Minuten in warmes, dann 15 Sekunden in kaltes Wasser tauchen. Auf diese Weise zwei- bis dreimal zwischen kaltem und warmem Wasser wechseln. Die Anwendung mit kaltem Wasser beenden. Bei kalten Füßen eignen sich in gleicher Weise kniehohe Wechselbäder. Nach der Anwendung bietet sich kräftiges, durchblutungsförderndes Frottieren mit einem Handtuch an. Für eine aktivere Erwärmung Socken über die nassen Füße ziehen, in Schuhe schlüpfen und 10 Minuten laufen.

▶ **Saunabesuche** mit einer abschließenden kalten Dusche kurbeln die Durchblutung kräftig an. Bei Vorerkrankungen, etwa Herz-Kreislauf-Problemen, sollte zuvor der Arzt gefragt werden. **Wichtig:** Bluthochdruckpatienten dürfen nicht ins Tauchbecken, da es dadurch zu Blutdruckspitzen bis 300 mmHg kommen kann.

▶ Ein bewährtes Mittel gegen Kälte ist Rosmarin-Aromaöl als Massageöl (siehe Kasten Seite 88), denn die ätherischen Öle des Krautes regen die Durchblutung an. Für einen Extrakt 50 Gramm getrocknete Zweige in 100 Gramm mildes Öl (z. B. Mandelöl) legen, im Wasserbad erhitzen und anschließend filtrieren. **Wichtig:** Dosieren Sie das Öl vorsichtig, da es die Haut reizen kann – schon wenige Tropfen reichen!

▶ Bürstenmassagen erweitern die Gefäße und verbessern die Gewebedurchblutung. Die Massage mit strichförmigen oder kreisenden Bewegungen immer an der Außenseite des rechten Fußes beginnen und von dort an der Beinaußenseite bis zum Oberschenkel hinaufgehen. Anschließend ist die Innenseite des rechten Beins an der Reihe. Es folgen die rechte Hand, der rechte Unter- und Oberarm. Im nächsten Schritt die linke Körperseite auf die gleiche Weise massieren. Für die tägliche Massage eignen sich Massagehandschuhe, Körperbürsten, Sisalschwämme, Igelbälle und Massagerolle.

▶ Mit einem Senfmehlfußbad können Sie sich einheizen. Sowohl schwarzer als auch weißer Senf enthält Scharfstoffe (Senfölglykoside), die beim Zerkleinern der Samen durch Enzyme in durchblutungsfördernde Senföle umgewandelt werden. Für das Bad je 20 bis 30 Gramm schwarzes und weißes Senfmehl in 1 Tasse warmes Wasser einrühren. Die Temperatur darf maximal 35 °C betragen, damit die ätherischen Öle nicht mit Wasserdampf in die Luft abgegeben werden. Den Brei nach 15 Minuten mit warmem Wasser auffüllen. **Wichtig:** Das Senfmehl wirkt stark erhitzend und kann die Haut reizen. Das Bad sollte deshalb maximal 10 Mi-

nuten dauern, Kinder unter 6 Jahren und Personen mit entsprechenden Allergien oder Hautkrankheiten sollten es nicht durchführen!

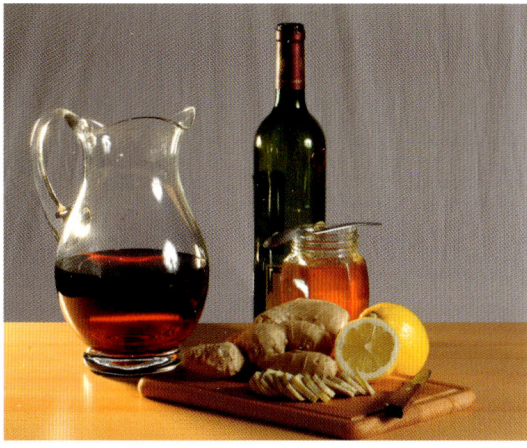

Ingwerglühwein ist mit wenigen Zutaten schnell zubereitet und wärmt den Körper von innen.

▶ Gewürze wie Chili oder Ingwer wärmen den Körper durch ihre scharfen Inhaltsstoffe von innen, denn sie verbessern den Blutfluss. Übertreiben Sie es aber mit der Schärfe nicht, vor allem wenn Sie zu erweiterten Äderchen neigen. Für Ingwerglühwein 5 Scheiben Ingwer und 2 Esslöffel Zitronensaft mit 1 Tasse heißem Wasser aufgießen, mit Honig süßen und mit 1 Esslöffel Rotwein färben.

⁘ Homöopathie & Schüßler

Bei Durchblutungsstörungen mit Kribbeln oder »Ameisenlaufen« können Sie das Mittel Tarantula Hispanica C12 ausprobieren. Ein- bis zweimal täglich je 5 Globuli einnehmen.

Bei leichten Durchblutungsstörungen eignen sich die Schüßler Salze Nr. 1 (Kalzium fluoratum) und Nr. 2 (Kalzium phosphoricum). Vom jeweili-

Anwendung Schritt für Schritt

Fußmassage mit Aromaöl

Kalten Füßen tut – bei Bedarf täglich – eine Selbstmassage oder Massage durch den Partner gut, vor allem wenn Sie dazu ein durchblutungsförderndes Aromaöl (etwa Rosmarin-Aromaöl, siehe Seite 87) verwenden. Erwärmen Sie wenige Tropfen des Öls durch Aneinanderreiben der Handinnenflächen. **Wichtig:** Bei Wunden oder Entzündungen an den Füßen sollten Sie auf eine Massage verzichten.

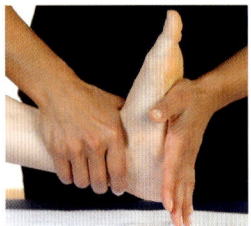 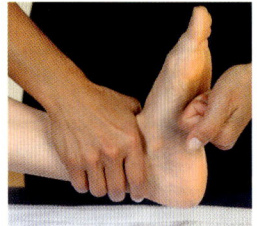 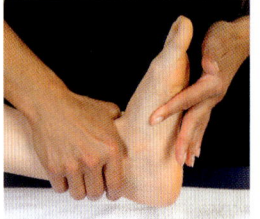 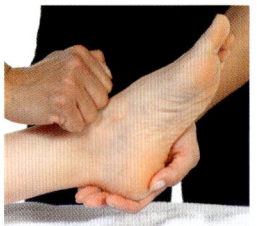

1. Mit einer Hand halten Sie den Fuß, mit der anderen Hand streichen Sie acht- bis zehnmal von den Zehen in Richtung Ferse an der Fußsohle entlang.

2. Streichen Sie mit den Fingerknöcheln der Faust die Fußsohle von den Zehen in Richtung Ferse. Meiden Sie dabei den empfindlichen Bereich des Gewölbes.

3. Massieren Sie anschließend die Fußränder mit Daumen und Zeigefinger. Streichen Sie dafür ebenfalls von den Zehen beginnend in Richtung Ferse.

4. Abschließend massieren Sie die Knöchel: Umkreisen Sie von der Wade aus beginnend mit den Fingerkuppen die Knöchel nacheinander in beide Richtungen.

gen Mittel täglich zweimal 2 Tabletten einnehmen. Bei schmerzhaften Muskelkrämpfen bis zu 10 Tabletten vom Salz Nr. 7 (Magnesium phosphoricum) in 1 Tasse heißem Wasser auflösen und schluckweise trinken.

✦ Medikamente aus der Apotheke

Als Einreibungen gibt es Salben und Cremes mit den Wirkstoffen aus Pfeffer oder Paprika, die ein intensives Wärmegefühl erzeugen. Flüssige Arzneimittel enthalten häufig Alkohol, bei deren Anwendung darauf zu achten ist, dass die Haut nicht übermäßig strapaziert und ausgetrocknet wird.

Zum Einnehmen werden gelegentlich Magnesiumpräparate und Arzneimittel aus den Blättern des Ginkgobaumes empfohlen, deren Wirksamkeit allerdings nicht hinreichend belegt ist.

Ärztliche Hilfe

Falls Sie ständig kalte Füße und Hände haben, die nicht eindeutig auf Wärmemangel beruhen, sollten Sie klären lassen, ob nicht eine ernste Erkrankung dahintersteckt. Unbedingt zum Arzt gehen müssen Sie bei Schmerzen in Armen und Beinen. Anhand einer Gefäßdiagnostik mit Ultraschall wird er feststellen, ob eine Gefäßverengung vorliegt und wie stark die Durchblutung gestört ist.

Krampfadern und Venenleiden

Für viele Menschen sind hervortretende Äderchen an den Beinen in erster Linie ein kosmetisches Problem, denn Beschwerden bereiten diese zunächst selten. Doch die sogenannten Besenreiser sind meist eine Frühform der größeren Krampfadern – und diese stellen eine ernst zu nehmende Gefahr für die Gesundheit dar.

Erkrankungsrisiko

Rund 30 Prozent der Erwachsenen sind von Krampfadern betroffen, Frauen dreimal häufiger als Männer. Auch das Alter spielt für das Erkrankungsrisiko eine Rolle: Krampfadern werden bei beiden Geschlechtern am häufigsten bei den 60- bis 69-Jährigen stationär behandelt.

Ursachen und Symptome

Krampfadern entstehen durch eine eingeschränkte Funktionsfähigkeit der Venenklappen, die dafür sorgen, dass das Blut Richtung Herz gepresst wird. Dann wird ein Teil des Blutes in die Venen gepresst, die auf der Oberfläche der Muskeln liegen. Deren nur dünne Muskelschicht hält dem Druck nicht stand und dehnt sich aus – eine Krampfader ist entstanden. Eine angeborene Bindegewebsschwäche, langes Stehen oder eine Schwangerschaft fördern die Entstehung dieses Venenleidens. Bei Frauen begünstigen zudem die Östrogene durch ihre bindegewebslockernde Wirkung Krampfadern. Rauchen, Übergewicht und Bewegungsmangel zählen ebenfalls zu den Risikofaktoren für Krampfadern.

Erste Anzeichen sind Schwere-, Müdigkeits- und Spannungsgefühle in den Beinen, vor allem nach langem Sitzen oder Stehen. Die erweiterten Venen treten sichtbar als geschlängelte, verdickte Stränge hervor. Damit verbunden sind oftmals Juckreiz an den betroffenen Stellen und nächtliche Wadenkrämpfe. Ist die Erkrankung fortgeschritten, kommt es häufig zur Entzündung der Venen und schwer heilenden Geschwüren am Unterschenkel, dem sogenannten offenen Bein.

Vorbeugemöglichkeiten

Da Wärme die Blutgefäße erweitert und so bei einer Neigung zu Venenleiden das Risiko für eine Blutstauung und Beinschwellung erhöht, sollten Sie auf Saunen, heiße Bäder und Sonnenbaden verzichten. Versuchen Sie zudem die Risikofaktoren (siehe Ursachen) auszuschalten und sich täglich viel zu bewegen. Wenn Sie die Veranlagung zu Krampfadern geerbt haben, empfehlen sich vorbeugend tägliche Kneipp-Anwendungen, zum Beispiel im Rahmen der Morgentoilette.

▶ Bewährt hat sich etwa das **Trockenbürsten der Haut mit anschließendem Knie- oder Schenkelguss**. Dafür brauchen Sie eine Bürste aus Naturfaser oder Sisal mit Handschlaufe oder ein raues Handtuch, ein Gießrohr, einen Lattenrost und 15 Minuten Zeit. Sie beginnen mit dem Trockenbürsten (siehe Kasten Seite 90), auf das ein kalter oder wechselwarmer Knie- oder Schenkelguss folgt (siehe Seite 39). Durch den kalten Wasserstrahl verengen sich die Venen und der Bluttransport wird beschleunigt. Dadurch können die Beschwerden gemildert und der Krankheitsverlauf kann gebremst werden. Um kalte Füße zu vermeiden, stellen Sie sich zum Ablaufen des Wassers auf einen Rost.

Das können Sie selbst tun

Bei starker Krampfaderbildung dürfen Sie wegen der Gefahr einer Embolie keine Trockenbürstungen und keine wechselwarmen Anwendungen durchführen. Dennoch sollten Sie bestehende Krampfadern so früh wie möglich behandeln, damit sich daraus nicht ein ernsthaftes Venenleiden entwickelt. Der Hauptpfeiler ist eine Kompressionstherapie (siehe auch Ärztliche Hilfe), die nachfolgend beschriebenen Selbsthilfemethoden sind lediglich Ergänzungen dazu.

✳ Naturheilkunde

Eine Kompressionstherapie ist erfolgreicher, wenn sich der Patient dazu viel bewegt. Zu empfehlen sind mindestens 30 Minuten täglich.

▶ Neben einer speziellen **Venengymnastik** (siehe Kasten Seite 92–93) eignet sich als Bewegungsform bei Venenleiden auch Walking – schnelles Gehen – besonderst gut, da es die Pumpleistung der Venen unterstützt.

Ebenfalls entstauend ist ein kühler Wickel: Er entzieht der Haut Wärme und kühlt sie oberflächlich ab. Der Körper reagiert darauf mit einer stärkeren Durchblutung des betroffenen Areals. Muskelverspannungen werden so gelöst und Entzündungsstoffe abtransportiert. Quark wirkt dabei länger kühlend als Wasser, die Wiedererwärmung erfolgt erst nach 30 Minuten. Die Wickel können Sie zwei- bis dreimal wöchentlich anwenden.

▶ Ein **Quarkwickel** wirkt venentonisierend und ist, da er auch rückfettend wirkt, zudem bei trockener und empfindlicher Haut gut an-

---

Anwendung Schritt für Schritt

Trockenbürsten der Haut zur Vorbeugung von Venenleiden

Mithilfe einer Kneipp-Therapie kann einer Krampfaderbildung vorgebeugt und das Fortschreiten bestehender Venenerkrankungen verzögert werden. Das Trockenbürsten der Haut bewirkt eine Erweiterung der oberflächlichen kleinen Blutgefäße in der Haut, wodurch die tiefer liegenden Gefäße entlastet werden.

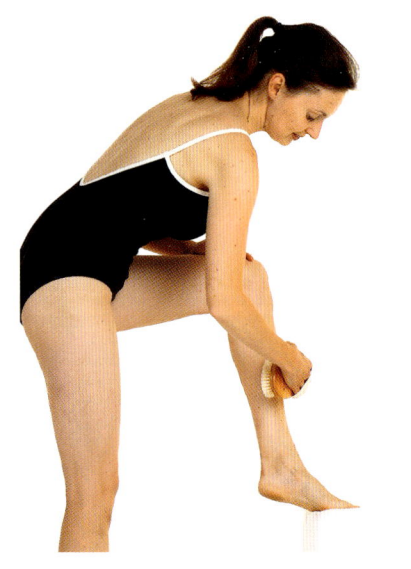

1. Stellen Sie den rechten Fuß auf einen Hocker und bürsten Sie ihn mit kleinen kreisenden Bewegungen. Beginnen Sie am Fußrücken, gehen Sie weiter zur Außenseite des Unterschenkels, zu Knie und Kniekehle und zur Oberschenkelaußenseite.

2. Gehen Sie dann an der Innenseite des Beins zurück bis einschließlich zur Fußsohle. Anschließend behandeln Sie auf die gleiche Weise das linke Bein. Beide Beine sollten dann warm und leicht gerötet sein.

wendbar. Quark enthält darüber hinaus eine geringe Menge Milchsäure, die oberflächlichen Hautentzündungen entgegenwirkt. Dafür eine große, aufgefaltete Mullkompresse fingerdick mit Quark bestreichen, wieder zusammenfalten, direkt auf die Haut des Patienten legen und mit einem leichten Tuch fixieren. Der Wickel kann bis zum Austrocknen des Quarks (er wird bröckelig) auf der Haut bleiben. Bei akuten Entzündungen sollte der Wickel jedoch nach etwa 15 Minuten entfernt werden, da er sich schnell erwärmt und seine Wirkung verliert.

Des Weiteren können Heilpflanzen helfen, die Gefäßinnenwände zu stärken und deren Elastizität zu verbessern. **Wichtig:** Auch Phytopharmaka sollten Sie immer nur in Absprache mit Ihrem Arzt verwenden, um Wechselwirkungen mit anderen blutverdünnenden Mitteln zu vermeiden!

▶ Der Hauptwirkstoff des Buchweizenkrauts, Rutin, wirkt gefäßabdichtend, verbessert die Mikrozirkulation und verhindert die Brüchigkeit der Kapillaren. Die allgemein übliche Anwendungsform ist der Buchweizentee: 1 Teelöffel Buchweizenkraut mit 1 großen Tasse kochendem Wasser übergießen und 2 Minuten zugedeckt kochen lassen. Dann 10 Minuten zugedeckt ziehen lassen und abseihen. Dreimal täglich mindestens 1 Tasse trinken.

▶ Steinklee wirkt dank seiner Cumarine, die den Lymphabfluss verbessern und den venösen Rückstrom vermehren. Die empfohlene Dosis beträgt 3 bis 30 Milligramm pro Tag, die als Tee oder als Injektion zugeführt wird. Bei Steinklee sollten Sie zu einem standardisierten Fertigpräparat aus der Apotheke greifen, da der Wirkstoffgehalt in der Pflanze stark schwankt.

▶ Der Mäusedornwurzelstock enthält als wirksamen Inhaltsstoff das Ruscin. Es wirkt kapil-

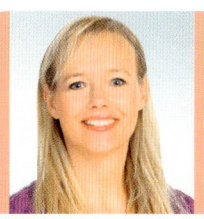

Mein besonderer Tipp

Dr. med. Franziska Rubin

Mit flachen Schuhen vorbeugen

Wenn Sie zu Krampfadern am Unterschenkel neigen, tragen Sie am besten flache, weiche Schuhe, in denen Ihre Füße gut abrollen können und damit Ihre Wadenmuskulatur stärker beansprucht wird. Das führt zu einem verstärkten Rücktransport des Blutes in Richtung Körpermitte. In Sanitätshäusern und Apotheken gibt es zudem Kompressionsstrümpfe in Standardgrößen, die das Blut am Versacken im Unterschenkel hindern. Dadurch und durch regelmäßiges Beine hochlegen, kommt ein Schweregefühl erst gar nicht auf.

larabdichtend sowie venentonisierend und ist magenverträglicher als die häufig empfohlene Rosskastanie. Die empfohlene Tagesdosis beträgt 3 bis 10 Milligramm Ruscin. Am besten geeignet sind hier standardisierte Fertigpräparate aus der Apotheke. Die Kapseln sollten über mehrere Monate eingenommen werden.

Wer sich durch Kühlung Erleichterung verschaffen möchte, kann die Beine mit einer wasserhaltigen Salbe mit fettenden Bestandteilen pflegen:

▶ Bewährt hat sich zum Beispiel Unguentum leniens, die als Fertigpräparat in der Apotheke erhältlich ist und bei Bedarf mehrmals täglich angewendet werden kann. Nach dem Auftragen der Salbe wird das darin enthaltene Wasser langsam freigesetzt, wodurch die kühlende Wirkung entsteht. Da die Salbe nur begrenzt

Gymnastik für die Venen

Mit etwa 30 Minuten Venengymnastik täglich können Sie Venenbeschwerden vorbeugen oder bestehende mindern. Sie kräftigt die Beinmuskulatur und fördert so den Rücktransport des Blutes aus den Venen. Da dabei das Blut gegen die Schwerkraft zum Herz transportiert wird, ist es am besten, morgens mit der einfachsten Übung im Liegen zu beginnen und den Tag mit der schwierigsten Übung im Stehen zu beenden. Die Übungen im Stehen oder Sitzen eignen sich jedoch auch gut für zwischendurch, zum Beispiel im Büro.

Morgens – Übungen im Liegen

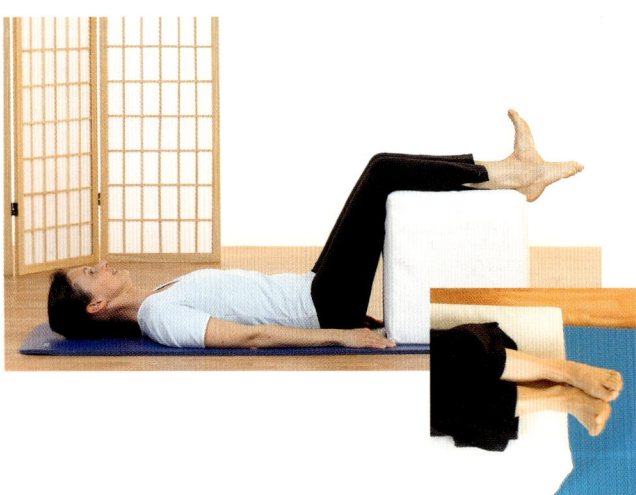

1. Sie liegen auf dem Rücken, die Beine sind auf einem Kissen oder Hocker abgelegt. Ziehen Sie zunächst zehnmal parallel beide Fußspitzen zum Körper. Ziehen Sie dann die Fußspitzen abwechselnd je zehnmal in Richtung Körper. Behalten Sie die Position weiter bei und drehen Sie nun die Füße vom Gelenk aus abwechselnd je zehnmal nach innen und nach außen (siehe kleines Bild).

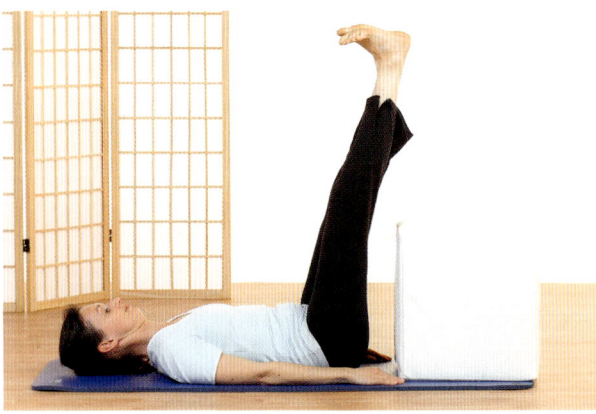

2. Heben Sie nun die Beine senkrecht in die Höhe. Ziehen Sie wie in Schritt 1 beschrieben zunächst zehnmal die Fußspitzen parallel zueinander zum Körper hin an und bewegen Sie dann zehnmal abwechselnd die Füße vor und zurück. Dann führen Sie ebenfalls je zehnmal die kreisenden Bewegungen nach innen und außen in dieser Position durch.

Mittags – Übungen im Sitzen

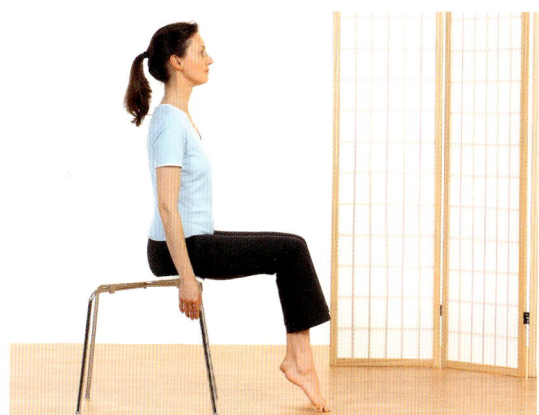 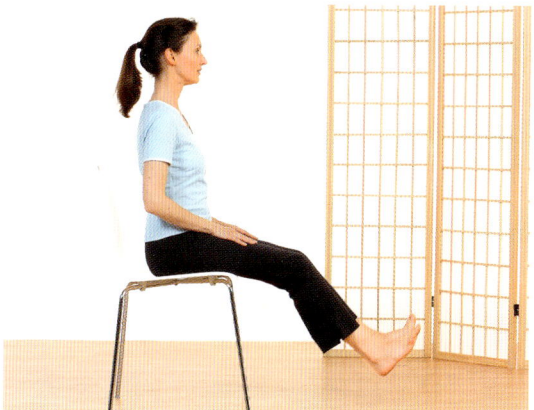

1. Sie sitzen mit aufrechtem Oberkörper auf einem Stuhl. Stellen Sie beide Beine zugleich auf die Zehenspitzen und zügig wieder auf die Fußsohlen. Wiederholen Sie die Bewegung zehnmal. Stellen Sie nun die Füße flach auf und heben Sie abwechselnd je zehnmal die rechte und die linke Fußspitze.

2. Legen Sie die Hände auf die Oberschenkel oder halten Sie sich für größere Stabilität mit den Händen hinten am Stuhl fest. Stoßen Sie die Beine mit den Zehen vom Boden ab, halten Sie sie etwa 6 Atemzüge in der Luft und setzen Sie sie dann langsam wieder ab. Führen Sie die Bewegung zehnmal aus.

Abends – Übungen im Stehen

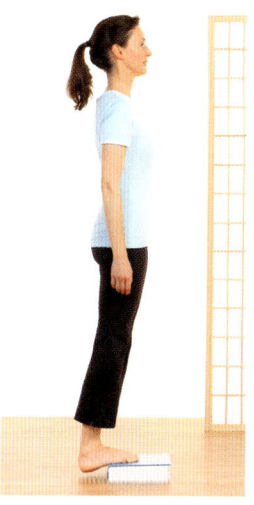

1. Sie stehen aufrecht mit geschlossenen Beinen. Gehen Sie in den Zehenstand und senken Sie die Ferse langsam ab. Wiederholen Sie die Bewegung 20-mal. Führen Sie die gleiche Bewegung auf einem Buch stehend aus: Stellen Sie sich mit den Zehen auf ein dickes Buch, der Rest des Fußes ist über dem Boden. Strecken Sie sich nach oben und senken Sie die Fersen auf den Boden ab.

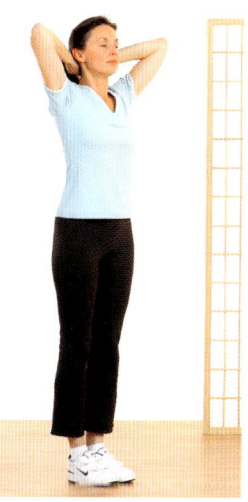

2. Abschließend führen Sie eine einfache Atemübung zum Entspannen durch: Sie stehen aufrecht, die Füße sind eng nebeneinander und flach auf dem Boden aufgestellt. Der Kopf ist gerade in Verlängerung der Wirbelsäule, die Hände sind im Nacken verschränkt, die Ellenbogen zeigen nach außen. Atmen Sie in dieser Position langsam und tief 30 Sekunden ein und aus.

Blutegel gegen Krampfadern

Der Blutegel genießt heute wieder einen guten Ruf. Eingesetzt wird er hauptsächlich bei oberflächlichen Venenentzündungen, aber auch zur Nachsorge bei tiefen Beinvenenthrombosen oder Venenerweiterungen an den Seiten der Füße und Ödemen. Der Blutegel wird in einem Gefäß auf die entsprechende Hautstelle gestülpt, wo er sich festbeißt und nach 10 bis 60 Minuten vollgesogen abfällt. Unter den Wirkstoffen, die der Egel beim Beißen absondert, ist das blutgerinnungshemmende Hirudin der bedeutsamste. Außerdem enthält der Speichel des Egels Histamin, das die Blutgefäße weitet, und Eglin, das entzündungshemmend wirkt. So verbessern sich die Fließeigenschaften des Blutes, und die Venen werden entstaut. Die Behandlung wird von spezialisierten Ärzten oder Heilpraktikern ausgeführt. Nähere Informationen erhalten Sie unter www.blutegel.de.

haltbar ist und schnell ranzig wird, sollten angebrochene Packungen kühl aufbewahrt und innerhalb von etwa vier Wochen aufgebraucht werden. **Wichtig:** Im Fall einer akuten oberflächlichen Entzündung dürfen Sie die Salbe nicht anwenden, um jegliche Reizung des entzündeten Bereichs zu vermeiden.

✦ Medikamente aus der Apotheke

In Reformhaus, Supermarkt und Apotheke werden zahlreiche Venensalben zur Linderung von Krampfaderbeschwerden oder »gegen müde Beine« angeboten, deren Wirkung umstritten ist. Denn die Haut stellt eine wirksame Barriere gegen Fremdstoffe dar, und in unverletztem Zustand können nur recht kleine Wirkstoffmoleküle eindringen. In Venensalben werden aber in der Regel große und schwere Moleküle eingearbeitet, so etwa Heparin oder die Wirkstoffe der Rosskastanie. Wenn die Anwender der Salben trotzdem über eine Linderung ihrer Beschwerden berichten, liegt das sicher an der Kühlung der Haut durch das enthaltene Wasser. Grundsätzlich ist gegen die Anwendung dieser Salben nichts einzuwenden, doch eine Behandlung des Venenleidens mit einer Kompressionstherapie ersetzen sie nicht. Wichtig ist, dass die empfindliche und irritierte Haut nicht zusätzlich gereizt wird. Deshalb sollten Sie alkoholische Zubereitungen, wie etwa Franzbranntwein und Arnikaeinreibungen, nicht verwenden.

Ärztliche Hilfe

Grundlage der Behandlung von Krampfadern ist die Kompressionstherapie mit Druckverbänden oder Kompressionsstrümpfen, durch die während der Tragezeit die Venenwände zusammengepresst und die kranken Venenklappen geschlossen werden. Das Blut wird so durch die Muskelpumpe schneller in Richtung Herz gepumpt, und die Beine werden entstaut. Jedes Bein braucht seinen individuellen Strumpf, weshalb eine Anpassung und Anleitung zum Anziehen durch Fachleute in Sanitätshäusern oder Apotheken nötig ist. Die Strümpfe erfüllen ihre Funktion etwa ein halbes Jahr und müssen dann erneuert werden.

In vielen Fällen ist zur Behandlung des Venenleidens jedoch ein operativer Eingriff nötig, bei dem die kranke Vene entfernt oder stillgelegt wird.

Hämorrhoiden

Jucken und Brennen am After – oft handelt es sich dabei nur um eine Hautreizung oder ein Ekzem, das rasch wieder abheilt. Doch weitaus häufiger leiden die Betroffenen unter Hämorrhoiden, die sie meist erst dann beim Arzt ansprechen, wenn die Beschwerden schmerzhaft geworden sind. Dabei sind Hämorrhoiden vor allem im Anfangsstadium noch gut in den Griff zu bekommen.

Ursachen und Symptome

Hämorrhoiden – knotige Ausstülpungen – entstehen, wenn sich das Blut im Venengeflecht des Afters staut und nicht mehr ungestört abfließen kann. Diese Erweiterungen des Venengeflechts können am Afterausgang oder im Afterinnern liegen. Schuld daran ist prinzipiell immer eine angeborene Bindegewebsschwäche, doch in den meisten Fällen müssen erst noch zusätzliche Risikofaktoren hinzukommen, damit sich Hämorrhoiden überhaupt bilden. Bewegungsmangel, Übergewicht, eine überwiegend sitzende Tätigkeit sowie eine ballaststoffarme Ernährung und eine damit verbundene andauernde Verstopfung sind die häufigsten Ursachen für das Leiden. Auch die regelmäßige Einnahme von Abführmitteln begünstigt die Entstehung von Hämorrhoiden, denn durch den häufigen und zu weichen Stuhlgang nach deren Einnahme bleibt der innere Schließmuskel zu und schnürt auch den Venen den Blutfluss ab. Sie können sich somit nicht entleeren und verkleinern.

Zu Beginn der krankhaften Erweiterung der Venen sind die Hamorrhoiden von außen nicht sichtbar, und es treten in der Regel keine Schmerzen auf. In diesem Stadium besteht auch noch die Möglichkeit einer Rückbildung der Hämorrhoiden. Mit Fortschreiten der Erkrankung werden die Hämorrhoiden äußerlich sichtbar, entzünden sich häufig und bereiten erhebliche akute oder chronische Beschwerden. Durch Juckreiz, Brennen, Nässen, Beschwerden beim Stuhlgang und hellrote Blutungen machen sie sich dann unangenehm bemerkbar. Bleiben die Hämorrhoiden länger bestehen, kann es auch zu einem äußerst schmerzhaften Prolaps kommen, das heißt, die Hämorrhoiden fallen durch den After vor.

Erkrankungsrisiko

Schätzungen gehen davon aus, dass rund 50 Prozent aller über 50-Jährigen von Hämorrhoiden betroffen sind – Frauen und Männer gleichermaßen. Das Risiko, daran zu erkranken, steigt bei Personen mit überwiegend sitzenden oder stehenden Tätigkeiten oder Verstopfung sowie bei einer generellen Bindegewebsschwäche (siehe Ursachen und Symptome). Auch Schwangere leiden häufiger unter Hämorrhoiden, da ihr veränderter Hormonhaushalt das Bindegewebe auflockert und der Darm träger wird.

Vorbeugemöglichkeiten

Eine gesunde Lebensweise mit viel Bewegung und ballaststoffreicher Ernährung (siehe Seite 20 – 28) ist die beste Möglichkeit, dafür zu sorgen, dass Hämorrhoiden gar nicht erst entstehen oder dass vorhandene Hamorrhoiden moglichst klein bleiben und keine Beschwerden verursachen.

Anwendung Schritt für Schritt

Bewegungstherapie bei Hämorrhoiden

Neben Schwimmen, Spazierengehen, Walking und Beckenbodengymnastik eignen sich bei Hämorrhoiden Übungen, bei denen sich der Oberkörper in Tieflage befindet und das Becken oben steht. So verbessern Sie die Durchblutung und entlasten die Venen. Die einfachste Übung: Den Oberkörper über eine Stuhllehne legen und die Arme nach unten baumeln lassen. Etwas mehr Gelenkigkeit erfordert hingegen das »Zelt«.

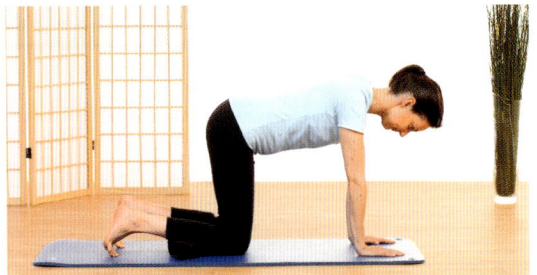

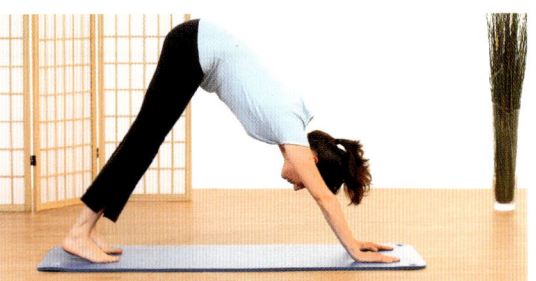

1. Knien Sie sich auf den Boden, die Füße und die Knie sind parallel in einem Abstand von etwa 15 cm aufgestellt. Die Handflächen liegen mit gespreizten Fingern auf dem Boden. Der Kopf ist gerade in Verlängerung der Wirbelsäule mit Blick auf den Boden.

2. Heben Sie das Gesäß langsam nach oben und strecken Sie dabei die Beine gerade durch, die Füße stehen jetzt flach auf dem Boden. Atmen Sie in dieser Position sechsmal gleichmäßig ein und aus. Führen Sie die Übung täglich einmal durch.

Das können Sie selbst tun

Da Hämorrhoiden meist erst Beschwerden bereiten, wenn sie nicht mehr rückgängig zu machen sind, können Selbsthilfemethoden nur die Symptome lindern oder dafür sorgen, dass sich die Hämorrhoiden nicht vergrößern. Falls Sie übergewichtig sind, sollten Sie zur Entlastung der Venen unbedingt Ihr Gewicht zu reduzieren.

Wichtig ist es, die Afterregion sorgfältig zu reinigen und diese vor allem nach dem Stuhlgang mit Wasser und eventuell einer milden Waschlotion zu waschen. Nach dem vorsichtigen Trockentupfen eignet sich zur Pflege eine Creme oder Salbe mit Ringelblumenzusatz. Unterwegs sind Feuchtigkeitstücher eine Alternative.

Schleimhautreizende Lebens- und Genussmittel, wie Kaffee, Alkohol, Nikotin, Gewürze oder Zitrusfrüchte, können die Symptome verschlimmern und sollten möglichst gemieden werden.

✳ Naturheilkunde

Wasseranwendungen mit entzündungshemmenden Zusätzen können eine Behandlung unterstützen. Da vielfach Verstopfungsprobleme Mitverursacher bei der Entstehung von Hämorrhoiden sind, kann auch hier die Naturheilkunde helfen.

▶ Wer unter Verstopfung leidet, kann es mit einer Darmmassage probieren, mit der die Darmbeweglichkeit verbessert wird: Morgens vor dem

Aufstehen 5 Minuten feste kreisende Bewegungen mit nur geringem Druck im Uhrzeigersinn über den gesamten Bauch ausführen.

▶ Ein Sitzbad mit Eichenrinde verschafft Linderung der Beschwerden bei leichten Hämorrhoiden. Die Rinde wirkt zusammenziehend, gewebefestigend und blutstillend. Für ein Sitzbad 500 Gramm geschnittene Eichenrinde (Apotheke) in 5 Liter kochendes Wasser geben, 20 Minuten köcheln lassen, abseihen und auf Körpertemperatur abkühlen lassen. Zwei- bis dreimal wöchentlich 5 bis 10 Minuten baden.

▶ Auch Hamamelis wirkt durch ihre Gerbstoffe zusammenziehend und entzündungshemmend. Es empfiehlt sich ein Fertigpräparat (Zäpfchen oder Salbe), dessen Dosierung sich jeweils nach der Packungsbeilage richtet.

▶ Mithilfe einer Bewegungstherapie kann das Blut in andere Körperregionen umverteilt werden (siehe Kasten Seite 96).

Homöopathie & Schüßler

Bei Hämorrhoiden können Sie die Salze Nr. 1 (Kalzium fluoratum) und Nr. 11 (Silicea) probieren. Täglich morgens 2 Tabletten der Nr. 1 und abends 2 Tabletten der Nr. 11 im Mund zergehen lassen. Gegen Brennen und Jucken zusätzlich Salz Nr. 5 (Kalium phosphoricum) nehmen. Täglich zweimal 2 Tabletten im Mund zergehen lassen.

Medikamente aus der Apotheke

Gegen leichte Beschwerden kommen Salben und Zäpfchen zum Einsatz, die Entzündungen hemmen, Juckreiz und Schmerzen lindern. Gängige Wirkstoffe sind Lidocain, Benzocain, Quinisocain

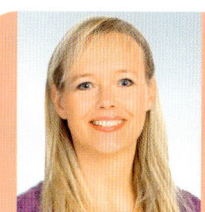

Mein besonderer Tipp
Dr. med. Franziska Rubin

Soforthilfe bei Hämorrhoiden

Bei akuten Beschwerden durch Hämorrhoiden versuchen Sie es einmal mit einem Eisbeutel: Wickeln Sie diesen in ein Handtuch und setzen Sie sich darauf. Durch die Kühlung geht die Schwellung zurück. Einen ähnlichen Effekt hat regelmäßiges kaltes Duschen der Analregion. Zur Vorbeugung von Thrombosen in den Analgefäßen hat sich das Auftragen von Heparinsalbe bewährt, die das Blut an dieser Stelle verdünnt.

sowie abgeschwächte Escherichia-coli-Bakterien, auch Kortison kann zum Einsatz kommen. Für die einfache und hygienische Applikation von Salben und Zäpfchen sind den Medikamentenpackungen unterschiedliche Hilfsmittel beigefügt.

Ärztliche Hilfe

Suchen Sie auf jeden Fall einen Arzt auf, wenn Sie mit den Selbsthilfemaßnahmen keine Besserung der Beschwerden erzielen, unter starken Schmerzen oder blutigem Stuhlgang leiden. Der Arzt wird zunächst mithilfe einer Darmspiegelung den Schweregrad der Hämorrhoiden und eventuelle zusätzliche Analerkrankungen feststellen. Hämorrhoiden im Anfangsstadium werden meist verödet oder abgeschnürt. Bei Hämorrhoiden im fortgeschrittenen Stadium kommt der Patient um eine Operation, bei der die vergrößerten Hämorrhoiden entfernt werden, meist nicht herum.

Magen-Darm-Infekt

Magen-Darm-Infektionen sind zwar meist hochansteckend und unangenehm, werden aber in der Regel problemlos überstanden. Die Beschwerden lassen sich mit einfachen Hausmitteln mildern.

Ursachen und Symptome

Schuld an einem Magen-Darm-Infekt sind Viren oder Bakterien, die über den Kontakt mit Menschen oder durch Lebensmittel übertragen werden. Weit verbreitet sind etwa Noroviren, die bei Erwachsenen für 50 Prozent aller Magen-Darm-Infekte verantwortlich sind. Grund für bakterielle Infektionen sind häufig Salmonellen, Camylobacter oder Escherichia coli, die über Speisen mit rohen Eiern, unzureichend gegarte Fleischwaren oder aufgrund mangelnder Hygiene über verunreinigte Gemüse und Salate übertragen werden.

Mit einer Keimbelastung in den normalerweise geringen Mengen wird der Körper recht gut fertig, unter anderem werden die Keime von der Magensäure abgetötet und können so die Magen-Darm-Schleimhaut nicht mehr besiedeln. Übersteigt die Keimbelastung jedoch die Fähigkeiten des Immunsystems, kommt es zu den typischen Symptomen: Je nach Erreger können sie schleichend mit einem unguten Gefühl im Magen-Darm-Trakt, Müdigkeit oder Appetitlosigkeit beginnen oder sich ganz plötzlich mit Übelkeit, Erbrechen oder Durchfall bemerkbar machen. Oft wird eine Erkrankung von kolikartigen Schmerzen und Bauchkrämpfen begleitet. Verlauf und Schweregrad sind dabei individuell sehr unterschiedlich und hängen auch entscheidend von der Konstitution des Patienten ab.

Als die unangenehmsten Symptome werden von vielen Menschen Durchfall und Erbrechen empfunden. Letztlich ist beides eine Schutzfunktion des Körpers, mit der er versucht, die Krankheitskeime möglichst rasch wieder loszuwerden. Starker Durchfall oder heftiges Erbrechen kann jedoch zu einem hohen Flüssigkeits- und damit verbundenen Mineralstoffmangel führen, der vor allem bei Kindern rasch gefährlich werden kann.

Erkrankungsrisiko

Immer wieder kommt es vor allem in Kindertageseinrichtungen zum epidemieartigen Auftreten von Magen-Darm-Erkrankungen. Weil Kinder erst im Laufe der Jahre durch Kontakt mit Viren eine Immunität gegen diese entwickeln, sind sie besonders anfällig für die hochansteckenden Viren. Personen aus dem näheren Umfeld des Kindes sind somit ebenfalls stärker gefährdet.

Generell sind ältere Menschen aufgrund eines geschwächten Immunsystems leicht anfällig für eine Infektion und verkraften diese oftmals auch sehr viel schlechter als gesunde Personen.

Während Virenerkrankungen das ganze Jahr über Saison haben, kommt es zu bakteriellen Infektionen gehäuft in den warmen Monaten. Die hohen Temperaturen begünstigen das Wachstum von Bakterien, unzureichende Kühlung (ab 7 °C) von Lebensmitteln und mangelnde Küchenhygiene können dann rasch zu einer hohen Keimbelastung führen. Solche bakterienfreundlichen Voraussetzungen sind auch der Grund dafür, dass Magen-Darm-Infektionen häufig auf Reisen in heiße oder schwach entwickelte Länder auftreten.

Vorbeugemöglichkeiten

Je weniger Sie mit den Viren oder Bakterien in Kontakt kommen, desto größer sind die Chancen, von einer Ansteckung verschont zu bleiben.

Falls in Ihrer Umgebung jemand an einem Magen-Darm-Infekt erkrankt ist, sollten Sie sich möglichst von der betroffenen Person fernhalten. Zumindest sollten Sie genau darauf achten, Geschirrteile oder Handtücher nicht gemeinsam zu benutzen und nicht in Kontakt mit Erbrochenem oder den Ausscheidungen der erkrankten Person zu kommen. Legen Sie deshalb vor allem in Bad und Toilette besonderen Wert auf Hygiene und Sauberkeit: Waschen Sie sich die Hände immer gründlich mit Seife und reinigen Sie die Toilette gegebenenfalls häufiger als normal.

Einer bakteriellen Infektion über Lebensmittel können Sie vorbeugen, indem Sie sorgfältige Hygiene in der Küche und bei der Zubereitung von Speisen walten lassen. So sollten Sie etwa für die Vorbereitung von Fleisch und Gemüse getrennte Schneidbretter verwenden und Risikolebensmittel immer gut durchgaren (siehe Ursachen).

Eine bereits erkrankte Person sollte erst dann wieder zur Arbeit, in die Schule oder in die Kindertageseinrichtung gehen, wenn alle Krankheitssymptome abgeklungen sind. So lässt sich einer Ausbreitung der Erreger am besten vorbeugen.

Das können Sie selbst tun

Falls Sie von einer Magen-Darm-Infektion mit Durchfall oder Erbrechen betroffen sind, ist es wichtig, den Flüssigkeitsverlust auszugleichen. Da dem Körper mit der Flüssigkeit in kurzer Zeit auch größere Mengen Mineralstoffe verloren gehen, müssen diese wieder ersetzt werden. Ideal ist eine Gemüse-, Geflügel- oder Fleischbrühe, die

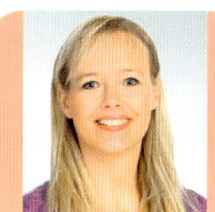

Mein besonderer Tipp

Dr. med. Franziska Rubin

Ingwer – altbewährte Hilfe

Bei mir liegt immer ein Stück Ingwer im Kühlschrank, das ich als Universalmittel gegen Übelkeit und Magen-Darm-Infekt verwende. In solchen Fällen schneide ich mir ein daumengroßes Stück frische Ingwerwurzel in eine große Thermoskanne und fülle diese mit etwa 1,5 Liter heißem Wasser auf. Den Tee trinke ich dann über den Tag verteilt. Auf Reisen können Ingwerkekse gut gegen die sogenannte Reisekrankheit helfen.

sowohl Flüssigkeit als auch Mineralstoffe liefert und zugleich den Magen nicht belastet. Die Weltgesundheitsorganisation (WHO) empfiehlt zum Ausgleich des Wasser- und Salzhaushalts entweder 4 Teelöffel Zucker oder 3/4 Teelöffel Salz in 1 Liter Wasser aufgelöst.

Wer Appetit auf feste Nahrung hat, sollte zu leicht verdaulichen Lebensmitteln greifen, etwa Zwieback, Reis- oder Haferschleim und Kartoffeln. Diese belasten den Magen-Darm-Trakt nicht und beruhigen die gereizte Magenschleimhaut.

✳ Naturheilkunde

Zusätzlich können Sie sich die Heilkraft bestimmter Pflanzen zunutze machen, um den Magen-Darm-Trakt wieder zu beruhigen.

▶ Die Inhaltsstoffe von Kamille oder Pfefferminze wirken beruhigend auf den Magen-

Darm-Trakt. Für einen Tee 2 Teelöffel getrocknete Kamillenblüten oder Pfefferminzblätter mit 1/4 Liter kochendem Wasser übergießen, 10 Minuten zugedeckt ziehen lassen und abseihen. Dreimal täglich 1 bis 2 Tassen trinken.

▶ Gegen die Übelkeit können Sie mit Ingwer angehen. Für einen Tee 1 Teelöffel grob gepulverte Ingwerwurzel mit 1 Tasse kochendem Wasser übergießen, 10 Minuten zugedeckt ziehen lassen und abseihen. Bei Bedarf 1 Tasse trinken. Der Tee kann auch mit frischer Ingwerwurzel zubereitet werden (siehe Kasten Seite 99).

▶ Bei Magen-Darm-Infekten bewährt hat sich auch die Heilerde. Sie saugt im Magen-Darm-Trakt Giftstoffe und überschüssige Säure auf wie ein Schwamm und transportiert sie ab. Dadurch findet eine Art Reinigungs- und Neutralisationsprozess statt (siehe auch Seite 111).

Bei Durchfall kommt es vor allem darauf an, überschüssige Flüssigkeit im Darm zu binden und so den Stuhlgang wieder zu verfestigen.

▶ Traditionell gegen Durchfall wird in manchen Regionen Holzkohle verwendet, die durch ihre poröse Oberfläche Flüssigkeiten und Gase wie ein Schwamm aufsaugt. Dabei ist sie geschmacksneutral und ohne Nebenwirkungen. Gebrauchsfertige Kohlepräparate werden in der Apotheke angeboten, können jedoch auch selbst hergestellt werden: 10 Gramm zerriebene Holzkohle in 1 Glas Wasser oder Tee einrühren. Zwei- bis dreimal täglich 1/2 Teelöffel von der Holzkohlemischung einnehmen. **Wichtig:** Die Holzkohle nicht länger als 3 Tage einnehmen, um eine Verstopfung zu vermeiden. Um sicherzugehen, dass die Kohle unbehandelt ist, sollten Sie die Ware direkt vom Köhler kaufen oder zu medizinischer Kohle beziehungsweise Kohletabletten aus der Apotheke greifen.

▶ Die Indischen Flohsamen liefern Quellstoffe, die im Darm Flüssigkeit binden: 5 Gramm Indische Flohsamenschalen in 1 Glas Waser rühren und vor den Mahlzeiten trinken. Danach unbedingt noch 1/4 Liter Wasser nachtrinken.

▶ Gerbstoffhaltige Pflanzen, wie zum Beispiel die Eichenrinde, vermindern durch ihre zusammenziehende Wirkung den Austritt von Wasser in den Darm. Für einen Tee 2 bis 4 gehäufte Teelöffel klein geschnittene Eichenrinde in einem Topf mit 1/2 Liter kaltem Wasser übergießen, 1/2 Stunde ziehen lassen, kurz aufkochen und abseihen. Je 1/2 Stunde vor den Mahlzeiten 1 Tasse warmen Tee trinken.

✦ Medikamente aus der Apotheke

Gerbstoffhaltige Präparate verdichten die oberen Schleimhautschichten und verhindern so das Eindringen weiterer Erreger. Entzündungen können dann besser abheilen. Wer leicht anfällig für Magen-Darm-Infekte ist, kann vorbeugend Präparate mit Darmbakterien oder Hefen einnehmen. Sie sorgen für eine gesunde Darmflora – eine natürliche Abwehr gegen unerwünschte Eindringlinge!

Ärztliche Hilfe

Bei einer akuten Magen-Darm-Infektion, die länger als zwei bis drei Tage anhält, sollten Sie einen Arzt konsultieren. Zögern Sie jedoch nicht, sofort einen Mediziner aufzusuchen, wenn Sie unter blutigem Stuhlgang, hohem Fieber oder starken Schmerzen leiden oder aufgrund starker Durchfälle oder Erbrechens ein Austrocknen des Körpers droht. Letzteres kann vor allem bei Kindern und älteren Menschen sehr gefährlich werden.

Sodbrennen

Über 500 Millionen Euro jährlich geben die Deutschen für frei verkäufliche Säureblocker aus, um das unangenehme Brennen in der Brust, das Sodbrennen, zu unterdrücken. Doch in den meisten Fällen wären diese gar nicht nötig, denn gegen das Leiden helfen oft schon einfache Hausmittel.

Ursachen und Symptome

Zur Verdauung der Nahrung sowie zum Schutz vor Bakterien wird im Magen die Magensäure produziert, die unter anderem Salzsäure enthält. Während der Magen durch eine säureresistente Schleimhaut vor Schädigungen durch Salzsäure geschützt ist, hat die davor liegende Speiseröhre diesen Schutz nicht. Damit die Säure nicht in die Speiseröhre gelangen kann, befindet sich kurz vor dem Mageneingang ein Schließmuskel. Dieser öffnet sich nur, wenn Nahrung von der Speiseröhre in den Magen transportiert wird. Bei Sodbrennen ist dieser Mechanismus gestört, sodass Magensäure in die Speiseröhre zurückfließt.

Der häufigste Grund dafür ist ein zu schwacher Schließmuskel, der vor allem nach fettreichem oder süßem Essen von der schnellen, übermäßigen Magensäureproduktion überfordert ist und nicht mehr richtig abdichtet. Manchmal reicht auch eine ungünstige Körperhaltung oder starker Druck (auch durch Übergewicht) auf den Magen aus, um die Schließfunktion zu beeinträchtigen. Oder der Muskel erschlafft durch Genussmittel wie Alkohol, Kaffee oder Zigaretten. Weitere Ursachen können Medikamente (vor allem Rheuma- oder Schmerzmittel) oder eine Beschädigung des Verschlussmechanismus selbst sein.

Sodbrennen macht sich insbesondere durch brennende Schmerzen hinter dem Brustbein bemerkbar, die vor allem nach Mahlzeiten und im Liegen auftreten. Diese Schmerzen können in Nacken, Rachen, Schultern, Gesicht und sogar in den Unterleib ausstrahlen. Weitere Anzeichen und Langzeitfolgen von unbehandeltem chronischem Sodbrennen können Schluckstörungen, morgendliche Heiserkeit, Husten und Asthma sein.

Erkrankungsrisiko

Zu viel, zu fett, zu ungesund – die bei uns vorherrschende Ernährung hat dazu geführt, dass mittlerweile jeder fünfte Erwachsene in Deutschland von saurem Aufstoßen oder Sodbrennen betroffen ist. Außerdem leiden vor allem Schwangere im letzten Schwangerschaftsdrittel häufig darunter, weil das Baby von unten auf den Magen drückt.

Vorbeugemöglichkeiten

Falls Sie zu Sodbrennen neigen, sollten Sie vor allem Ihre Ernährung unter die Lupe nehmen. Verzichten Sie insbesondere auf üppige und fettreiche Mahlzeiten, viele Süßigkeiten, Alkohol und koffeinhaltige Getränke (siehe Ursachen). Anstelle einer großen Mahlzeit essen Sie besser immer nur kleine Portionen auf einmal. Übergewichtige sollten außerdem versuchen, ihr Gewicht zu reduzieren. Um zu verhindern, dass es nach dem Essen zu Sodbrennen kommt, sollten Sie sich direkt danach nicht hinlegen, sondern einen Spaziergang machen. In vielen Fällen reichen diese Maßnahmen aus, um die Beschwerden loszuwerden.

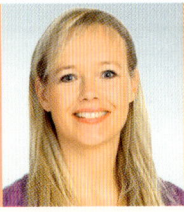

Mein besonderer Tipp
Dr. med. Franziska Rubin

Eiweißreiche und fettarme Ernährung

Die deftige deutsche Küche verschafft vielen Menschen Sodbrennen. Versuchen Sie doch, von Wurst, in der viele versteckte Fette sind, und Rind- sowie Schweinefleisch auf Geflügelprodukte und Fisch umzusteigen. Diese sind eiweißreicher. Zur Verdauung muss dann weniger Magensäure gebildet werden, und der Schließmuskel vor dem Mageneingang wird weniger beansprucht.

Das können Sie selbst tun

Bei akutem Sodbrennen verändern Sie zunächst einmal die Körperposition. Nachts schafft meist schon das Aufstehen oder Hochlagern des Oberkörpers rasch Abhilfe.

✳ Naturheilkunde

Die Inhaltsstoffe verschiedener Heilpflanzen oder Lebensmittel können helfen, die Säure zu neutralisieren und die Schleimhäute zu beruhigen.

▸ **Leinsamen** enthalten Schleimstoffe, die sich schützend auf die Magen- und Darmschleimhaut legen und Sodbrennen und Schleimhautentzündungen lindern. Um die Schleimstoffe freizusetzen, müssen Sie die Samen aufbrechen, etwa im Mörser. Die Samen zum Beispiel in Müsli oder Kamillentee geben.

▸ **Kamillentee** beruhigt die Magenschleimhäute und vermindert die Säureproduktion. Dafür

1 Esslöffel Kamillenblüten mit 1 Tasse kochendem Wasser übergießen, 10 Minuten zugedeckt ziehen lassen und abseihen. Drei- bis viermal täglich 1 Tasse trinken.

▸ **Heilerde** in Pulverform saugt überschüssige Säure wie ein Schwamm auf (siehe Seite 111). Über einen Zeitraum von 4 Wochen zwei- bis dreimal täglich 1 Teelöffel davon einnehmen.

▸ **Kartoffelsaft** (Reformhaus, Bioladen) ist stark basenüberschüssig und neutralisiert so Magensäure. Täglich 200 bis 500 Milliliter trinken.

⚇ Heilkunde aus aller Welt

Sodbrennen wird nach chinesischer Anschauung von Lebens- und Genussmitteln wie Kaffee, Zigaretten, Schokolade, Alkohol oder scharfen Gewürzen verursacht. Isst man außerdem zu üppig, bleibt das Essen zu lange im Magen und gärt. Es entsteht eine schlechte Feuchtigkeit. Die TCM empfiehlt hier Kohlrabi, Rettich, Milch, Sojasprossen, Tomaten, Bananen, Kartoffeln und Erdnüsse, um Sodbrennen zu mildern. Einen Wirkungsnachweis gibt es jedoch nicht. Bleibt eine Ernährungsumstellung erfolglos, wenden die Chinesen Akupressur an (siehe Kasten Seite 103).

✧ Medikamente aus der Apotheke

Sogenannte Antazida binden oder neutralisieren die überschüssige Magensäure und sollten etwa 1 bis 2 Stunden nach den Mahlzeiten sowie vor dem Schlafengehen eingenommen werden. Das früher häufig verwendete Natriumhydrogencarbonat (Bullrich Salz, Soda oder Natron) bildet im Magen große Mengen Kohlendioxid und führt unter Umständen zu Aufstoßen und Magendrü-

Akupressur gegen Sodbrennen

Die Akupressur bestimmter Punkte regt die Entleerung des Mageninhalts an, stimuliert die Bewegung des Speiseröhrenmuskels und hilft die Anspannung des Speiseröhrenschließmuskels zu normalisieren. Nach TCM-Vorstellung wird dadurch der Magen beruhigt und das System wieder ins Gleichgwicht gebracht.

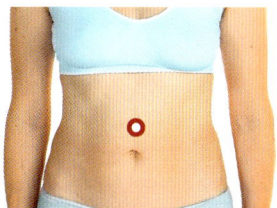 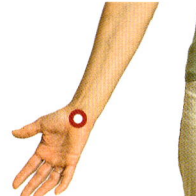 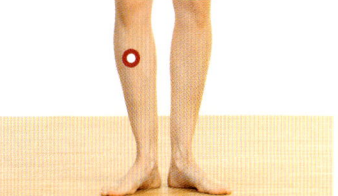

Den Akupressurpunkt KG 12 finden Sie, indem Sie vier Finger und den Daumen der anderen Hand dicht nebeneinander über den Nabel legen. Darüber liegt der Punkt, den Sie durch sanftes Reiben mit der Zeigefingerkuppe 30 Sekunden stimulieren.

Der Akupressurpunkt KS 6 befindet sich drei Querfinger oberhalb der inneren Handgelenksquerfalte, genau zwischen Elle und Speiche. Den Punkt stimulieren Sie ebenfalls durch sanftes Reiben mit der Zeigefingerkuppe etwa 30 Sekunden.

Den Akupressurpunkt M 36 finden Sie, indem Sie vier Finger unterhalb des Knies etwas seitlich anlegen. Der Punkt liegt dort, wo der Daumen Platz findet. Stimulieren Sie den Punkt ebenfalls durch sanftes Reiben mit der Zeigefingerkuppe etwa 30 Sekunden.

cken. Modernere Mittel mit Aluminium und Magnesiumsalzen sind besser verträglich und wirken länger. Für Schwangere sind Präparate mit Aluminium ungeeignet, sie sollten die Magensäure eher mit Algenprodukten neutralisieren. Es sind auch Mittel verfügbar, die die Säureproduktion hemmen, etwa H2-Blocker wie Ranitidin oder Protonenpumpenhemmer wie Omeprazol. Alle Mittel sollten Sie dauerhaft nur bei regelmäßiger ärztlicher Untersuchung einnehmen.

Ärztliche Hilfe

Halten die Beschwerden länger als drei bis vier Wochen an, sollten Sie einen Arzt konsultieren. Mithilfe einer Spiegelung von Speiseröhre, Magen und Zwölffingerdarm kann er eventuell krankhafte Veränderungen des Gewebes feststellen und eine Therapie einleiten. Falls Sie vermuten, dass Ihre Beschwerden mit der Einnahme von Medikamenten zusammenhängen, müssen Sie Ihren Arzt darüber unbedingt informieren.

Sodbrennen kann außerdem das auffälligste Anzeichen der Refluxkrankheit selbst sein. Dabei verursacht der Rückfluss von Magensaft oder saurem Mageninhalt häufige Beschwerden oder schädigt die Speiseröhrenschleimhaut. Die Folge kann eine Veränderung der Schleimhaut sein, die zwar für sich selbst noch nicht bedrohlich ist, aus der aber Speiseröhrenkrebs entstehen kann. Deshalb sollte chronisches Sodbrennen auf jeden Fall ernst genommen werden.

Verstopfung

Die regelmäßige Entleerung des Darms ist wichtig, um sich körperlich wohlzufühlen. Ganz normal ist eine Stuhlganghäufigkeit von mehrmals täglich bis dreimal wöchentlich. Erst wenn der Betroffene seltener Stuhlgang hat, sprechen Mediziner von Verstopfung oder Obstipation.

Ursachen und Symptome

Meist verbirgt sich hinter einer Verstopfung eine funktionelle Störung, und der Darm verrichtet nur deshalb seine Arbeit nicht richtig, weil die nötigen Voraussetzungen nicht erfüllt sind. Träge wird er vor allem durch Bewegungsmangel, ballaststoffarme Ernährung oder Flüssigkeitsmangel. Auch Stress, seelische Probleme, eine Reise oder ein ungewohnter Tagesablauf führt bei vielen

Menschen zu Verstopfung. Schwangere leiden aufgrund hormoneller Veränderungen häufig an einer trägen Verdauung. Seltener sind Krankheiten (z. B. Diabetes mellitus,) oder Medikamente (z. B. Diuretika und Schmerzmittel) die Ursachen.

Hauptmerkmale sind seltener und harter Stuhlgang. Dazu kommen meist ein Völlegefühl, Blähungen und Bauchschmerzen sowie manchmal Müdigkeit, Kopfschmerzen und Mundgeruch.

Erkrankungsrisiko

Bis zu 20 Prozent der Bevölkerung fühlt sich verstopft, so das Ergebnis von Umfragen, Frauen sind etwa doppelt so häufig betroffen wie Männer. Vor allem ältere Menschen berichten oft von Darmträgheit oder Hartleibigkeit, an der in vielen Fällen ein Flüssigkeitsmangel schuld ist. Auch Schwangere klagen vielfach über einen trägen Darm (siehe Ursachen und Symptome).

Vorbeugemöglichkeiten

Das A und O für eine gute Verdauung ist eine ballaststoffreiche Ernährung (siehe Seite 24). Damit die Ballaststoffe quellen können und der Stuhlgang weich bleibt, sollten zudem täglich 1,5 bis 2 Liter getrunken werden. Da das Durstgefühl mit dem Alter nachlässt, müssen vor allem ältere Menschen auf ihre Trinkmenge achten.

Bewegung sorgt dafür, dass über das zentrale Nervensystem Botenstoffe ausgeschüttet werden, die eine gute Durchblutung der Darmwand und eine vermehrte Produktion von Verdauungssäften sicherstellen und so die Verdauung aktivieren. Au-

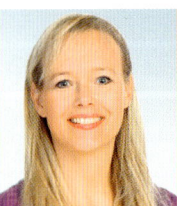

Mein besonderer Tipp

Dr. med. Franziska Rubin

Magnesium hilft Schwangeren

In der Schwangerschaft vermindert das Hormon Progesteron die Darmbeweglichkeit, was zu hartnäckiger Verstopfung führen kann. Dann hilft am besten Magnesium, das zudem die Gebärmutter entspannt. Bis zu 600 Milligramm über den Tag verteilt kann man in Tablettenform einnehmen. Aber bitte immer mit der Frauenärztin oder Hebamme absprechen!

ßerdem wird durch Bewegung die Darmmotorik angeregt. Schon 30 Minuten täglich leichte Bewegung, etwa Laufen, bringt den Darm in Schwung.

Nehmen Sie sich außerdem Zeit und Ruhe für den Gang zur Toilette, am besten gewohnheitsmäßig zu einer bestimmten Tageszeit. So trainieren Sie dem Darm eine gewisse Regelmäßigkeit an.

Das können Sie selbst tun

Auch wer akut unter Verstopfung leidet, sollte zunächst alle vorbeugenden Maßnahmen berücksichtigen, um die Darmtätigkeit wieder anzuregen. Meist löst sich das Problem dann von selbst.

✳ Naturheilkunde

Bei etwas hartnäckigerer Verstopfung können zusätzlich einfache Methoden Abhilfe schaffen.

▶ Oft hilft es, morgens auf nüchternen Magen 1 Glas kaltes Wasser rasch zu trinken. Der kalte Reiz des Wassers regt die Darmmotorik an.

▶ Auch Trockenfrüchte, etwa Pflaumen oder Aprikosen, führen oft zum Erfolg. 20 Gramm davon über Nacht in kaltem Wasser einweichen und am nächsten Morgen entweder pur essen oder unter ein Müsli mischen.

▶ Quellmittel wie Indische Flohsamen, Leinsamen oder Kleie binden Wasser und vergrößern so den Darminhalt. Durch den Druck auf die Darmwand verstärkt sich die Magen-Darm-Bewegung, und der Inhalt wird leichter transportiert. Täglich 1 bis 2 Esslöffel Leinsamen morgens oder dreimal täglich 1 Teelöffel Flohsamen mit einem Glas Wasser einnnehmen. Von Kleie morgens 1 Esslöffel ins Müsli oder in einen Joghurt geben und mindestens 1/2 Liter dazu trinken. **Wichtig:** Bei allen Quellmitteln

unbedingt ausreichend nachtrinken, da sich sonst die Verstopfung verschlimmern kann!

▶ Neben Sport und alltäglicher Bewegung helfen spezielle Übungen dabei, den Darm auf Trab zu bringen (siehe Kasten Seite 106).

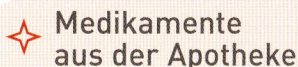 **Medikamente aus der Apotheke**

Präparate gegen Verstopfung unterscheiden sich nach der Art ihrer Wirkung. Zum Beispiel wirken Mittel wie Bisacodyl oder Natriumpicosulfat auf physikalischem Weg über Wasseransammlungen im Darm.

Anders als viele Menschen glauben, sind pflanzliche Mittel besonders wirksam (z. B. Sennesblätter) bei Verstopfung. Weil sie jedoch den Darm stark reizen, sollten sie nur selten und nur für kurze Zeit genommen werden.

Zur langfristigen Anwendung eignet sich Laktulose, eine Zuckerart, die das Wachstum verdauungsfördernder Bakterien anregt. Die tägliche, morgendliche Einnahme von 1 Esslöffel Laktulosesirup reicht aus. Ungeeignet ist Laktulose bei einer Galaktose- oder Fruktoseunverträglichkeit.

Ärztliche Hilfe

Andauernde Verstopfungen sollten ärztlich abgeklärt werden, da sie auch Folge anderer Erkrankungen, darunter Darmkrebs, sein können.

Falls Sie normal keine Probleme mit der Darmentleerung haben und plötzlich unter Völlegefühl, starken Blähungen und Bauchkrämpfen leiden, könnte ein Darmverschluss schuld sein, bei dem der Transport des Darminhalts blockiert ist, etwa durch einen verirrten Gallenstein. Dann ist umgehend medizinisches Eingreifen erforderlich!

Anwendung Schritt für Schritt

Übungen gegen Verstopfung

Die beiden folgenden Übungen wirken wie eine Massage für die Organe im Bauchraum und sind geeignet, einer Darmträgheit entgegenzuwirken. Führen Sie die Übungen täglich morgens und abends durch.

Im Liegen

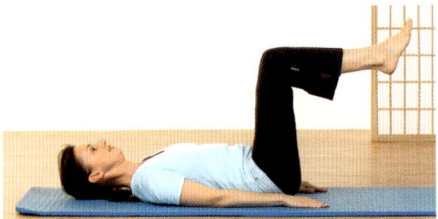

1. Sie liegen auf dem Rücken, die Hände sind neben der Hüfte abgelegt. Die Beine sind in Hüfte und Knien mit 90 Grad angewinkelt. Alternativ können Sie die Füße auch auf einem Hocker oder Gymnastikball ablegen. Atmen Sie tief ein.

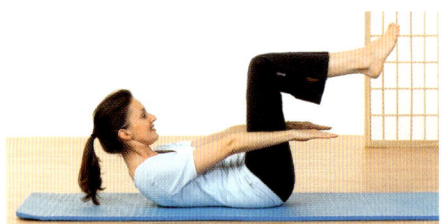

2. Beim Ausatmen heben Sie den Oberkörper und die Arme leicht an, schieben dabei die Hände 5 bis 10 cm nach vorn und fixieren sie. Atmen Sie wieder tief ein. Beim nächsten Ausatmen ziehen Sie die Hände zurück und legen den Oberkörper ab. Wiederholen Sie die Bewegung fünf- bis zehnmal.

Im Stehen

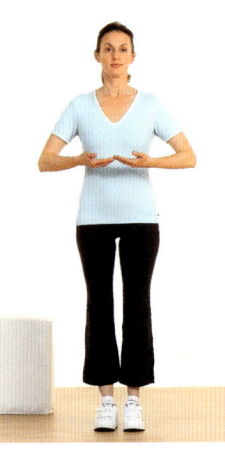

1. Sie stehen aufrecht mit leicht gebeugten Knien. Die Hände sind mit den Handflächen nach oben in Höhe des Unterbauchs, die Fingerspitzen berühren sich. Atmen Sie tief in den Brustkorb ein.

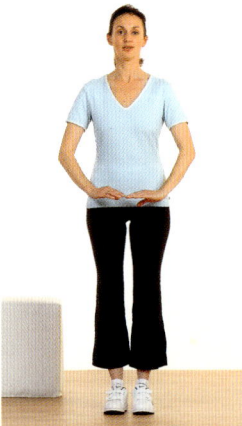

2. Atmen Sie doppelt so lange aus, wie Sie zuvor eingeatmet haben. Drehen Sie dabei die Handflächen nach unten und lassen Sie die Arme und Schultern locker nach unten sinken. Wiederholen Sie die Bewegung fünf- bis zehnmal.

Blähungen

Viele Menschen haben Probleme mit der übermäßigen Produktion von Darmgasen, gegen die es jedoch in den meisten Fällen einfache Abhilfe gibt.

Ursachen und Symptome

Im Dickdarm trifft die Nahrung auf die Darmflora, also Bakterien und Pilze, die helfen, den Nahrungsbrei weiter aufzuspalten. Pro Mahlzeit entstehen dabei etwa 15 Liter an Gasen, die großteils durch die Darmwand ins Blut gelangen und durch die Lunge ausgeschieden werden. Nur 0,5 bis 1,5 Liter passieren den After täglich als Darmwinde. Die Bakterien produzieren dabei die Substanzen Indol und Skatol, die den Kot und deshalb auch die Darmwinde riechen lassen. Gesellen sich dazu noch Schwefelverbindungen aus der Nahrung, entsteht der typisch faulige Geruch.

Ursachen für eine übermäßige Gasansammlung können blähende Lebensmittel, süßes oder fettes Essen sowie das Verschlucken von Luft durch kohlensäurehaltige Getränke oder hastiges Essen sein. Wer zu wenig kaut, umgeht die Vorverdauung durch den Speichel. Der Darm muss diese Arbeit zusätzlich leisten, Blähungen können die Folge sein. Wenig bekannt ist, dass Lightprodukte oft Ursache von Blähungen sind, denn die enthaltenen Zuckeraustauschstoffe (z. B. Sorbit, Xylit, Isomalt, Maltit, Fruktose) kann der Körper nur begrenzt aufnehmen. Wer sich auf eine ballaststoffreichere Kost umstellt, muss zunächst ebenso mit Blähungen rechnen, die sich jedoch meist bald von selbst legen. Starke, immer wiederkehrende Blähungen können aber auch auf eine Allergie oder Unverträglichkeit gegen Lebensmittelbestandteile (z. B Gluten in Getreide), eine organische Erkrankung (z. B. der Bauchspeicheldrüse) oder Hefepilzbesiedlung hinweisen.

Blähungen zeigen sich durch kolikartige Bauchschmerzen, Völlegefühl, Darmgeräusche und den verstärkten Abgang von Darmwinden.

Erkrankungsrisiko

Nahezu normal sind Blähungen bei Säuglingen, da sie beim Trinken viel Luft schlucken und das Verdauungssystem noch nicht ausgereift ist. Ansonsten sind von Blähungen alle Altersgruppen gleichermaßen betroffen, da sie eng mit der aufgenommenen Nahrung zusammenhängen.

Vorbeugemöglichkeiten

Wer weiß, dass er zu Blähungen neigt, kann allein durch die Lebensmittelauswahl vorbeugen. An Hülsenfrüchten, Kohl, Zwiebeln und Rohkost müssen die Bakterien beispielsweise schwere Arbeit leisten, die Gasproduktion ist entsprechend hoch. Langsames Essen und das Meiden kohlensäurehaltiger Getränke können die Situation ebenfalls bessern. Vermeiden Sie außerdem enge Kleidung und eine gekrümmte Haltung, damit der Darminhalt ungehindert passieren kann.

Das können Sie selbst tun

Wenn Sie akut unter Blähungen leiden, hilft es vielfach schon, eine als angenehm empfundene Körperposition einzunehmen und sich eine Wärmflasche auf den Bauch zu legen.

Expertenwissen

Laktasemangel

Wer stets wiederkehrende Blähungen hat, sollte beobachten, ob diese immer kurze Zeit nach dem Verzehr von Milch oder Milchprodukten auftreten. Schuld könnte eine Milchzuckerunverträglichkeit sein, die ihre Ursache in einem Laktasemangel hat. Das Enzym Laktase spaltet normalerweise im Dünndarm Milchzucker auf. Ist davon zu wenig oder nichts vorhanden, gelangt der Milchzucker in den Dickdarm. Der dortige Abbau durch die Darmbakterien verursacht Blähungen. Schätzungen gehen davon aus, dass rund 50 Prozent aller Menschen unter einem Laktasemangel leiden. Aus genetischen Gründen vertragen Mittel- und Nordeuropäer Milchzucker besser als Südeuropäer, Afrikaner oder Asiaten. Die Aktivität des Enzyms nimmt zudem mit zunehmendem Alter ab, sodass Erwachsene häufiger betroffen sind als Kinder. Je nach Schweregrad des Mangels muss auf Milch und laktosehaltige Produkte verzichtet oder aber auf Enzympräparate zurückgegriffen werden, die den Part der Laktase bei der Verdauung übernehmen.

✳ Naturheilkunde

Sowohl zum Entkrampfen des Bauches als auch zum Lösen der Gasbläschen gibt es sanfte Mittel.

▶ Die ätherischen Öle von Kamille, Kümmel, Fenchel, Anis und Pfefferminze wirken entblähend und entkrampfend. Für Tee 1 Teelöffel im Mörser zerdrückte Fenchel-, Kümmel- oder Anissamen beziehungsweise 1 Teelöffel getrocknete Kamillenblüten oder Pfefferminzblätter mit 1 Tasse kochendem Wasser übergießen, 10 Minuten zugedeckt ziehen lassen und abseihen. Eine Teemischung aus 20 Gramm Kamillenblüten, 15 Gramm Pfefferminzblättern, 20 Gramm Kümmel- und 40 Gramm Fenchelsamen wirkt noch stärker. 1 Teelöffel davon im Mörser zerdrücken, mit 1 Tasse kochendem Wasser übergießen, 10 Minuten zugedeckt ziehen lassen und abseihen. Dreimal täglich 1 Tasse trinken. **Wichtig:** Bei einer Allergie gegen Korbblütler darf Kamille nicht verwendet werden. Wer stillt, sollte auf Minze verzichten, da sie abstillend wirkt.

▶ Mit einer Bauchmassage lassen sich im Darm Gasansammlungen sanft lösen, besonders auch bei Säuglingen. Mit warmen Händen und einem Massageöl den Bauch vom Nabel aus im Uhrzeigersinn 3 bis 5 Minuten nach außen massieren. Da auch der Dickdarm im Uhrzeigersinn verläuft, werden so die Luftansammlungen Richtung Darmausgang transportiert.

❖ Heilkunde aus aller Welt

Die Traditionelle Chinesische Medizin empfiehlt gegen Blähungen die Wirkstoffe von Zimt, Süßholz, Rettichsamen, Kümmel und Fenchel. Die Gewürze können den Speisen direkt zugegeben werden und machen diese bekömmlicher. Daneben hat die TCM noch Übungen parat, die entspannend auf den Bauch wirken (siehe Seite 109).

❖ Homöopathie

Bei Säuglingen mit Blähungen hat sich Lycopodium D6 bewährt. Im Akutfall alle 30 Minuten je 3 Globuli geben (maximal viermal), dann täglich

Entspannende Übungen für den Bauch

Egal ob unzureichendes Kauen oder eine mangelnde Produktion von Verdauungssekreten Blähungen aus-
löst – mit diesen Übungen kann die fehlende Harmonie im Verdauungstrakt wiederhergestellt werden.

Der Bär

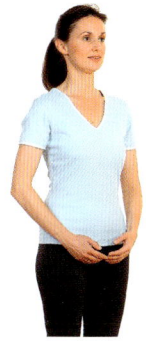 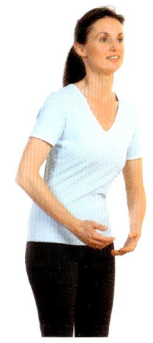

1. Sie stehen aufrecht, die Fingerspitzen stoßen vor dem Unterbauch nur locker aneinander. Führen Sie dann mit dem Oberkörper eine senkrecht kreisende Bewegung aus, die die Hände mitmachen.

2. Dazu drücken Sie den Bauch zunächst nach rechts unten und ziehen ihn nach links oben wieder hoch. Die Hände formen den Kreis mit. Führen Sie die Bewegung 8 bis 10 Atemzüge in beide Richtungen aus.

Tuch flattern lassen

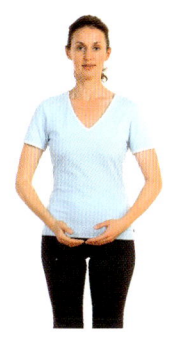 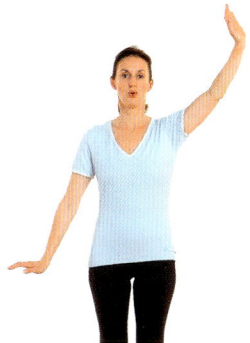

1. Sie stehen aufrecht, die Fingerspitzen stoßen vor dem Unterbauch locker aneinander. Atmen Sie tief ein. Atmen Sie dann aus, als ob Sie ein Tuch flattern lassen möchten. Die Stimme macht dabei »huuuuu«.

2. Während des Ausatmens führen Sie die linke Hand nach oben, die rechte nach unten. Die Bewegung 6 bis 8 Atemzüge wiederholen. Ebenso mit der rechten Hand nach oben und der linken nach unten ausführen.

einmal 3 Globuli. Säuglinge mit Bauchkoliken, die sich durch Wärme bessern, sprechen häufig auf Colocynthis D6 an. Im Akutfall alle 30 Minuten 3 Globuli geben (maximal viermal), dann täglich drei- bis viermal je 3 Globuli.

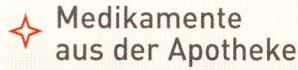

Es gibt Medikamente, die Gasblasen im Bauch auflösen, sogenannte Entschäumer. Diese silikon-haltigen Mittel in Flüssig- oder Kapselform wirken besonders gut bei Säuglingen und werden entsprechend der Packungsbeilage verwendet.

Ärztliche Hilfe

Im Falle anhaltender ausgedehnter Beschwerden sollte vom Arzt auf eine etwaige krankheitsbedingte Ursache, eine Allergie, eine Nahrungsmittelunverträglichkeit, eine Darmerkrankung oder eine Besiedlung mit Pilzen, hin geprüft werden.

Reizmagen und Reizdarm

Bei zwei Drittel aller Menschen, die aufgrund von Magen- oder Darmbeschwerden einen Arzt aufsuchen, kann dieser eine organische Erkrankung als Ursache ausschließen. Dann liegt eine funktionelle Störung zugrunde, die Mediziner als Reizmagen oder Reizdarm bezeichnen.

Ursachen und Symptome

Die genauen Ursachen für die mitunter sehr schmerzhaften Beschwerden sind noch nicht eindeutig erforscht. Stress und psychische Belastungen spielen jedoch häufig eine Rolle, denn aufgrund ihres komplexen Nervengerüstes reagieren Magen und Darm darauf besonders empfindlich mit unterschiedlichsten Verdauungsbeschwerden. Nicht umsonst heißt es: »Etwas schlägt mir auf den Magen.« Als Ursache ebenfalls nicht zu unterschätzen sind anhaltende Ernährungsfehler. Durch eine Übersäuerung des Magen-Darm-Inhalts kann es zu Gärungen, Sodbrennen (siehe Seite 101), Reizung der Darmschleimhaut und anderen Verdauungsstörungen kommen (siehe auch Vorbeugemöglichkeiten). Auch eine Nahrungsmittelunverträglichkeit kann sich in Form eines Reizmagens oder -darms äußern.

Während sich ein Reizmagen in der Regel durch Bauchschmerzen, Übelkeit, Erbrechen und Völlegefühl bemerkbar macht, stehen bei einem Reizdarm neben chronischen Bauchschmerzen der Wechsel von Verstopfung (siehe Seite 104–106) und Durchfall sowie Blähungen (siehe Seite 107 bis 109) im Vordergrund. Viele Betroffene klagen außerdem über Schlafstörungen, Kopfschmerzen, Konzentrationsschwäche oder Nervosität.

Erkrankungsrisiko

Schätzungen gehen davon aus, dass 25 Prozent aller Deutschen einmal jährlich an einem Reizdarm oder -magen leiden. Frauen sind davon häufiger betroffen als Männer. Die Beschwerden treten überproportional oft und heftig bei Menschen auf, die sich in einer belastenden Lebenssituation befinden. Bei der Mehrheit der Betroffenen klingen die Beschwerden mit der Zeit wieder ab, ohne einer weiteren Behandlung zu bedürfen. Weder ein Reizdarm noch ein Reizmagen erhöht das Risiko für eine schwere Erkrankung wie Krebs.

Vorbeugemöglichkeiten

Stress und psychische Belastungen können Sie in vielen Fällen nur bedingt beeinflussen; sinnvoller ist es daher, den Umgang damit zu lernen. Ihre Ernährungsgewohnheiten hingegen haben Sie im Wesentlichen selbst in der Hand. Gönnen Sie sich für Ihre Mahlzeiten Zeit, und achten Sie auf Abwechslung und Inhaltsstoffe der Nahrungsmittel. Für eine gesunde Verdauung ist insbesondere eine ausgeglichene Balance zwischen der Säuren- und Basenzufuhr notwendig. Der im Blut herrschende leichte Basenüberschuss wird durch die Bildung basischer Drüsensekrete (Speichel, Gallenflüssigkeit, Bauchspeichelsaft und Darmsekrete) aufrechterhalten. Diese Basen werden zur Neutralisation der im Stoffwechsel ständig anfallenden Säuren benötigt. Während ein Basenüberschuss mühelos aus dem Körper ausgeschieden werden kann, muss jede Säure zuächst neutralisiert werden. Es kommt deshalb darauf an, das leicht basische Milieu des Körpers zu erhalten.

Einen wesentlichen Beitrag dazu leisten reichlich Kartoffeln, Obst, Gemüse und Vollkorn. Maßvoll sollten Sie hingegen zu Fleisch, Wurst, Käse, Eiern, Zucker, Weißmehl, Ölen und Fette sowie koffeinhaltigen Getränken greifen, da diese Lebensmittel einen Säureüberschuss fördern.

Das können Sie selbst tun

Bei bestehenden Beschwerden sollten Sie möglichst reizarm essen. Der Verzicht auf scharfe Gewürze, Alkohol und Kaffee sowie das Essen kleiner Portionen über den Tag verteilt können bereits Erleichterung bringen. Hilfreich sind aber auch Entspannungsübungen und eine Reduzierung von Stressfaktoren (siehe auch Seite 168–169).

✳ Naturheilkunde

Da sich die Beschwerden häufig nach dem Essen verschlimmern, ist es sinnvoll, davor oder kurz danach bestimmte Heilpflanzen zu verwenden und dem Magen Entspannung zu verschaffen.

▸ Lavendel wirkt beruhigend und kann Reizmagenbeschwerden lindern. Verwenden Sie sowohl die Blüten als auch das Kraut frisch oder getrocknet zum Würzen Ihrer Speisen.

▸ Nach den Mahlzeiten kann ein magenberuhigender Tee helfen. Dafür eine Mischung herstellen, die aus je 25 Gramm getrockneter Kamille, Schafgarbe, Melisse und Pfefferminze besteht. Die Inhaltsstoffe dieser Kräuter wirken vor allem krampflösend und entzündungshemmend, Melisse und Kamille zusätzlich beruhigend. 1 Teelöffel der Teemischung mit 1 Tasse kochendem Wasser übergießen, 10 Minuten zugedeckt ziehen lassen und abseihen. Täglich nach den Mahlzeiten je 1 Tasse trinken.

Expertenwissen

Die innere Wirkung von Heilerde

Die medizinische Wirkung von Heilerde basiert auf einem einfachen Prinzip: Kommt sie mit Flüssigkeit in Verbindung, quillt sie auf und vergrößert dadurch ihre Oberfläche. Die Teilchen haben ein hohes Bindungsvermögen und saugen so im Magen-Darm-Trakt Giftstoffe und überschüssige Säure wie ein Schwamm auf und transportieren sie ab. Dadurch findet eine Art Reinigungs- und Neutralisierungsprozess statt. Bei Sodbrennen, Reizdarm mit Durchfällen oder Verstopfung hat sich die Behandlung bewährt, vor allem wenn eine herkömmliche Therapie mit Säureblockern oder anderen Medikamenten erfolglos war. Das mineralstoffreiche Silikatgestein kann man als Pulver oder in Kapselform einnehmen. Besserung ist bereits nach den ersten Tagen spürbar. Eine Kur ist auch zu Hause gut durchführbar: Dafür wird über maximal 6 Wochen mehrmals täglich 1 Teelöffel Heilerde in Wasser aufgeschwemmt eingenommen. Bei Beachtung der Einnahmehinweise des jeweiligen Präparats gibt es keine Nebenwirkungen. Ein Heilpraktiker oder Arzt für Naturheilkunde kann Sie dabei beraten, ob Pulver oder Kapseln besser geeignet sind, die sich in ihrem Mineralstoffanteil unterscheiden.

▸ Eine heiße Rolle tut gut und entspannt den Bauch (siehe Kasten Seite 113).

▸ Folgende Massage eignet sich bei leichten Schmerzen und Spannungen im Bauch und kann im Liegen oder Sitzen durchgeführt werden: Die Hände locker übereinander auf den

Bauch legen und etwa 10 Minuten mit großen, kreisenden Bewegungen im Uhrzeigersinn darüberstreichen. Dabei die Bewegung dem Atemrhythmus anpassen, das heißt bei aufsteigender Kreisbewegung einatmen, bei der Abwärtsbewegung ausatmen.

► Falls sich bei Ihnen die Beschwerden in Stresssituationen verschlimmern, können Sie dem

mit einer einfachen Entspannungsmethode, der **progressiven Muskelentspannung** nach Jacobson, begegnen. Die Methode beruht auf der Tatsache, dass sich Muskeln nach einer gezielten Anspannung sehr viel besser entspannen können. Dazu nacheinander verschiedene Körperpartien mit aller Kraft anspannen, die Anspannung für je 5 bis 7 Sekunden lang halten und dann wieder lösen. Anfängern fällt die Übung im Liegen leichter, doch sie kann genauso gut im Sitzen oder Stehen durchgeführt werden. Falls es Ihnen schwerfällt, sich die Methode selbst anzueignen: Krankenkassen und Volkshochschulen bieten Kurse dazu an.

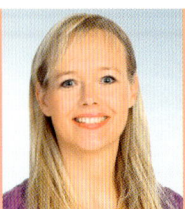

Mein besonderer Tipp

Dr. med. Franziska Rubin

Die Apfeldiät

Da Äpfel besonders leicht verdaulich sind, empfiehlt sich beim Reizdarm eine Apfeldiät. Führen Sie diese zunächst einmal wöchentlich durch, bei Besserung der Beschwerden dann in größeren Abständen.

Frühstück: 2 Gläser frisch gepressten Apfelsaft lauwarm und schluckweise trinken.

Vormittag: 2 Äpfel roh mit Schale essen.

Mittag: Für lauwarmen Apfelschalentee 4 Äpfel vierteln, entkernen, in kleine Stücke schneiden, mit 1 Liter kochendem Wasser übergießen und 20 Minuten ziehen lassen. Die Stücke löffeln und die Flüssigkeit trinken.

1 bis 2 Stunden später: 3 bis 4 Äpfel mitsamt der Schale essen.

Nachmittag: Um 15.00 und 17.00 Uhr je 1 Glas frisch gepressten Apfelsaft trinken.

Abendessen: Warmen frisch geriebenen Apfelbrei aus 4 Äpfeln mit 2 bis 3 Teelöffel Honig verfeinern und genießen.

✷ Heilkunde aus aller Welt

In der Traditionellen Chinesischen Medizin spielt **Ingwer** zur Behandlung von Darmproblemen eine große Rolle. Er wirkt antibakteriell und entzündungshemmend, hilft gegen Übelkeit und stärkt das Immunsystem. Für den empfindlichen Magen hat sich Reisbrei mit Ingwer bewährt, der milde Reis belastet den Verdauungstrakt nicht. Dafür 10 Gramm frische, klein geschnittene Ingwerwurzel mit 100 Gramm gekochtem Milch- oder Langkornreis vermischen und bei Beschwerden in den Speiseplan integrieren, zum Beispiel als schonende Abendmahlzeit.

✷ Homöopathie

Eine homöopathische Behandlung kann bei einem Reizmagen oder Reizdarm helfen, ist allerdings nicht zur Selbstbehandlung geeignet. Nur ein erfahrener Homöopath kann Ihnen nach einer ausführlichen Beratung und individuellen Diagnose die passenden Mittel empfehlen.

Anwendung Schritt für Schritt

Heiße Rolle bei Reizmagen

Sehr wohltuend und wirksam beim Reizmagen ist die »heiße Rolle«, bei der man sich die entspannende Wirkung der feuchten Wärme zunutze macht. Zusammen mit einem Partner können Sie diese auch zu Hause anwenden. Sie benötigen dafür vier Handtücher sowie heißes, nicht kochendes Wasser. Der besondere Vorteil dieser Technik liegt darin, dass die feuchte Wärme allmählich an den Bauch gelangt.

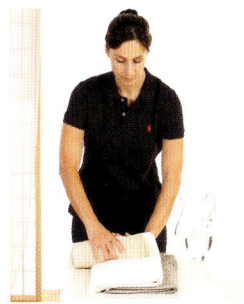 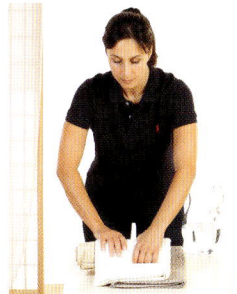 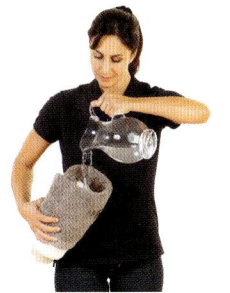 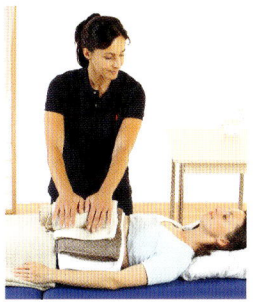

1. Falten Sie 3 Handtücher der Länge nach jeweils vierfach. Legen Sie sie quer in Stufen aufeinander, sodass sie sich überlappen. Rollen Sie das oberste Handtuch ein.

2. Umwickeln Sie die Rolle mit dem zweiten Handtuch, sodass die kleinere Rolle am Ende herauslugt. Wickeln Sie das dritte Handtuch ebenso versetzt um die entstandene Rolle.

3. Gießen Sie in die große Öffnung der trichterförmigen Rolle heißes Wasser. Achten Sie darauf, dass dabei die Hülle trocken bleibt. Legen Sie das vierte, trockene Handtuch auf den Bauch.

4. Lassen Sie nun die heiße Rolle auf dem trockenen Handtuch etwa 5 Minuten hin- und herrollen. Je schneller gerollt wird, umso schneller gelangt die Wärme an den Bauch.

Ärztliche Hilfe

Wer länger als eine Woche unter unerklärlichen Magen-Darm-Beschwerden leidet, sollte die Ursache dafür abklären lassen. Die Diagnose Reizdarm oder -magen wird anhand der typischen Beschwerden und einfacher Laboruntersuchungen gestellt. Zusätzliche diagnostische Schritte wie eine Endoskopie oder Röntgen-Kontrast-Untersuchung des Dickdarms führt der Arzt aus, um andere Ursachen auszuschließen.

Da bei einem Reizdarm keine organischen Ursachen festzumachen sind, werden vor allem die Symptome behandelt. Falls Sie oder Ihr Arzt die Hauptursache für Ihre Beschwerden in Stress und seelischen Belastungen sehen und Ihnen einfache Entspannungsmethoden nicht helfen, sollten Sie eventuell eine psychotherapeutische Behandlung in Erwägung ziehen. Unter Umständen hilft Ihnen eine Tuina-Massage, bei der durch Drücken und Reiben bestimmter Körperpunkte Energieblockaden gelöst werden und die sich positiv auf Psyche sowie Organe auswirkt. Informationen dazu erhalten Sie von der Internationalen Gesellschaft für Chinesische Medizin (www.tcm.edu).

Leber- und Gallenbeschwerden

Leber und Galle sind wichtige Verdauungs- und Stoffwechselorgane. Ist ihre Funktion gestört, fühlt man sich unwohl, eine dauerhafte Überlastung kann zu bleibenden Schäden führen. Selbstbehandlungsmethoden eignen sich zur Linderung funktioneller und akuter Beschwerden. Es gibt jedoch eine Reihe von Lebererkrankungen, die in ärztliche Hand gehören und die man in erster Linie nicht naturheilkundlich behandeln sollte.

Ursachen und Symptome

Die Leber produziert lebenswichtige Eiweiße, Gallensäure und Cholesterin. Eine ihrer wichtigsten Funktionen ist die Bereitstellung von täglich etwa 0,6 Liter Gallensaft, der Abbauprodukte und Giftstoffe in kleinere Bestandteile zerlegt, die dann in den Darm geleitet werden. Die Gallensäuren fördern die Fettverdauung und -aufnahme, regulieren den Cholesterinstoffwechsel, stimulieren die Darmbewegungen und aktivieren die Bauchspeicheldrüsenflüssigkeit. Der Gallensaft wird nur zur Verfügung gestellt, wenn fettreiche Nahrung in den Dünndarm gelangt. Als Vorratsorgan für den Gallensaft dient die Gallenblase.

Oft ist bei Beschwerden im Oberbauch nur die Produktion des Gallensaftes vermindert, ohne dass eine organische Erkrankung vorliegt. Bei einer solch **funktionellen Störung** kann es zu kolikartigen Schmerzen oder starkem Druckgefühl im Oberbauch sowie zu Übelkeit, Blähungen, Völlegefühl, Appetitlosigkeit und Fettstühlen kommen.

Für die Bildung von **Gallensteinen** ist Übergewicht das Hauptrisiko. Dann wird zu viel Cholesterin gebildet, das mit den Gallensäuren ver-

klumpt. Schmerzen entstehen, wenn ein Stein die Gallenblase verlässt und den Abfluss für den Gallensaft verstopft. Um den Stein zu beseitigen, ziehen sich die Gallenwandmuskeln zusammen. Wellenartige Schmerzen, Erbrechen und Übelkeit begleiten eine solche Kolik.

Eine **Fettleber** entsteht, wenn mehr Schadstoffe (z. B. Alkohol, Medikamente) zugeführt werden, als die Leber abbauen kann. Immer häufiger kommt es aber infolge von Diabetes oder Übergewicht zur sogenannten nichtalkoholischen Fettleber. Eine Fettleber kann lange unbemerkt bleiben, lediglich ein Druckgefühl im Oberbauch, Völlegefühl, Blähungen, Beschwerden beim Liegen auf der rechten Seite und Müdigkeit können darauf hindeuten. Eine bestehende Fettleber gehört unbedingt in ärztliche Behandlung, weshalb Sie bei uns nur Tipps zur Vorbeugung finden.

Erkrankungsrisiko

Mit Übergewicht steigt das Risiko für Erkrankungen wie Fettleber und Gallensteine. Schon bei 30 Prozent aller übergewichtiger 8- bis 19-Jährigen lassen sich eine Fettleber und erhöhte Leberwerte feststellen, bei 2 Prozent Gallensteine. Unter Erwachsenen sind Gallensteine noch weitaus häufiger: Rund 15 Prozent tragen diese mit sich herum, Frauen dreimal so häufig wie Männer. Neben Übergewicht spielen die erbliche Vorbelastung, ein höheres Lebensalter, aber auch Erkrankungen wie Fettstoffwechselstörungen, Diabetes oder Lebererkrankungen eine Rolle für die Entstehung. Regelmäßiger Sport hingegen senkt das Risiko, daran zu erkranken (siehe Seite 27–28).

Leberwickel bei akuter Entzündung

Bei funktionellen Störungen mit Schmerzen oder Druckgefühl im Oberbauch sowie akuten Entzündungen wirkt ein Leberwickel wärmeentziehend und gefäßerweiternd. Lassen Sie den Wickel 30 Minuten wirken, und ruhen Sie 1 Stunde nach. Die Tücher für den Wickel sollten etwa eine Größe von 50 cm x 110 cm haben. **Wichtig:** Der Wickel muss straff und faltenfrei anliegen. Dazu das Tuch mit der linken Hand an den Körper drücken, mit rechts glatt ziehen. Wenn nach 10 Minuten keine Erwärmung eintritt, müssen Sie den Wickel entfernen.

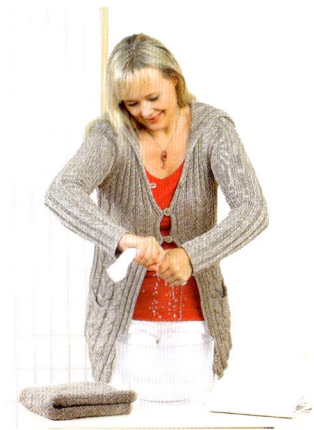

1. Tauchen Sie ein Innentuch (Wildseide) in lauwarmes Wasser und wringen Sie es gut aus. Auf das Bett legen Sie ein Außentuch (Flanell), darauf ein Zwischentuch (Baumwolle).

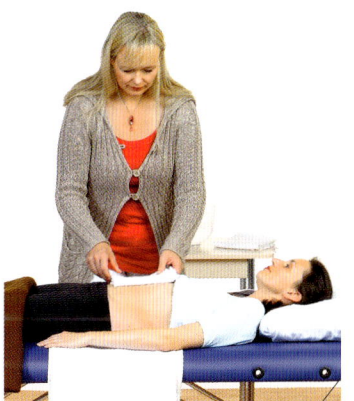

2. Legen Sie sich auf die auf dem Bett bereitgelegten Tücher. Falten Sie das Innentuch zweimal, sodass vier Lagen entstehen. Legen Sie nun das Innentuch auf den rechten Oberbauch.

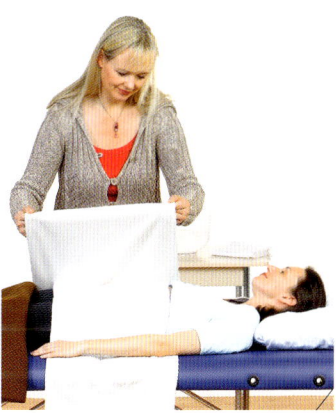

3. Schlagen Sie zunächst das Zwischentuch, dann das Außentuch um den Bauch. Fixieren Sie die Tücher jeweils unter dem Rücken, beide Tücher müssen glatt und faltenfrei anliegen.

Vorbeugemöglichkeiten

Wer seine Leber schützen will, der muss vor allem Lebergifte meiden. Mäßiger Alkoholkonsum steht ganz vorn: Männer sollten maximal 60 Gramm Alkohol pro Tag aufnehmen (entspricht 0,5 Liter Wein), für Frauen liegt die Höchstmenge bei 20 Gramm Alkohol täglich (etwa 0,2 Liter Wein). Auch fettreiches, schwer verdauliches Essen führt bei vielen Menschen zur Überlastung der Leber.

Übergewicht ab einem Body-Mass-Index von 25 (siehe Seite 167) strapaziert die Leber und sollte reduziert werden. So lassen sich vor allem Gallensteine vermeiden. Auf extreme Diäten sollten Sie aber verzichten, denn durch rasches Abnehmen wird die Galle mit Cholesterin übersättigt und die Steinbildung gefördert. Nur die sanfte Gewichtsreduktion mit kalorien- und fettarmer Kost, wenig Zucker und vielen Ballaststoffen hilft.

Das können Sie selbst tun

Bei rein funktionellen Beschwerden reicht es in der Regel aus, schwer verdauliche Lebensmittel (meist Fett), starken Kaffee und Hülsenfrüchte zu meiden und nur kleine Mahlzeiten zu essen.

✳ Naturheilkunde

Zusätzlich ist es sinnvoll, die Produktion der Gallenflüssigkeit anzukurbeln und sich bei akuten Beschwerden rasche Linderung zu verschaffen.

▶ Bei Völlegefühl und Blähungen nach üppigen Mahlzeiten kann ein Leber-Gallen-Tee Linderung verschaffen. Die ätherischen Öle von Pfefferminze und Kümmel wirken entkrampfend

Expertenwissen

Artischockenextrakte

Die Artischocke kann bei Leber- und Gallenbeschwerden helfen. Die entscheidenden Wirkstoffe sitzen in den Blättern: Die Stoffe Cynarin, Flavonoide und Bitterstoffe regen die Produktion von Gallensäure und Gallenflüssigkeit an. Dadurch werden Fette besser aufgespalten und viele Beschwerden gelindert. Um eine Wirkung mit Artischockenpräparaten zu erzielen, muss die Dosierung ausreichend hoch sein: 1300 Milligramm wässriger Trockenextrakt pro Tag oder 300 Milligramm Trockenextrakt pro Tag oder 1 Esslöffel frisch gepresster Saft aus Blüten und Knospen (1 Teil Blütensaft zu 1 Teil Knospensaft). Eine Kur, bei der das jeweilige Präparat nach Packungsbeilage eingenommen wird, sollte mindestens drei Monate dauern.

und regen die Produktion der Gallenflüssigkeit an. Auch die Inhaltsstoffe der Gelbwurz fördern die Produktion der Gallenflüssigkeit. Alle Leber- und Gallentees wirken nur galleanregend und nicht leberschützend. Für einen Tee 30 Gramm Löwenzahnkraut und -wurzel, 20 Gramm Gelbwurz, 20 Gramm Pfefferminzblätter, 20 Gramm Kamillenblüten, 6 Gramm Kümmel, 4 Gramm Kornblumenblüten mischen. 1 Esslöffel davon mit 1 Tasse kochendem Wasser übergießen, 10 Minuten zugedeckt ziehen lassen und abseihen. Dreimal täglich 1 Tasse Tee trinken. **Wichtig:** Nicht bei Leberentzündung oder Gallenverschluss anwenden! Bei einem Gallenverschluss kann die Anregung des Gallenflusses lebensgefährlich sein, da dann die Galle nicht abfließen und die Gallenblase platzen kann.

▶ Rettich enthält ein schwefelhaltiges Glykosid, aus dem bei Zerkleinerung der Pflanze die scharfen Senföle entstehen. Diese sind für die galletreibende und schleimhautreizende Wirkung des Rettichs verantwortlich. Er sorgt so für die Entleerung der Gallenblase und trägt zur besseren Fettverdauung bei. Ein kleines Stück Rettich reiben, nach Geschmack Honig darübergeben und den Rettich Saft ziehen lassen. Einmal täglich 1 Teelöffel frisch essen.

▶ Ein feuchtwarmer Leberwickel wirkt bei einer akuten Entzündung entkrampfend und durchblutungssteigernd (siehe Kasten Seite 115).

⁙ Heilkunde aus aller Welt

▶ Zur Linderung von Gallenkolikschmerzen empfiehlt die TCM eine Atemübung, die das Fließen der Lebensenergie Qi anregt: Aufrecht hinstellen, die Füße sind schulterbreit auseinander, die Knie leicht gebeugt, die Augen weit geöffnet. Einatmen, dann mit einem lauten »Chü« ausatmen und gleichzeitig den linken Arm nach rechts oben in Augenhöhe führen. Der Oberkörper dreht nach rechts mit. Den Arm beim nächsten Einatmen zurückführen. Die Bewegung zur anderen Seite hin ausführen, der rechte Arm geht also nach links oben. Morgens und nachmittags je 20-mal durchführen.

▶ Die Akupressur des Punktes G 34 (siehe Kasten rechts) kann akute Gallenbeschwerden lindern.

❖ Homöopathie & Schüßler

Zur Entgiftung bei chronischen **Lebererkrankungen** können Sie es mit dem Schüßler-Salz Nr. 6 (Kalium sulfuricum) probieren. Dreimal täglich 2 Tabletten maximal über 3 Monate einnehmen.

Bei **Gallenbeschwerden** helfen Nux vomica D6, Lycopodium D6, China D6 und Kolocynthis D6. Vom jeweiligen Mittel am ersten Tag viermal alle 10 Minuten, dann alle 30 Minuten 5 Globuli oder Tropfen einnehmen (maximal zwölfmal täglich). Später dreimal je 5 Globuli einnehmen.

Auch das Schüßler-Salz Nr. 10 (Natrium sulfuricum) eignet sich bei Gallenbeschwerden. Bei akuten Beschwerden alle 5 Minuten 1 Tablette über einen Zeitraum von 3 Tagen einnehmen, zur Besserung chronischer Beschwerden dreimal täglich 2 Tabletten einnehmen.

✦ Medikamente aus der Apotheke

Gegen **Lebererkrankungen** werden in Apotheken Mariendistelpräparate angeboten, wirklich nachgewiesen ist eine Wirksamkeit jedoch nur bei Vergiftungen, etwa durch den Knollenblätterpilz.

Anwendung Schritt für Schritt

Akupressur des Gallenpunktes

Für die Stimulation des Akupressurpunktes G 34 unterhalb des Knies bündeln Sie sechs Zahnstocher mit einem Gummi.

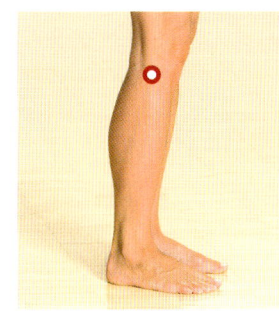

Setzen Sie sich mit hochgelagerten Beinen in einen Sessel und stimulieren Sie den Punkt mit den Zahnstocherspitzen mindestens 1 Minute, besser bis zu 3 Minuten.

Wichtig: Meiden Sie auf jeden Fall Präparate, die Schöllkraut enthalten, da dessen Inhaltsstoffe die Leber schädigen können!

Bei **Gallenkoliken** wirkt Butylscopolamin krampflösend. Entsprechende Zäpfchen und Dragees mit dem Wirkstoff – oft in Kombination mit Paracetamol – sind rezeptfrei erhältlich und sollten bei häufigen Gallenkoliken in der Hausapotheke nicht fehlen. Den Gang zum Arzt darf diese mögliche Selbsthilfe jedoch keinesfalls ersetzen!

Ärztliche Hilfe

Falls Sie länger als eine Woche unter Völlegefühl, Blähungen oder Schmerzen im Oberbauch leiden, sollten Sie einen Arzt aufsuchen.

Bei starken Schmerzen mit Gallenblasensteinen und Koliken sollten Sie möglichst rasch einen Arzt aufsuchen. Unter Umständen wird er sich zur Entfernung der Gallenblase entscheiden.

Blasen- und Harnwegsleiden

Rund 6,6 Millionen Deutsche haben Probleme mit der Blase. Ein dramatischer Einfluss auf die Lebensqualität ist die Folge: häufiges Wasserlassen, plötzlicher Harndrang, wiederkehrende Infekte bis hin zur Inkontinenz sind nicht nur lästig, sondern den meisten auch sehr peinlich.

Ursachen und Symptome

Die Harnblase kann bis zu einem Liter Urin speichern. Mit zunehmender Füllung der Blase wird über eine Meldung an das Gehirn der Harndrang ausgelöst. Die Entleerung erfolgt durch ein Zusammenziehen des Blasenmuskels bei gleichzeitiger Öffnung des Schließmuskels und Erschlaffung des Beckenbodens über die Harnröhre. Ist dieser Mechanismus gestört, kommt es zu **Harninkontinenz**, dem unwillkürlichen Verlust von Urin. Deren häufigste Ursache ist eine geschwächte Beckenbodenmuskulatur, ausgelöst durch Schwangerschaften, hormonelle Veränderungen in den Wechseljahren, erbliche Veranlagung oder Übergewicht. Körperliche Anstrengungen wie Husten, Lachen, Treppensteigen oder das Heben schwerer Gegenstände können dann zu unangekündigtem Urinverlust führen. Eine Inkontinenz verursachen kann jedoch auch ein überaktiver Blasenmuskel, eine verminderte Speichermöglichkeit der Harnblase, eine Fehlfunktion im Nervensystem, eine Blasen- oder Harnwegsentzündung oder bei Männern eine Prostataerkrankung.

Dringen Bakterien in Harnröhre und -blase ein und vermehren sich dort, kann es zu einer **Harnblaseninfektion** kommen. Eine Unterkühlung der Blasenregion, aber auch übertriebene Intimhygiene, Synthetik-Unterwäsche und häufiger Geschlechtsverkehr können eine Infektion begünstigen oder die Anfälligkeit dafür erhöhen. Typische Beschwerden sind ein Brennen in der Harnröhre, ständiger Harndrang auch bei geleerter Blase und Schmerzen beim Wasserlassen.

Oft wird auch der Begriff **Reizblase** verwendet. Die Betroffenen klagen über starken Harndrang und müssen oft, jedoch nur geringe Mengen Wasser lassen. Ein eindeutiger Grund für die Beschwerden lässt sich nicht finden, meist treten sie jedoch in bestimmten Situationen auf: seelische Belastungen, kalte Füße oder der übermäßige Genuss von Alkohol, Kaffee oder Nikotin können zum Beispiel Auslöser sein.

Erkrankungsrisiko

Jeder vierte Deutsche über 50 Jahre leidet unter **Inkontinenz**. Zwar steigt die Häufigkeit mit zunehmendem Alter an, doch von einer instabilen Blase sind oft auch schon jüngere Frauen nach einer Geburt betroffen. Bei Männern zeigen sich die Probleme mit dem Wasserlassen häufig ab dem Alter von 50 Jahren im Zusammenhang mit Prostataleiden (siehe Seite 130–133).

Von **Blasen- und Harnwegsinfekten** sind Frauen sehr viel häufiger als Männer betroffen, da bei ihnen aufgrund der sehr viel kürzeren Harnröhre Bakterien leichter eindringen können.

Eine **Reizblase** kommt in allen Altersgruppen und bei beiden Geschlechtern vor. Frauen sind jedoch häufiger betroffen, da sie empfindlicher auf Stress reagieren und sich die Harnwege infolge von Schwangerschaft und Geburt verändern.

Vorbeugemöglichkeiten

Eine starke Beckenbodenmuskulatur ist die beste Möglichkeit, einer **Inkontinenz** vorzubeugen. Mit gezielten Übungen können Sie die Muskulatur effizient kräftigen. Wichtig ist es, dauerhaft und am besten zehn Minuten täglich zu trainieren und damit möglichst schon in jungen Jahren zu beginnen (siehe Seite 120–121). Wer übergewichtig ist, kann seine Blase und die Schließmuskulatur schon durch eine Gewichtsreduktion entlasten.

Zur Vorbeugung einer **Harnblaseninfektion** ist es wichtig, Keimen keine Angriffsfläche zu bieten und eine Vermehrung zu verhindern: Halten Sie Blase und Harnwege immer warm und tragen Sie luftdurchlässige Unterwäsche. Damit keine Keime aus dem Stuhlgang in die Harnröhre eindringen können, sollten Sie den After immer von vorn nach hinten säubern oder noch besser duschen und nach dem Urinlassen den Harnröhrenausgang nur abtupfen oder ebenfalls von vorn nach hinten säubern.

Mein besonderer Tipp
Dr. med. Franziska Rubin

Hygiene bei Blasenentzündungen

Bei Neigung zu Blasenentzündungen sollten Sie auf synthetische Unterwäsche verzichten und Baumwolle bevorzugen. Diese können Sie bei 60 °C waschen und damit die Keime abtöten. Trinken Sie zudem täglich acht Gläser Wasser und gehen Sie bei Harndrang sofort zur Toilette – vor allem nach dem Geschlechtsverkehr sollten Sie möglichst bald Wasser lassen. Bei der Hygiene gilt: Frauen sollten duschen statt zu baden, um zu vermeiden, dass Keime in die Harnröhre gelangen. Außerdem ist es besser, auf Scheidenspülungen sowie Intimkosmetika zu verzichten. Sie können die Schleimhautbarriere schädigen.

Das können Sie selbst tun

Falls Sie unter einer Blasenschwäche, einem Infekt oder einer Reizblase leiden, gibt es zahlreiche sanfte Möglichkeiten, dagegen vorzugehen oder eine nötige Therapie zu unterstützen.

✳ Naturheilkunde

Pflanzliche Mittel spielen bei der Behandlung von Harnwegsinfekten und Reizblasenbeschwerden eine große Rolle. **Wichtig:** Für Menschen mit Nieren- oder Leberentzündung oder Herzinsuffizienz sind entwässernde Phytopharmaka tabu.

Um häufig wiederkehrenden Harnwegsinfekten vorzubeugen und diesen bei den ersten Anzeichen gegenzusteuern, hilft vielen Menschen oft schon eine Durchspülungstherapie, bei der die Harnmenge erhöht wird. Viele pflanzliche Inhaltsstoffe wirken zudem keimmindernd. **Wichtig:** Eine Durchspülungstherapie ist kein Ersatz für Antibiotika, insbesondere nicht bei hoher Keimzahl im Urin und bei Fieber.

▶ Tee aus Birkenblättern sorgt für eine Erhöhung der Harnmenge und eignet sich bei entzündlichen Erkrankungen der Harnorgane. Dafür 1 Esslöffel getrocknete Birkenblätter mit 1 Tasse kochendem Wasser übergießen, 10 Minuten zugedeckt ziehen lassen und abseihen. Drei- bis viermal täglich 1 Tasse trinken.

Anwendung Schritt für Schritt

Beckenbodentraining

Bei schwacher Beckenbodenmuskulatur kann das Beckenbodentraining helfen, bei dem die Muskeln gezielt an- und entspannt werden. Um die Muskeln zu trainieren, muss man sich zunächst bewusst werden, wo sie sitzen (unten). Wenn Sie sicher sind, den richtigen Muskel anspannen zu können, gibt es weitere sehr effektive Übungen, um diesen zu trainieren (rechts).

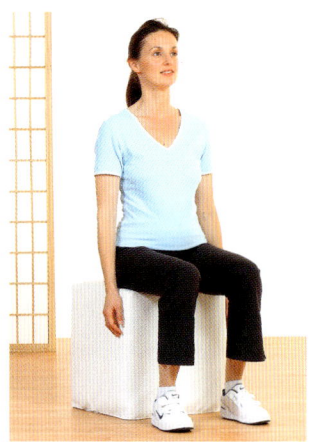 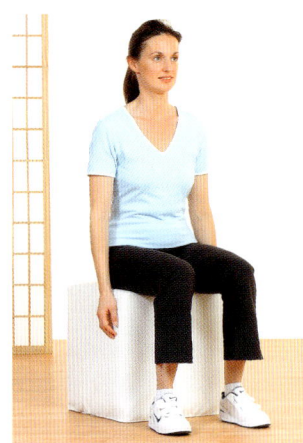

1. Setzen Sie sich mit aufrechtem Oberkörper auf einen harten Stuhl oder Hocker, die Arme hängen seitlich locker herab. Kippen Sie nun das Becken nach vorn und hinten, sodass Sie vorn den Schambeinknochen und hinten das Steißbein spüren.

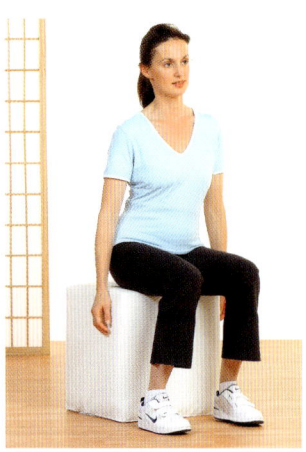 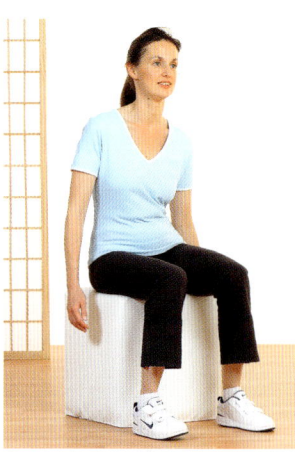

2. Danach schwenken Sie das Becken nach rechts und links, sodass Sie die beiden Sitzbeinhöcker im Po fühlen können. Haben Sie die vier Knochen erspürt, kreisen Sie das Becken. Die Beckenbodenmuskulatur befindet sich innerhalb dieses Kreises.

Kreis nach oben ziehen

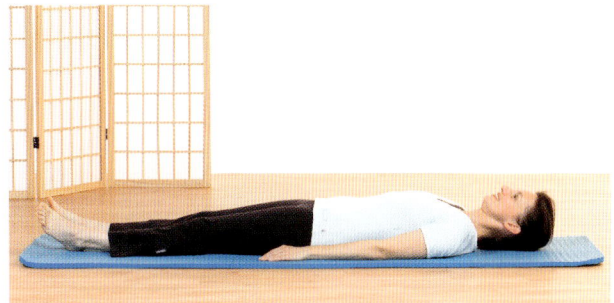

Legen Sie sich flach auf den Rücken oder setzen Sie sich auf einen Stuhl. Versuchen Sie nun, Ihre Beckenbodenmuskulatur (an den Kreis denken!) nach oben zu ziehen, ohne dass sich Po- und Bauchmuskulatur dabei anspannen. Halten Sie diese Anspannung 1 Minute und lösen Sie sie dann. Wiederholen Sie die Übung viermal.

Ball halten

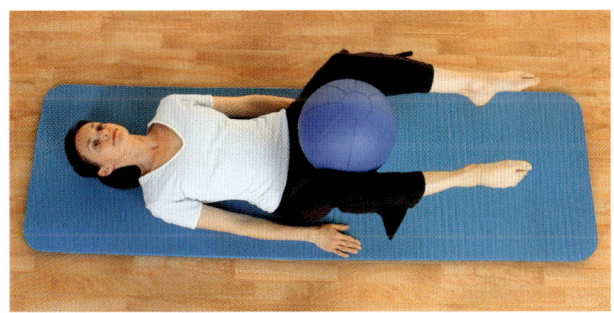

Für diese Übung sollten Sie die Muskulatur problemlos isoliert anspannen können. Sie liegen mit angewinkelten Beinen auf dem Rücken und halten mit beiden Knien einen Ball. Spannen Sie die Beckenbodenmuskulatur an und drücken Sie die Beine nach innen gegen den Ball. Halten Sie die Spannung 3 Atemzüge und lösen Sie sie dann. Wiederholen Sie die Übung fünfmal.

Oberkörper anheben

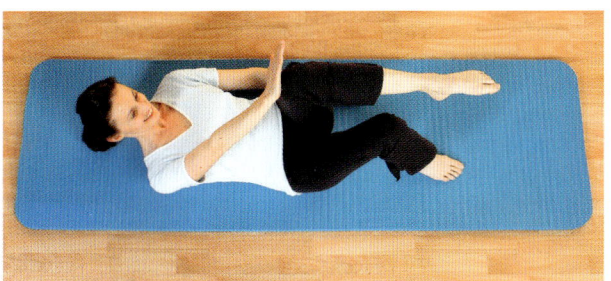

Sie liegen mit angewinkelten Beinen auf dem Rücken und spannen zunächst die Beckenbodenmuskulatur an. Mit gehaltener Spannung heben Sie Oberkörper und Kopf leicht an, die linke Hand geht zum rechten Knie, die rechte Hand zum linken Knie. Halten Sie die Spannung 3 Atemzüge und lösen Sie sie dann. Wiederholen Sie die Übung fünfmal.

▶ Durch die stark basische Wirkung des Brennnesselkrauts wird der pH-Wert des Urins erhöht und die Harnsäureausscheidung verbessert. 1 Esslöffel getrocknetes Brennnesselkraut mit 1 Tasse kochendem Wasser übergießen, 10 Minuten zugedeckt ziehen lassen und abseihen. Drei- bis viermal täglich 1 Tasse trinken.

▶ Ackerschachtelhalmtee bewirkt die vermehrte Wasserausscheidung, ohne den Elektrolythaushalt zu beeinflussen. 1 Esslöffel getrocknetes Kraut mit 1 Tasse kaltem Wasser übergießen, 5 Minuten kochen lassen und abseihen. Drei- bis viermal täglich 1 Tasse trinken.

▶ Gut harntreibend wirkt auch die Asparaginsäure im Spargel. Während der Spargelsaison wöchentlich zwei- bis dreimal über den Tag verteilt 500 Gramm gekochten Spargel essen und das Kochwasser trinken. **Wichtig:** Chronisch Nierenkranke sollten Spargel nur in kleinen Mengen genießen, da er die Nieren reizt.

Daneben können Pflanzen mit antibiotisch wirksamen Inhaltsstoffen bei der Ausheilung leichter Infektionen helfen sowie Wickel wohltuend sein.

▶ Kürbiskerne enthalten entzündungshemmende Bestandteile. Auch eine mögliche Erhöhung der Blasenkapazität wurde in Studien nachgewiesen. Bei Beschwerden zweimal täglich über mehrere Wochen 1 bis 2 gehäufte Esslöffel geschrotete medizinische Kürbiskerne (Apotheke) mit 200 Milliliter Flüssigkeit einnehmen.

▶ Meerrettich enthält antibiotisch wirksame Senfölglykoside. Fein geriebene Meerrettichwurzel im Verhältnis 1:1 mit Honig vermischen und zwei- bis dreimal täglich 1 Teelöffel nach dem Essen einnehmen.

▶ Bei Blasenentzündungen eignen sich feuchtwarme Anwendungen (z.B. Kartoffelauflage, siehe Seite 125), die entkrampfend wirken.

☀ Heilkunde aus aller Welt

In zahlreichen Studien konnte nachgewiesen werden, dass sich die nordamerikanischen Cranberries gut zur Vorbeugung von Blasenentzündungen eignen. Die darin enthaltenen Tannine verhindern die Anlagerung von Bakterienplaques an der Blasenschleimhaut. Für eine optimale Wirkung täglich 50 bis 100 Milliliter Saft trinken. Der Saft ist ganzjährig in Reformhäusern und Bioläden erhältlich und kann pur oder gemischt getrunken werden.

⁘ Homöopathie

Bei Blasen- und Harnwegsleiden empfiehlt sich das homöopathische Mittel Cantharis D12. Täglich zweimal 5 Globuli einnehmen. Falls dies ohne Wirkung bleibt, auch in der Potenz C30. Davon täglich einmal 5 Globuli einnehmen.

Ärztliche Hilfe

Falls Sie unter **Inkontinenz** leiden, sollten Sie die Ursache abklären und behandeln lassen. Je nach Befund stehen dem Arzt neben Trainingsverfahren zur Stärkung von Beckenboden und Blase zahlreiche medikamentöse und chirurgische Behandlungsmethoden zur Verfügung. Er berät Sie auch bei der Wahl von Inkontinenzhilfen.

Dauert die **Blasenentzündung** länger als drei bis vier Tage, sollten Sie umgehend einen Arzt aufsuchen. Auch wenn Schmerzen oberhalb der Hüfte auftreten, ist dies angezeigt. Es besteht die Gefahr einer Ausweitung der Entzündung auf die Niere.

Vorsicht ist bei Blut im Urin geboten. Eine Untersuchung ist unabdingbar, um eine ernsthafte Blasen- oder Nierenerkrankung auszuschließen.

Menstruationsbeschwerden

Kurz vor und während der Menstruation fühlen sich viele Frauen unwohl oder leiden unter Unterleibsschmerzen. Nehmen die Beschwerden überhand und beeinträchtigen den Alltag, lohnt sich ein Blick auf die Behandlungsmethoden der traditionellen Naturheilkunde.

Ursachen und Symptome

Hormonelle Veränderungen bestimmen den Zyklus der Frau und sorgen dafür, dass im Normalfall Monat für Monat eine Eizelle heranreifen kann und der Körper im Falle einer Befruchtung auf eine Schwangerschaft vorbereitet wird. In der zweiten Zyklushälfte sorgt ein Zuviel an Östrogen sowie Prolaktin für Wassereinlagerungen im Körper. Ein größeres Brustvolumen, druckempfindliche Brüste, geschwollene Hände und Füße, Gewichtszunahme und Kopfschmerzen können die Folge sein. Kurz vor dem Einsetzen der nächsten Blutung macht sich der veränderte Hormonhaushalt sowohl körperlich als auch seelisch durch das sogenannte **prämenstruelle Syndrom** bemerkbar. Der plötzliche Abfall von Östrogen und Progesteron kurz vor der Blutung führt zum Absinken der Endorphine, den körpereigenen schmerzunterdrückenden Stoffen, die auch die Psyche beeinflussen. Viele Frauen leiden dann unter Stimmungsschwankungen, sind gereizt und depressiv. Die Beschwerden sind von Frau zu Frau unterschiedlich ausgeprägt und verschwinden bei den meisten rasch nach Einsetzen der Blutung wieder.

Bei Frauen, die während des Zyklus vermehrt Prostaglandine (Schmerzbotenstoffe) in der Gebärmutterschleimhaut gebildet haben, werden diese mit Einsetzen der Monatsblutung durch das Ablösen der Schleimhaut vermehrt freigesetzt. Dann kann es je nach Veranlagung und unabhängig von der Blutungsstärke kurz vor und während der Menstruation zu **Menstruationsschmerzen** (Dysmenorrhoe) kommen, die mit kolikartigen Unterleibsschmerzen, Übelkeit und Kopfschmerzen einhergehen. Eher selten sind organische Erkrankungen die Ursache für die Schmerzen, etwa Geschwülste oder Verwachsungen.

Erkrankungsrisiko

Während das prämenstruelle Syndrom gehäuft bei Frauen über 30 Jahren bis zum Ende der Wechseljahre auftritt, sind von Menstruationsschmerzen eher Mädchen und junge Frauen betroffen. Bei vielen jungen Frauen normalisieren sich die Hormonschwankungen im Laufe der Jahre, und die Beschwerden verschwinden.

Vorbeugemöglichkeiten

Sowohl beim prämenstruellen Syndrom als auch bei Menstruationsschmerzen gilt ganz besonders: Je besser eine Frau über die Abläufe während des Zyklus Bescheid weiß und die damit zusammenhängenden körperlichen Veränderungen in Verbindung bringen kann, desto gelassener wird sie mit den Beschwerden umgehen und desto gezielter kann sie gegen einzelne Symptome vorgehen.

Eine grundlegend gesunde Lebensweise mit ausgewogener Ernährung, wenig Stress, regelmäßiger sportlicher Betätigung und guten Sozialkontakten sorgt für körperliche und seelische Ausgeglichenheit (siehe auch Seite 162–169). Wasser-einlagerungen lassen sich vermeiden, indem Sie vor und während der Regel möglichst salzarm essen und verstärkt zu kaliumreichem – und damit entwässerndem – Obst und Gemüse, etwa Aprikosen, Erdbeeren, Nüssen, Kartoffeln und Kohl, greifen sowie entwässernde Kräutertees trinken.

Das können Sie selbst tun

Wenn Ihr Alltag von Schmerzen oder Stimmungs-schwankungen stark beeinträchtigt ist, können Tees, Bäder und Wickel Abhilfe schaffen.

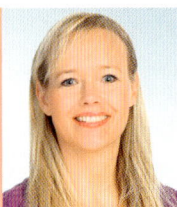

Mein besonderer Tipp
Dr. med. Franziska Rubin

Magnesium gegen Krämpfe

Schreiben Sie sich auf, wann Ihre Tage vermutlich das nächste Mal kommen. Dann sind Sie nicht so überrascht von dem lästigen Stimmungstief, das der Menstruation vorausgeht. Außerdem können Sie so schon zwei Tage vorher mit der Einnahme von hoch dosiertem Magensium (viermal täglich 150 Milligramm; aus der Apotheke oder dem Drogeriemarkt) beginnen, um die Krämpfe zu mildern. Sollten dennoch Schmerzen auftreten, gönnen Sie sich möglichst sofort Ruhe, wärmen Sie den Bauch mit einer Wärmflasche, einem Wickel oder einem Kirschkernkissen und nehmen Sie eventuell sogar ein Schmerzmittel ein. So werden die Schmerzen bei den meisten rasch gelindert.

✳ Naturheilkunde

▶ Eine traditionelle Heilpflanze bei Menstruationsbeschwerden ist die **Taubnessel**. Bei Beschwerden im Zusammenhang mit der Monatsblutung (Dysmenorrhoe) empfiehlt die Volksmedizin einen Tee aus 10 Gramm Taubnesselblüten, 20 Gramm Kamillenblüten und 20 Gramm Gänsefingerkraut. Die Inhaltsstoffe der Taubnesselblüten wirken entzündungshemmend und zusammenziehend, die Kamille beruhigt und entkrampft, die Gerbstoffe des Gänsefingerkrauts lindern krampfartige Beschwerden der Gebärmutter. 2 Teelöffel der Mischung mit 1 Tasse kochendem Wasser übergießen, 5 Minuten zugedeckt ziehen lassen und abseihen. Dreimal täglich 1 Tasse trinken.

▶ Die Gerbstoffe des **Frauenmantelkrauts** wirken zusammenziehend und krampflindernd. Für einen Tee 2 Teelöffel Kraut mit 1 großen Tasse kochendem Wasser übergießen, 10 Minuten zugedeckt ziehen lassen und abseihen. Ein- bis dreimal täglich 1 Tasse trinken.

▶ **Mönchspfeffer (Keuschlamm)**, regelmäßig eingenommen reguliert den Hormonhaushalt, vor allem bei einem kurzem Zyklus. Es empfiehlt sich ein Fertigpräparat in Form von Dragees, Tabletten oder einer Tinktur, das entsprechend der Packungsbeilage eingenommen wird. Die Wirkung setzt allerdings erst nach etwa drei Monaten ein.

▶ **Lavendel** wirkt ausgleichend bei Stimmungs-schwankungen vor der Menstruation. Für einen Badezusatz für ein Vollbad 2 Eigelb, 200 Gramm Sahne, 2 Esslöffel Honig, 3 Esslöffel Salz und 1 Teelöffel Lavendelöl mischen. Ins 37 °C warme Wasser geben und mindestens 20 Minuten baden.

Kartoffelauflage bei Unterleibsbeschwerden

Die Kartoffelauflage erwärmt den Körper wohltuend und ist einfach herzustellen. Vor allem Unterleibsbeschwerden können Sie mit der feuchten, lang anhaltenden Wärme der Kartoffeln zu Leibe rücken.

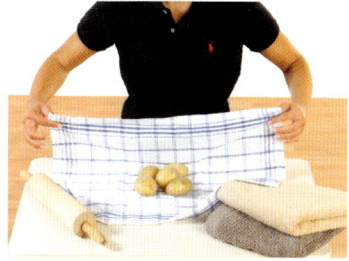 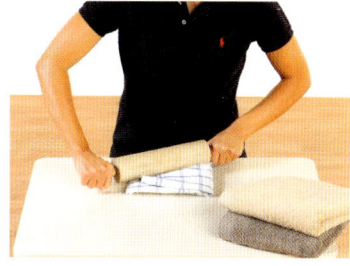 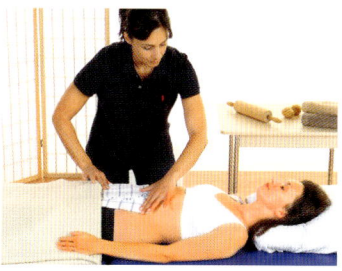

1. Verteilen Sie 5 bis 7 frisch gekochte, heiße Pellkartoffeln auf einem Küchentuch und zerquetschen Sie sie grob. Schlagen Sie die Kartoffeln in das Handtuch ein.

2. Rollen Sie mehrmals mit einem Nudelholz über die Kartoffeln. Lassen Sie die Kartoffelauflage auf eine angenehme Temperatur (ca. 40 °C) abkühlen.

3. Legen Sie die Auflage auf den Unterleib und lassen Sie sie etwa 20 Minuten wirken. Kuscheln Sie sich dazu in eine warme Decke ein, um den Effekt zu verstärken.

▶ Wärme trägt bei Krämpfen zur Entspannung bei. Besonders effektiv hilft eine **Kartoffelauflage** (siehe Kasten oben).

✦ Medikamente aus der Apotheke

Falls bei Ihnen die sanften Methoden gegen die Unterleibsschmerzen nichts ausrichten, können Sie auf ein frei verkäufliches Schmerzmittel zurückgreifen. Bei Krämpfen ist insbesondere Paracetamol in Kombination mit Butylscopolamin zur Schmerzlinderung geeignet.

Ärztliche Hilfe

Sollten Sie Ihre Menstruation bislang immer beschwerdefrei erlebt haben und plötzlich unter ungewohnten Beschwerden leiden, empfiehlt es sich, den Arzt darauf anzusprechen. Er kann abklären, ob eine organische Ursache zugrunde liegt.

Auch wenn Sie regelmäßig stark unter dem prämenstruellen Syndrom oder unter Menstruationsschmerzen leiden und sanfte Methoden wirkungslos bleiben, ist es ratsam, den Frauenarzt darauf anzusprechen. Unter Umständen wird er Ihnen zur Einnahme eines Hormons raten, das vielen Frauen hilft, ihren Zyklus wieder ins Gleichgewicht zu bringen. Das Hormon kann verhütend wirken (der Arzt verschreibt also einfach eine Antibabypille), muss es aber nicht. Die Entscheidung für die Einnahme eines Hormonpräparats sollten Sie jedoch sehr gut mit den damit verbundenen Nebenwirkungen und Risiken abwägen. Lassen Sie sich dazu unbedingt ausführlich von Ihrem Arzt beraten!

Scheidenentzündung

Fast jede Frau hat es hin und wieder mit Reizungen oder Entzündungen im Bereich der Scheide zu tun. Diese sind zwar meist harmlos, können aber das Befinden stark beeinträchtigen.

Ursachen und Symptome

Im leicht feuchten Scheidenmilieu finden sich vorwiegend Milchsäurebakterien, die für einen niedrigen pH-Wert sorgen. Dieses saure Umfeld erschwert Krankheitserregern das Überleben. Ist die Funktion der Schleimhaut beeinträchtigt oder gerät das Scheidenmilieu aus dem Gleichgewicht, ist einer Entzündung Tür und Tor geöffnet.

Häufig ist eine Entzündung auf den Scheideneingang und die angrenzenden Schamlippen beschränkt. Mangelnde oder übertriebene Hygiene, eine Überempfindlichkeit gegen Wäsche, Seife sowie Geschlechtsverkehr können die Haut reizen und zur Entzündung führen. Diese macht sich durch Schmerzen beim Gehen, Sex oder Wasserlassen, Juckreiz sowie gerötete und feuchte Haut bemerkbar. In fortgeschrittenem Stadium kann die Haut trocken sein, und es bilden sich Bläschen.

Für eine Entzündung des Scheideninneren sind hingegen meist Pilze, Bakterien und Viren verantwortlich, die über Geschlechtsverkehr, die Toilette oder Hygienefehler beim Stuhlgang übertragen werden. Ist das Scheidenmilieu durch übertriebene Hygiene oder hormonelle Einflüsse so verändert, dass Keime sich stark vermehren können, kann es zur Entzündung mit Brennen, Jucken und starkem, verfärbtem Ausfluss kommen.

Erkrankungsrisiko

Während bei Mädchen oft falsche Hygiene oder Überempfindlichkeiten Scheidenentzündungen verursachen, werden bei Jugendlichen und Erwachsenen vielfach durch Geschlechtsverkehr Keime übertragen. Das Risiko einer Infektion mit Pilzen, Bakterien und Viren steigt vor allem in Zeiten hormoneller Umstellungen, etwa während der Einnahme der Pille, einer Schwangerschaft oder in den Wechseljahren. Frauen, die die Spirale tragen oder einen Gebärmuttereingriff hinter sich haben, sind ebenfalls häufiger betroffen.

Vorbeugemöglichkeiten

Um eine Entzündung zu verhindern, ist das A und O, für ein gesundes Scheidenmilieu zu sorgen und

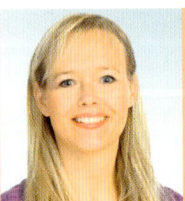

Mein besonderer Tipp
Dr. med. Franziska Rubin

Essigtampon bei Scheidenpilzen

Wenn bei Scheidenpilzen gar nichts mehr nützt und der Pilz selbst mit Medikamenten ständig zurückkommt, hilft oft ein altes Hausmittel: Der Essigtampon. Dafür Essig 3:1 mit Wasser verdünnen, einen Tampon hineintauchen, in die Scheide einführen und dort etwa 1 Stunde belassen. So wird das Scheidenmilieu wieder saurer, und Keime werden besser abgewehrt.

so die natürlichen Abwehrmechanismen des Körpers zu stärken. Neben der richtigen Hygiene und dem Vermeiden von Hautreizungen (siehe Ursachen) trägt vor allem eine gesunde Lebensweise mit ausreichend Erholungsphasen und ausgewogener Ernährung dazu bei, die Scheidenflora im Gleichgewicht zu halten (siehe Seite 166–169). Wer häufig wechselnde Geschlechtspartner hat, kann sich mit Kondomen vor einer Ansteckung mit Krankheitserregern schützen.

Das können Sie selbst tun

Neben der Behandlung der Ursachen ist es wichtig, die gereizte Haut zu beruhigen und die Symptome zum Abklingen zu bringen.

✳ Naturheilkunde

Sitzbäder und Waschungen mit entzündungs- und keimhemmenden Heilpflanzen und Zutaten, die das saure Milieu der Scheide fördern, wirken direkt lindernd an Ort und Stelle. Waschen Sie die Intimregion nach der Anwendung nicht mit Seife, damit die Inhaltsstoffe nachwirken können!

▶ Gut geeignet bei Hautreizungen sind Sitzdampfbäder mit **Kamille und Schafgarbe**. Beide Pflanzen beruhigen die Schleimhaut und sind entzündungshemmend. Je 1 Esslöffel Kamillenblüten und Schafgarbenkraut in einem flachen Topf mit 1 Liter kochendem Wasser übergießen und in die Toilettenschüssel stellen. Vorsichtig (Temperatur testen!) auf die Toilette setzen und den Dampf mit den ätherischen Ölen 20 Minuten wirken lassen.

▶ Bei Ausfluss hat sich ein Sitzbad mit **Taubnessel** bewährt. Deren Gerbstoffe wirken entzündungshemmend, leicht trocknend und zusam-

menziehend. Für einen Badezusatz 50 Gramm Taubnesselblüten mit 1 Liter heißem Wasser übergießen, 10 Minuten zugedeckt ziehen lassen, abseihen und in eine Wanne mit 9 Liter Wasser geben. Ein- bis zweimal täglich bei 37 °C etwa 15 Minuten ein Sitzbad nehmen, außerdem die Scheide nach jedem Toilettengang mit dem lauwarmen Sud spülen.

▶ Ein Sitzbad oder eine Waschung mit **Essig** kann das natürliche saure Milieu der Scheide unterstützen und die Vermehrung von Bakterien hemmen. 4 Esslöffel Essig in 10 Liter 38 °C warmes Wasser geben. Einmal wöchentlich etwa 5 bis 10 Minuten ein Sitzbad nehmen.

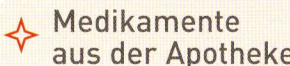

✧ Medikamente aus der Apotheke

Wiederkehrende Scheidenpilzinfektionen können Sie mit dem Wirkstoff Clotrimazol selbst behandeln. Eine örtliche dreitägige Anwendung (Scheidenzäpfchen und Salbe) reicht meist aus.

Ärztliche Hilfe

Wenn Sie unter starkem, verfärbtem oder übelriechendem Ausfluss, Jucken oder Brennen leiden, sollten Sie die Ursache abklären lassen. Eine unbehandelte Infektion birgt die Gefahr, sich in die Gebärmutter und Eierstöcke auszubreiten.

Schwangere sollten einen Arztbesuch nicht hinauszögern, denn eine Infektion, etwa mit Hefepilzen, kann zu vorzeitigen Wehen führen.

Immer wiederkehrende Scheideninfekte können auch auf Diabetes, Eisenmangel oder eine chronische Infektion hinweisen – um dies auszuschließen, empfiehlt sich schon allein deshalb eine gründliche Untersuchung.

Wechseljahrsbeschwerden

Wenn bei Frauen um das 50. Lebensjahr herum die Produktion der weiblichen Hormone nachlässt, spricht man von Wechseljahren. Die meisten Frauen leiden dann mehr oder weniger stark unter körperlichen und seelischen Problemen.

Ursachen und Symptome

Die Natur hat es so eingerichtet, dass etwa zwischen dem 45. und 55. Lebensjahr die fruchtbare Zeit einer Frau zu Ende geht. Dann stellen die Eierstöcke ihre Arbeit langsam ein, die Produktion der Hormone Östrogen und Progesteron lässt nach, die Blutungen kommen unregelmäßiger und sind schwächer. Die Wechseljahre enden mit der letzten Blutung, der Menopause. Doch bis es so weit ist, durchleben viele Frauen nicht nur ein emotionales Wechselbad, sondern haben auch mit den körperlichen Veränderungen zu kämpfen.

Infolge der hormonellen Umstellung können mehrmals täglich Hitzewallungen mit Schweißausbrüchen, gefolgt von Frieren auftreten. Eine trockene Scheidenschleimhaut zählt ebenso zu den Symptomen wie Schlafstörungen, Herzjagen, Schwindel oder geschwollene Gelenke. Insgesamt neigt die Haut jetzt dazu, trockener zu werden.

Erkrankungsrisiko

Von Beschwerden in den Wechseljahren bleibt nahezu keine Frau verschont. Doch während sie bei 70 bis 80 Prozent kaum ins Gewicht fallen, wird das Leben der restlichen 20 bis 30 Prozent zumindest zeitweise stark davon beeinträchtigt. Vielfach sind es vor allem psychische Probleme, die zu

schaffen machen. Frauen, die das Älterwerden akzeptieren und die Zeit des Umbruchs für eine Neuorientierung nutzen, kommen meist besser klar als solche, die nur die negativen Seiten sehen.

Vorbeugemöglichkeiten

Ganz verhindern lassen sich die Beschwerden zwar nicht. Doch durch eine gesunde Lebensweise mit vollwertiger Ernährung, dreimal wöchentlich mindestens 15 Minuten Ausdauersport, viel Schlaf und wenig Stress sowie seelischen Belastungen schaffen Sie die beste Basis dafür, sowohl körperlich als auch psychisch fit durch die Wechseljahre zu kommen und die damit zusammenhängenden Veränderungen besser zu verkraften.

Wichtig ist vor allem, dass Sie eine positive Einstellung zum Älterwerden und den damit verbundenen Veränderungen Ihrer Rolle als Frau entwickeln. Denn je stärker Ihr Selbstwertgefühl ist, desto weniger werden Ihnen die hormonell bedingten Stimmungsschwankungen zusetzen.

Das können Sie selbst tun

Um Hitzewallungen besser zu überstehen und starkes Schwitzen zu verhindern, sollten Sie bei der Wahl von Kleidung und Bettwäsche auf luftdurchlässige Naturfasern achten. Meiden Sie zudem scharfe Speisen, Kaffee, Schwarztee und Alkohol, da deren Inhaltsstoffe die Schweißproduktion anregen und Hitzewallungen verstärken.

Trockene Haut sollten Sie mit fetthaltigen Pflegeprodukten schützen und sie nicht zusätzlich durch ausgedehnte Sonnenbäder strapazieren.

✳ Naturheilkunde

Bei Stimmungsschwankungen können Sie es mit Methoden probieren, die bei depressiven Verstimmungen empfohlen werden (siehe Seite 66–68). Darüber hinaus helfen manche Lebensmittel und Pflanzen, den Hormonhaushalt zu regulieren.

▸ Phytoöstrogene können zur Regulierung des Hormonhaushalts beitragen und dadurch Beschwerden abmildern (siehe Kasten rechts).

▸ Die wichtigste Heilpflanze mit Phytoöstrogenen ist der Silberkerzenwurzelstock. Für Tee 1 Teelöffel klein geschnittene Silberkerzenwurzel mit 1 Tasse kochendem Wasser übergießen, 10 Minuten zugedeckt ziehen lassen und abseihen. Dreimal täglich 1 Tasse trinken. Als alkoholischer Auszug (Flüssigextrakt, Tablettenform) ist die Pflanze auch in der Apotheke erhältlich und wird laut Packungsbeilage dosiert.

▸ Die Wirkstoffe des Keuschlamms (Mönchspfeffer) beeinflussen direkt den Hormonhaushalt, indem sie den erhöhten Prolaktinspiegel senken. Es empfiehlt sich ein Fertigpräparat (Dragees, Tabletten, Tinktur), das entsprechend der Packungsbeilage eingenommen wird.

▸ Wirkstoffe im Salbei hemmen die Schweißproduktion. Gut eignen sich Fertigpräparate: Dreimal täglich 1 Dragee oder 25 Tropfen einnehmen. **Wichtig:** Maximal 4 Wochen anwenden, da es sonst zu Nebenwirkungen (Krämpfe, Hitze- und Schwindelgefühl) kommen kann.

⁘ Homöopathie

Bei psychischen Problemen können Sie die Mittel Cimicifuga C12 und Sepia C12 probieren. Gegen Schwitzen kann Sulfur C12 helfen. Vom jeweiligen Mittel ein- bis zweimal täglich 5 Globuli nehmen.

Expertenwissen

Phytoöstrogene

Manche Pflanzen enthalten Substanzen, die den Östrogenen strukturell sehr ähnlich sind und die deshalb im menschlichen Körper ähnlich wirken. Man bezeichnet diese Doppelgänger als Phytoöstrogene (griech. »phyto« = Pflanze). Zu den wichtigsten Vertretern dieser Gruppe gehören vor allem die Isoflavone und Lignane. Untersuchungen weisen darauf hin, dass diese Stoffe auch Wechseljahrsbeschwerden abschwächen können. Zu empfehlen ist die Auswahl entsprechender Lebensmittel – das ist nicht nur billiger, sondern verhindert auch eine Überdosierung. Bereichern Sie Ihren Speiseplan also regelmäßig mit phytoöstrogenreichen Lebensmitteln, etwa Hülsenfrüchten, Sojaprodukten, Leinsamen, Haferflocken und Knoblauch. Schon zwei Teelöffel täglich decken den Tagesbedarf an Phytoöstrogenen.

Ärztliche Hilfe

Da es sich bei Wechseljahrbeschwerden nicht um eine Krankheit handelt, sondern um eine ganz natürliche Lebensphase der Frau, wird eine ärztliche Behandlung in der Regel nur bei starken Beschwerden nötig sein, die sich mit den zuvor genannten sanften Methoden nicht in den Griff bekommen lassen. Nach sorgfältigem Abwägen aller damit verbundenen Risiken wird der Arzt unter Umständen eine Therapie mit Hormonen empfehlen. Bei starken psychischen Problemen sollten Sie über eine Behandlung durch einen Psychotherapeuten nachdenken.

Prostatabeschwerden

Spätestens in der zweiten Lebenshälfte beschäftigt sich fast jeder Mann mit dem Thema Prostata (Vorsteherdrüse), denn dann macht sich die natürliche Vergrößerung des Geschlechtsorgans bei vielen mit Beschwerden bemerkbar.

Ursachen und Symptome

Die etwa kastaniengroße Prostata liegt – durchzogen von der Harnröhre – unterhalb der Blase und produziert die Flüssigkeit, mit der die Samen transportiert werden. Ab etwa dem 35. Lebensjahr beginnt die Prostata sich aufgrund hormoneller Veränderungen zu vergrößern. Diese gutartige **Prostatavergrößerung** (benigne Prostatahyperplasie) verläuft individuell sehr unterschiedlich und führt auch nicht zwangsläufig zu Beschwerden. So bereitet eine nach außen wachsende Prostata noch keine Probleme. Doch bei vielen Männern wächst die Prostata nach innen, engt zunehmend die Harnröhre ein und führt zu Miktionsstörungen: Schwierigkeiten beim Harnlassen, etwa das Nachträufeln von Urin, ein stotternder oder schwacher Harnstrahl oder nächtlicher Harndrang sind die Folge. In fortgeschrittenem Stadium ist ein Völlegefühl und ständiger Harndrang ein Zeichen dafür, dass die Blase nicht mehr vollständig entleert wird. Im zurückbleibenden Urin siedeln sich leicht Keime an, die zu Harnwegsinfekten und Blasensteinen führen können. Im schlimmsten Fall kann es zur sogenannten Überlaufinkontinenz kommen, bei der sich der Harn bis in die Niere staut und diese schädigt. Häufig treten auch Schmerzen beim Geschlechtsverkehr oder Erektionsstörungen auf.

All diese Symptome können auch auf Prostatakrebs in fortgeschrittenem Stadium hindeuten. Frühzeitige Symptome, die eindeutig auf eine bösartige Prostatavergrößerung hinweisen, gibt es nicht. Nur durch regelmäßige Vorsorgeuntersuchungen besteht die Möglichkeit, Prostatakrebs im Frühstadium zu erkennen.

Unabhängig vom Alter kann jeder Mann irgendwann in seinem Leben an einer **Prostataentzündung** (Prostatitis) erkranken. Ein Druckgefühl im Afterbereich, Schmerzen im Bauch- und Rückenbereich, Probleme beim Wasserlassen sowie beim Geschlechtsverkehr und Fieber können Anzeichen dafür sein. Meist ist die Prostata dann auch geschwollen. Im Gegensatz zu den Beschwerden einer Prostatavergrößerung, die sich über einen längeren Zeitraum verstärken, treten die Symptome einer Entzündung plötzlich auf. Ursache ist oft eine Bakterieninfektion, die sich über die Harnwege auf die Prostata ausbreitet.

Erkrankungsrisiko

Erkrankungen der Prostata sind bei Männern im höheren Alter neben Herz-Kreislauf-Erkrankungen die häufigsten Beschwerden. Geschätzt wird, dass rund 50 Prozent der über 60-jährigen und rund 90 Prozent der über 80-jährigen Männer von einer gutartigen Vergrößerung der Prostata betroffen sind. Die bösartige Veränderung der Prostata, der Prostatakrebs, ist bei Männern über 50 die häufigste Krebserkrankung, etwa 90 Prozent der Betroffenen sind älter als 60 Jahre. Das Erkrankungsrisiko ist höher, wenn eine gewisse genetische Vorbelastung vorliegt.

Die Wahrscheinlichkeit, einmal im Leben an einer Entzündung der Prostata (Prostatitis) zu erkranken, liegt bei rund 15 Prozent.

Vorbeugemöglichkeiten

Eine gesunde Ernährung scheint für die Entstehung von Prostatakrebs eine Rolle zu spielen: Studien haben gezeigt, dass sehr viel weniger Asiaten unter dieser Erkrankung leiden als Mitteleuropäer oder Nordamerikaner. Reichlich pflanzlicher Kost mit wenig tierischem Eiweiß und Fett, wie sie traditionell in Asien üblich ist, wird in diesem Zusammenhang eine schützende Wirkung zugeschrieben. Um Prostatakrebs möglichst frühzeitig erkennen und behandeln zu können, wird Männern ab dem Alter von 45 Jahren eine jährliche Vorsorgeuntersuchung empfohlen, bei einer erblichen Vorbelastung ab 35 Jahren.

Einer Entzündung der Prostata lässt sich kaum vorbeugen. Wer allerdings den Verdacht auf eine Harnwegsinfektion hat, sollte diese unbedingt rechtzeitig behandeln (siehe Seite 118–122). Unter Umständen lässt sich so verhindern, dass sich die Keime auf die Prostata ausbreiten.

Das können Sie selbst tun

Sollte der Arzt bei Ihnen eine gutartige Prostatavergrößerung oder eine -entzündung festgestellt haben, können Sie durch gezielte Anwendungen und pflanzliche Mittel eine Therapie unterstützen und für ein besseres Wohlbefinden sorgen.

✳ Naturheilkunde

Ist die Prostatavergrößerung noch nicht zu weit fortgeschritten, können pflanzliche Heilmittel be-

---

Expertenwissen

Wie sinnvoll ist der PSA-Test?

Im Rahmen der jährlichen Vorsorgeuntersuchung auf Prostatakrebs wird schon seit einiger Zeit über den Nutzen des PSA-Tests diskutiert, bei dem das Blut auf die Konzentration des Prostata-spezifischen Antigens (PSA) untersucht wird. Erhöhte PSA-Werte können auf Prostatakrebs im Frühstadium hinweisen, werden allerdings auch durch viele andere patientenabhängige Faktoren beeinflusst, etwa die Prostatagröße, eine Entzündung oder Harnwegserkrankungen. Je höher der Wert ist, desto wahrscheinlicher verbirgt sich Krebs dahinter. Doch nur eine Biopsie kann dann darüber Auskunft geben, ob tatsächlich ein Tumor vorliegt. Derzeit laufende internationale Studien versuchen die Frage zu klären, wie sinnvoll der Test als Früherkennungsmethode ist. Maßgeblich abhängig von den Studienergebnissen ist auch die Entscheidung, ob der Test als Kassenleistung in die Krebsfrüherkennung aufgenommen wird. Derzeit wird er nur bei einem konkreten Verdacht auf Prostatakrebs bezahlt.

---

reits ausreichen, die Beschwerden zu lindern. Der große Vorteil: Sie haben kaum Nebenwirkungen. **Wichtig:** Die Vergrößerung der Prostata selbst kann so nicht beseitigt werden, Sie müssen deshalb das aktuelle Stadium unbedingt regelmäßig von einem Arzt untersuchen lassen!

Zur Erhaltung des normalen Urinstrahls nach einer Operation ist es besonders wichtig, auf eine ausreichende Flüssigkeitszufuhr zu achten. Empfohlen werden mindestens 2 Liter täglich.

▶ Die Kerne und das Öl des Arzneikürbis (Cucurbita pepo) liefern in geballter Form die wichtigsten Inhaltsstoffe des Kürbis: Neben mehrfach ungesättigten Fettsäuren, wichtigen Mineralstoffen und Vitaminen wie Kalium, Betacarotin und Vitamin E enthält der Kürbis auch Phytosteroide, also pflanzliche Hormone. Eines von ihnen, das Beta-Sistosterin, stärkt die Blasenfunktion und kann so die Beschwerden durch die Prostatavergrößerung lindern, ihr Fortschreiten verzögern und die Gefahr einer Infektion vermindern. Die Wirkstoffe sind in standardisierten Fertigpräparaten in Apotheken erhältlich: Als Kürbissamenextrakt täglich 175 Milligramm einnehmen. Wer mag, kann aber auch Kürbiskernöl in Kapselform verwenden: Dreimal täglich 2 Kapseln à 3 Gramm einnehmen. Auch das regelmäßige Knabbern von Kürbiskernen kann helfen: Täglich 10 Gramm (1 Esslöffel) zerkleinerte Kürbiskerne essen, etwa morgens im Müsli.

▶ Genau untersucht wurden die Inhaltsstoffe der Sägepalmenfrüchteextrakte. Dabei konnte

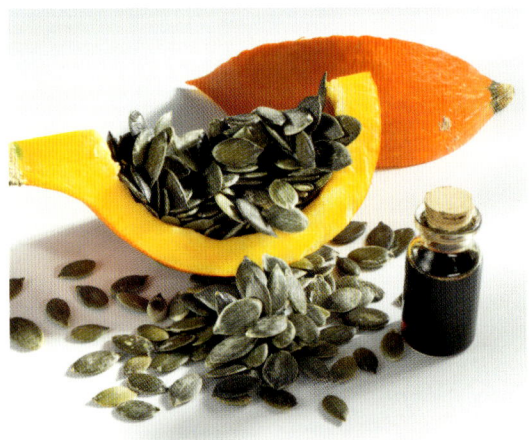

Kürbiskerne können durch ihren Gehalt an Phytohormonen helfen, Prostatabeschwerden zu lindern.

gezeigt werden, dass sie die Beschwerden einer Prostatavergrößerung bessern. Das genaue Wirkprinzip ist noch nicht bekannt. Vermutet wird, dass die Umwandlung von Testosteron in Dihydrotestosteron blockiert wird, welches das Wachstum der Prostata anregt. Beobachtet wurde aber auch eine entzündungshemmende Wirkung. Durch eine Verringerung der Gewebeflüssigkeit in der Prostata wird das Volumen verringert, was möglicherweise ebenfalls die Wirksamkeit unterstützt. Die Tagesdosis beträgt 160 Milligramm und wird in Form eines Fertigpräparats (Apotheke) nach Packungbeilage über mindestens 6 Monate eingenommen. Die Langzeiteinnahme ist unbedenklich.

▶ Brennnesselwurzelextrakte wirken entzündungshemmend auf die Prostata. Darüber hinaus sollen sie über Eiweißkörper (Globulin) im Blut große Teile des männlichen Hormons Testosteron binden und somit in den Hormonhaushalt eingreifen. Die Tagesdosis beträgt 300 Milligramm und wird in Form eines Fertigpräparats (Apotheke) nach Packungsbeilage über mindestens 6 Monate eingenommen. Die Langzeiteinnahme ist unbedenklich.

▶ Eine feuchtwarme Anwendung auf dem Unterbauch, zum Beispiel in Form einer Kartoffelauflage (siehe Kasten Seite 125) oder einer heißen Rolle (siehe Kasten Seite 113), kann ebenfalls bei einer Prostataentzündung helfen. Die feuchte Wärme wirkt entkrampfend und beruhigend auf die gereizte Region.

Ärztliche Hilfe

Alle oben beschriebenen Beschwerden erfordern auf jeden Fall eine ärztliche Abklärung. Eine Ent-

Beckenbodentraining nach Prostataoperation

Eine der gefürchteten Folgen einer Prostataoperation ist die Inkontinenz. Zur Panik besteht in den seltensten Fällen Anlass, denn meist verschwindet die Blasenschwäche etwa drei Monate nach der Operation wieder ganz von selbst. Beckenbodengymnastik ist jedoch eine Möglichkeit, diesen Prozess aktiv zu unterstützen, da dadurch die Muskulatur des Beckenbodens gekräftigt wird. Die Übungen für Männer unterscheiden sich dabei nicht von solchen, die Frauen regelmäßig zur Vorbeugung einer Inkontinenz durchführen sollten. Wie Sie Ihren Beckenboden überhaupt »finden«, erfahren Sie auf Seite 120.

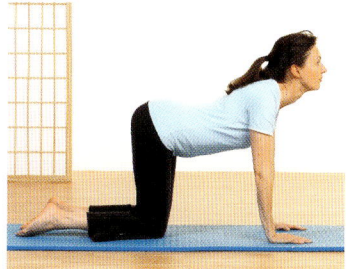

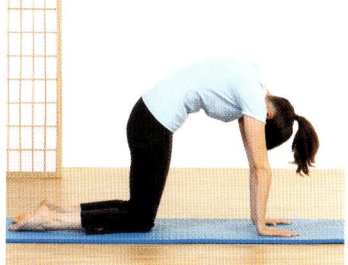

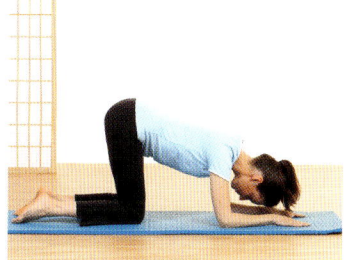

1. Sie knien im Vierfüßlerstand auf dem Boden oder auf einer Gymnastikmatte. Drücken Sie nun den Rücken nach unten zum Boden hin durch, sodass er sich im Hohlkreuz befindet. Den Blick richten Sie gerade nach vorn. In dieser Position atmen Sie zunächst tief ein.

2. Atmen Sie aus und wölben Sie den Rücken nach oben. Gleichzeitig spannen Sie den Beckenboden an. Halten Sie die Position etwa 3 Atemzüge lang. Gehen Sie zurück in die Ausgangsposition, atmen Sie dabei ein und entspannen Sie den Beckenboden. Wiederholen Sie die Übung fünfmal.

3. Zum Abschluss empfiehlt sich eine Phase der Entspannung. Sie knien weiterhin auf dem Boden, stüzten sich jedoch auf den Unterarmen ab, sodass der Oberkörper schräg nach vorn abfällt. Bleiben Sie 30 Sekunden in dieser Position und atmen Sie dabei ruhig und gleichmäßig ein und aus.

zündung der Prostata kann der Arzt meist rasch anhand der Symptome diagnostizieren. Vermutet er hingegen eine Prostatavergrößerung, wird er anhand weiterer Untersuchungen abklären, in welchem Stadium die Erkrankung ist und ob es sich um eine gut- oder bösartige Vergrößerung handelt. Erste Anhaltspunkte über den Zustand der Prostata kann dazu eine Tastuntersuchung über den After geben, genauere Ergebnisse liefern eine Ultraschalluntersuchung und dann je nach Befund eventuell weitere spezielle Untersuchungsmethoden, etwa ein PSA-Test (siehe Kasten Seite 131).

Die Beschwerden einer Prostatavergrößerung im fortgeschrittenen Stadium lassen sich vielfach nur durch einen operativen Eingriff beheben, bei dem das wuchernde Gewebe entfernt und so dem Harnleiter wieder Platz verschafft wird.

Hautkrankheiten

Immer mehr Menschen sind von Krankheiten wie Neurodermitis, Schuppenflechte und allergischen Hautreizungen betroffen. Die Rötungen, Entzündungen, Schuppen und Risse breiten sich nicht nur auf verdeckten Körperstellen aus, sondern oft auch im Gesicht. Doch schon einfache Hausmittel können die Beschwerden lindern.

Ursachen und Symptome

Auslöser für entzündliche Hautveränderungen, die sogenannten **Ekzeme**, sind häufig äußere Faktoren, wie zum Beispiel die Inhaltsstoffe von Kosmetika, Kleidung, Schmuck oder auch Lebensmitteln. Reagiert die Haut darauf allergisch oder gereizt, kommt es zu Rötungen, die oft mit starkem Juckreiz einhergehen. Nicht immer jedoch ist die Ursache für die Hautreizung so leicht auszumachen, bei manchen Menschen wirken sich zum Beispiel auch Stresssituationen auf die Haut aus.

Bei **Neurodermitis** ist die Ursache ein gestörtes Immunsystem, das auf normalerweise harmlose Faktoren zu stark reagiert. Bestimmte weiße Blutkörperchen produzieren nun Botenstoffe, die eine Entzündung der Haut zur Folge haben. Eine wichtige Rolle spielt hierbei die genetische Veranlagung. Damit Neurodermitis zum Ausbruch kommt, sind bestimmte Umweltfaktoren als Auslöser notwendig, Schadstoffe, Klima, Infekte oder Stress zählen zu den häufigsten. Die Erkrankung macht sich durch starken, quälenden Juckreiz und gerötete, geschwollene sowie extrem trockene Haut bemerkbar und kann sich über den ganzen Körper ausbreiten. Durch Hautbakterien kann es zusätzlich zu Entzündungen an den betroffenen Hautbereichen kommen. Neurodermitis tritt chronisch beziehungsweise schubweise wiederkehrend in Erscheinung.

Auch bei der **Schuppenflechte** (Psoriasis) spielt die Veranlagung eine große Rolle. Es handelt sich dabei um eine chronische Hauterkrankung, die schubweise auftritt. Ähnlich wie bei Neurodermitis lösen bestimmte Faktoren die Krankheit aus, etwa mechanische Reize (z. B. reibende Knöpfe), Verletzungen, Stoffwechselstörungen, bakterielle Infekte, Medikamente, Stress oder Alkohol. Die Zellteilung der Haut wird enorm beschleunigt, und das Zellgewebe vermehrt sich siebenmal schneller als bei einer gesunden Haut. Die überflüssigen Hautzellen sterben ab und werden als Schuppen sichtbar. Bevorzugt betroffen sind Ellbogen, Knie, Kopf, Fußsohlen und Nägel. Seltener sind Schleimhäute, etwa im Mund, befallen.

Erkrankungsrisiko

Besonders anfällig für **Ekzeme** sind Menschen mit trockener Haut. Auch wer aus beruflichen Gründen oft mit reizenden Stoffen in Kontakt kommt, ist stärker gefährdet. So leiden zum Beispiel Friseure häufig an Ekzemen an den Händen.

Neurodermitis beginnt oftmals bereits im Säuglingsalter und zählt zu den häufigsten Erkrankungen im Kindesalter überhaupt. Etwa zehn Prozent aller Kinder und Jugendlichen sind davon betroffen. Bei einem großen Teil verschwindet die Neurodermitis bis zum Erwachsenenalter.

Schuppenflechte tritt familiär gehäuft auf. Schätzungsweise zwei Millionen Menschen in Deutschland haben damit zu tun, Männer und

Frauen gleichermaßen. In der Regel beginnen die Symptome im Erwachsenenalter, nur gelegentlich erkranken auch Kinder und Jugendliche.

Vorbeugemöglichkeiten

Wer um seine Neigung zu **Ekzemen** weiß, sollte versuchen, die Auslöser für die Hautreizung herauszufinden und diese möglichst meiden. Daneben ist es wichtig, die Haut durch fetthaltige Pflegeprodukte vor Austrocknung zu schützen. Bei der Arbeit mit hautreizenden Stoffen oder mit viel Wasser (etwa beim Putzen oder Abspülen) empfiehlt sich das Tragen von Handschuhen.

Wenn ein oder beide Elternteile zu Allergien oder **Neurodermitis** neigen, ist es sinnvoll, das Baby die ersten sechs Lebensmonate zu stillen und auf das Zufüttern von Fremdeiweiß (zum Beispiel aus Säuglingsmilchnahrung auf Kuhmilchbasis) zu verzichten, da es oft der Auslöser für allergische Reaktionen ist. Es gibt auch Hinweise darauf, dass eine allergenarme Ernährung der stillenden Mutter das Risiko für das Kind senkt, eine Neurodermitis auszubilden. Nüsse, Hühnereier, Fisch und Sojaprodukte sind hingegen als stark allergieauslösend bekannt. Wer nicht stillen kann, sollte zu einer hypoallergenen Säuglingsnahrung greifen. Ist die Neurodermitis bereits ausgebrochen, gleichen die Empfehlungen denen zur Vorbeugung eines Ekzems. In Haushalten mit Neurodermitikern sollte außerdem konsequent auf das Rauchen verzichtet werden, da der Zigarettenrauch die Erkrankung verstärkt.

Schuppenflechte ist nicht heilbar, und es kann immer wieder zu Schüben kommen. Um Entzündungsprozessen keinen Vorschub zu leisten, sollten Sie die Maßnahmen bei trockener Haut beherzigen (siehe Seite 174).

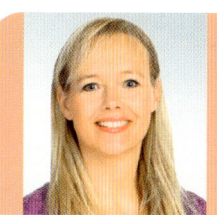

Mein besonderer Tipp
Dr. med. Franziska Rubin

Stutenmilch

Stutenmilch ist der menschlichen Muttermilch in der Zusammensetzung sehr ähnlich, sie enthält wenig Fett, viel Milchzucker, ist reich an Mineralien, Spurenelementen und Vitamin C. Wie die Milch genau wirkt, ist nicht bekannt, aber sie scheint die Abwehrkräfte zu verbessern. Zumindest konnte gezeigt werden, dass Stutenmilch bei Neurodermitispatienten eine Verbesserung des Hautbildes bewirkt. Für eine Trinkkur wird über einen Zeitraum von sechs bis acht Wochen täglich 1/4 Liter tiefgefrorene Milch bei Raumtemperatur aufgetaut und möglichst eine halbe Stunde nach dem Frühstück getrunken. Sinnvoll ist auch eine äußerliche Anwendung mit Kosmetikprodukten. Durch die Inhaltsstoffe werden vor allem der Stoffwechsel der Haut angeregt, der Feuchtigkeitsgehalt stabilisiert und die Hautheilung aktiviert.

Das können Sie selbst tun

Die tägliche Pflege mit rückfettenden Ölbädern, Cremes und Lotionen ist auch im akuten Stadium der Erkrankung das A und O, um ein Austrocknen der Haut zu verhindern. Achten Sie außerdem bei der Wahl der Kleidung und Bettwäsche auf luftdurchlässige Naturmaterialien wie Baumwolle oder Seide, die für ein gutes Hautklima sorgen und so die Heilung fördern. Gegen Juckreiz hilft vielen Menschen ein Spaziergang in kalter Luft oder eine kalte Dusche – die Kälte dämpft die Reizübertragung in den Nerven. Vor allem nachts und bei Kindern wird es sich jedoch nicht vermeiden lassen, dass dem Juckreiz mit Kratzen begegnet wird. Um ein Aufkratzen der Haut zu verhindern, ist es deshalb wichtig, die Fingernägel kurz zu halten. Für Kinder gibt es außerdem Schlafanzüge mit angenähten Handschuhen.

Vergessen Sie bei allen Hauterkrankungen auch nicht den Einfluss des seelischen Wohlbefindens auf den Krankheits- und Heilungsprozess! Belastungen und Stress können Sie mit Entspannungsmethoden, etwa autogenem Training oder Yoga, entgegenwirken (siehe Seite 168–169). Keinesfalls sollten Sie sich aufgrund Ihrer Hautprobleme zurückziehen und von der Gesellschaft isolieren – falls sie Sie sehr belasten, kann eine Selbsthilfegruppe wieder neuen Mut machen.

Expertenwissen

Die Sole-Photo-Therapie

Besonders bei Patienten mit Schuppenflechte und Neurodermitis hat sich die Sole-Photo-Therapie bewährt – eine verträgliche Alternative zu Kortison, mit dem solche Hauterkrankungen üblicherweise behandelt werden. Die Therapie gleicht einer Badekur am Toten Meer. Zunächst badet der Patient 20 Minuten in konzentrierter Salzsole. Das beruhigt die entzündete Haut und macht sie durchlässiger für die anschließende Bestrahlung mit UV-Licht. Dies geschieht in einer Lichtkabine, in der genau dosierte UVA- und UVB-Strahlen Entzündungen stoppen und weitere Zellteilungen vermindern. Auch Botenstoffe, die sich in den Entzündungsherden bilden, werden gebremst. Die heilende Wirkung liegt dabei in der gezielten Kombination von UV-Strahlen der Sonne und Sole. Erste Erfolge sind meist nach etwa 20 Behandlungen sichtbar. Diese sollten zwei- bis viermal wöchentlich im Rahmen einer Kur, auch ambulant, durchgeführt werden.

✳ Naturheilkunde

Bei Hauterkrankungen haben sich verschiedene Heilpflanzen in Form von Umschlägen oder Badezusätzen bewährt, um Entzündungen einzudämmen und den lästigen Juckreiz zu mildern.

▶ Bei leichten Juckreizbeschwerden ist das Mittel der Wahl Pfefferminzöl. Es beruhigt die Hautnerven und vermindert auf diese Weise den Juckreiz. In der Apotheke eine 5- bis 10-prozentige Lösung in Pflanzenöl mischen lassen und mehrmals täglich 20 Tropfen auf die zu behandelnde Stelle auftragen. Als Badezusatz 2 bis 4 Tropfen mit 1 Liter Wasser kräftig verschütteln oder mit etwas Milch emulgieren, dem Badewasser zufügen und mehrmals täglich darin baden. Als Waschung 5 bis 10 Tropfen Pfefferminzöl in 1 Liter Wasser durch heftiges Schütteln verteilen und mehrmals täglich die betreffende Stelle damit waschen. **Wichtig:** Pfefferminzöl niemals unverdünnt anwenden und nicht mehr als 10 Tropfen pro Anwendung dosieren, da sonst heftige Hautirritationen möglich sein können! Bei Säuglingen und Kleinkindern nicht im Bereich des Gesichts anwenden, sonst besteht die Gefahr eines Atemstillstands!

▶ Bei mittleren Juckreiz-Beschwerden bietet sich die Anwendung von Ballonrebenkraut an. Es wirkt entzündungshemmend, juckreizlindernd und Feuchtigkeit spendend. Für die Wirkung verantwortlich sind unter anderem Halicarsäure, Phytosterole und Tannine. Die Anwendung erfolgt in Form eines Fertigpräparats als Salbe aus 10-prozentiger Urtinktur. Dreimal täglich auf die betroffene Stelle aufgetragen.

▶ Die Gerbstoffe der **Eichenrinde** hemmen kleinere Entzündungsherde, Schwellungen klingen ab und der Juckreiz wird gelindert. Für einen wirksamen Sud 2 Esslöffel klein geschnittene Eichenrinde in einem Topf mit 1 Liter Wasser übergießen, 30 Minuten kochen lassen, abseihen und abkühlen lassen. Die betroffenen Körperstellen 20 Minuten in dem Sud baden. **Wichtig:** Nicht länger als 2 Wochen anwenden, da dabei auch für die Leber giftige Stoffe über die Haut aufgenommen werden.

▶ **Bittersüßstengel** enthält Steroidalkaloide, die kortisonähnlich wirken und die Symptome bei Neurodermitis abschwächen können. Eine Anwendung darf nur mit standardisierten Auszügen (z. B. Cefabene-Salbe) nach Packungsbeilage erfolgen. **Wichtig:** Die Pflanze ist tödlich giftig, eine Eigenherstellung ist nicht möglich!

✧ Medikamente aus der Apotheke

Medizinische Ölbäder enthalten einen besonders hohen Anteil an pflanzlichen Ölen wie Sojabohnenöl oder Erdnussöl. In ihrer Zusammensetzung sind sie mit den Hautfetten verwandt. Und für starken Juckreiz gibt es Bäder mit juckreizstillenden Zusätzen. Darüber hinaus normalisieren sie den Wasserverlust über die Haut, der zum Beispiel bei Neurodermitis und Schuppenflechte erhöht ist. Salben und Cremes mit Harnstoff (Urea) kön-

nen die vom Körper produzierte Feuchtigkeit in der Hornschicht der Haut binden, die Haut gewinnt ihre natürliche Geschmeidigkeit zurück.

Ärztliche Hilfe

Falls Sie häufig unter wiederkehrenden **Ekzemen** der Haut leiden, sollten Sie von einem Facharzt für Hauterkrankungen die Ursache dafür abklären lassen. Anhand von Hauttests kann er allergieauslösende oder hautreizende Stoffe ausfindig machen oder eine Behandlung einleiten, die zunächst einmal hilft, die Symptome wie Entzündungen und Juckreiz loszuwerden. Auch für Kuren in Reizklima oder spezielle Therapieformen, wie die UVA-Lichttherapie, ist der Arzt der richtige Ansprechpartner.

Es gibt kein Medikament, das die **Neurodermitis** völlig und für immer beseitigt, denn die Ursachen der Erkrankung sind bis heute unbekannt. Neurodermitis kann aber behandelt und die lästigen Symptome können gelindert werden. Eine Pauschaltherapie für alle Betroffenen gibt es leider nicht. Der Facharzt muss aus einer Vielzahl von Möglichkeiten für jeden Patienten die individuelle Therapie herausfinden. Viele Cremes, vor allem die kortisonhaltigen, haben Nebenwirkungen und können nur kurzfristig eingesetzt werden.

Grundlage einer Behandlung von **Schuppenflechte** ist eine Ablösung der überschüssigen Verhornung, damit weitere Medikamente an ihren Wirkungsort gelangen können. Dazu werden Salben benutzt, die die Hornhaut erweichen, zum Beispiel mit den Wirkstoffen Salicylsäure oder Harnstoff. Salben, zum Beispiel Teerpräparate, Dithranol-Salbe und kortisonhaltige Salben, und Medikamente werden eingesetzt, um die Entzündungen einzudämmen.

Rückenschmerzen

Rückenschmerzen sind längst zur Volkskrankheit Nummer eins geworden: Drei Viertel aller Deutschen werden ständig oder gelegentlich von Nacken- oder Schultersteife, Ischiasbeschwerden oder Hexenschuss geplagt, bis zu 35 Prozent davon entwickeln langfristige Beschwerden.

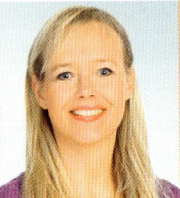

Mein besonderer Tipp

Dr. med. Franziska Rubin

Ungewöhnliches ausprobieren

Starke Belastungssituationen in meinem Leben rufen gerne heftige Rückenschmerzen hervor. Konventionelle Behandlungsverfahren helfen dann manchmal nicht und für Bewegung ist es vor lauter Schmerz auch zu spät. In diesen Momenten habe ich verblüffende Erfahrungen mit Homöopathie gemacht. Nach einer einstündigen Befragung durch einen erfahrenen Homöopathen hat er meist schon das Mittel gegen den aktuellen Schmerz ausgemacht: Etwa Rhus toxicodendron, das bei Schmerzen hilft, die sich durch Bewegung bessern. Nach der Einnahme habe ich zwar manchmal einen über mehrere Tage andauernden Bauchmuskelkater, aber dann sind die Rückenschmerzen für lange Zeit verschwunden. Eine andere Hilfe ist mir die Osteopathie. Ich bin immer fasziniert, wie viel die sanften Griffe lockern können und sich der Körper selber wieder reguliert (siehe Seite 32).

Ursachen und Symptome

Die Wirbelsäule bildet das Grundgerüst des Menschen. Es trägt alle anderen Knochen, Muskeln sowie Organe und verleiht dem Körper zugleich Stabilität und Flexibilität. Möglich ist dies durch ein kompliziertes System von Wirbelkörpern, Bandscheiben, Gelenken, Muskeln und Bändern. Darüber hinaus verläuft mit dem Rückenmarksnerv der Hauptnachrichtenstrang des Körpers durch dieses tragende Gebilde. Ein solch komplexes System ist anfällig für die unterschiedlichsten Schäden, die sich dann als Rückenschmerzen äußern.

Zu den häufigsten Rückenbeschwerden zählen Muskelverspannungen (siehe Seite 144) und der Hexenschuss (siehe Seite 147). Sehr viel seltener ist der Bandscheibenvorfall, bei dem sich eine geschädigte Bandscheibe vorwölbt und auf den Nerv drückt; häufig ist hiervon der Ischiasnerv betroffen. Der Grund dafür sind meist ganz alltägliche, abrupte Bewegungen des Oberkörpers, etwa beim Aussteigen aus dem Auto. Neben einem akuten Stechen in der betroffenen Region kommt es dann oft auch zu dumpfen Schmerzen, die in andere Körperregionen ausstrahlen. Manchmal bleiben Bandscheibenvorfälle allerdings ohne Beschwerden und werden oft erst im Rahmen anderer Untersuchungen festgestellt.

Fehlhaltungen, Abnutzungen an den Wirbelgelenken, Knochenbrüche im Bereich der Wirbelkörper – häufig begünstigt durch Osteoporose (siehe Seite 156) –, Nervenwurzelentzündungen oder Erkrankungen im Brust- und Bauchraum können ebenfalls Rückenschmerzen verursachen.

Nicht selten sind an den Schmerzen Belastungen schuld, die man nicht messen oder auf Röntgenbildern sichtbar machen kann: familiäre Probleme, Leistungsdruck oder Arbeitslosigkeit – auch diese Probleme können den Rücken belasten. Wer sich selbst viel abverlangt oder Sorgen verdrängt, bekommt seine Grenzen oft durch den Rücken aufgezeigt. Werden dann erste Schmerzen ignoriert, besteht die Gefahr, dass diese chronisch werden. Umgekehrt kann aber auch Angst vor Schmerzen verhängnisvoll sein. Denn wer deshalb Bewegung vermeidet, schadet damit dem Rücken.

Erkrankungsrisiko

Rund 80 Prozent aller Rückenbeschwerden lassen sich auf Muskelverspannungen zurückführen (siehe Seite 144), 10 Prozent beruhen auf einer Reizung von Nervenfasern im Bereich der Wirbelsäule und für nur 3 bis 5 Prozent ist ein Bandscheibenvorfall die Ursache. Bei älteren Menschen kommt es aufgrund von Verschleißerscheinungen an Knochen und Gelenken ebenfalls häufiger zu Rückenproblemen. Ein besonders hohes Risiko, an Rückenbeschwerden zu erkranken, haben Menschen, die unter Stress stehen, die eine überwiegend einseitige Körperhaltung innehaben, die sich wenig bewegen und ihre Muskulatur vernachlässigen. Nicht selten lassen sich die Ursachen für Rückenschmerzen aber auch schon im Kindesalter ausmachen: Bis zu 60 Prozent aller Schulkinder weisen Haltungsschäden auf, die im Erwachsenenalter zu Rückenerkrankungen führen. Schwere Schulranzen, die zudem oft einseitig getragen werden, erhöhen zum Beispiel das Risiko dafür, dass die noch weichen Wirbelköper an der belasteten Stelle frühzeitig verknöchern und sich die Wirbelsäule seitlich verkrümmt oder ein Rundrücken entsteht. Eine weitere häufige Haltungsschwäche bei Kindern ist das Hohlkreuz.

Vorbeugemöglichkeiten

Die Hauptursache dafür, dass Rückenleiden zur Epidemie geworden sind, ist Bewegungsmangel. Deshalb ist regelmäßiger Sport sehr wichtig. Effektiv, aber dennoch rückenschonend ist etwa Schwimmen oder Walking. Außerdem sollten Sie bei Alltagstätigkeiten auf gute Haltung achten:

▶ Bei Küchenarbeiten neigt man schnell zu einem gebeugten Rücken. Schaffen Sie Abhilfe, indem Sie einen Fuß auf einer Unterlage etwas höher stellen, etwa indem Sie den Küchenunterschrank öffnen und den Fuß auf dem Schrankboden absetzen. Auch beim Bügeln eignet sich eine entsprechende Fußunterlage.

▶ Das morgendliche Zähneputzen können Sie gut für eine rückenfreundliche Übung nutzen: Beine breit stellen, leichte Kniebeuge, Oberkörper mit gestrecktem Rücken leicht vorbeugen. Wer diese Position eine Minute halten kann, trainiert seine untere Rückenmuskulatur effektiv. Kurz entspannen, dann wiederholen.

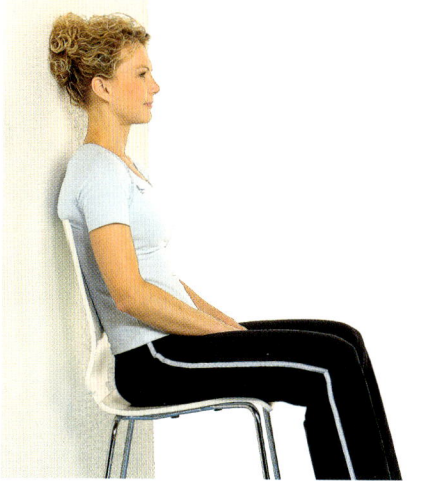

Wer viel sitzen muss, sollte dem Rücken durch die sogenannte Lümmelhaltung immer wieder einmal kleine Entspannungspausen gönnen.

▶ Fensterputzen ist ein gutes Wirbelsäulentraining. Wichtig ist es, abwechselnd mit links und rechts zu putzen und sich dabei zu strecken.

▶ Wer sich beim krummen Sitzen im Sessel ertappt, sollte ein Kissen zwischen Lehne und Rücken klemmen. Dadurch bringen Sie die Wirbelsäule in ein leichtes, natürliches Hohlkreuz. Auch auf dem Bürostuhl ist auf die Haltung zu achten: Hier sollten die Füße immer auf dem Boden stehen und die Beine im rechten Winkel abgeknickt sein. Zur Entspannung zwischendurch eignet sich die »Lümmelhaltung«, bei der der Rücken angelehnt ist und so wenig Muskeln wie möglich angespannt werden (siehe Abbildung Seite 139).

▶ Neben der richtigen Sitzhaltung ist es wichtig, wenigstens einmal pro Stunde ein paar Schritte zu gehen. Durch die wechselnde Körperhaltung entlasten Sie Ihren Rücken. Ein kleiner Trick hilft: immer im Stehen telefonieren!

Das können Sie selbst tun

Eine kräftige Rücken- und Bauchmuskulatur hält die Wirbelsäule in einer gesunden Position. Es ist daher ein gefährlicher Irrweg, zu versuchen, dem Schmerz durch Stillhalten zu begegnen. Aus demselben Grund sind auch Massagen kein Ersatz für Krankengymnastik, denn die Muskulatur muss gestärkt werden, auch wenn es zunächst wehtut. Wer also dauerhaft etwas für die Muskulatur tun möchte, sollte sich ein geeignetes Trainingsprogramm suchen. Sogenannte Rückenschulen werden von Volkshochschulen, Krankenkassen, Vereinen und privaten Anbietern durchgeführt. Wer ausreichend motiviert und diszipliniert ist, kann auch zu einem Video mit Übungsanleitungen greifen. **Wichtig:** Sprechen Sie sich bei bestehenden Rückenproblemen vor Beginn eines Trainings immer zunächst mit Ihrem Arzt ab.

Immer sollten Sie auch an die mögliche psychische Ursache von Rückenschmerzen denken und eventuell gezielt mit Entspannungsübungen gegen Stress vorgehen (siehe Seite 168–169).

Als Erste-Hilfe-Maßnahme bei plötzlichen starken Schmerzen im Bereich der Lendenwirbelsäule hat sich die Stufenlagerung bewährt: Legen Sie sich auf den Boden, der Rücken liegt flach auf. Die Füße sind auf einem Stuhl abgelegt, Hüfte und Knie je mit 90 Grad angewinkelt (siehe Abbildung Seite 142).

✳ Naturheilkunde

Als wohltuend und schmerzlindernd wird bei Rückenschmerzen vor allem Wärme empfunden, die entspannend auf die Muskulatur wirkt und die Durchblutung fördert. Eine Wärmflasche oder die Bestrahlung mit einer Infrarotlampe ssind einfache Möglichkeiten, für Wärme zu sorgen. **Wichtig:** Milde Wärme entspannt die Muskeln, Überwärmung kann aber auch den Schmerz verstärken und sollte vor allem bei entzündlichen Prozessen vermieden werden.

▶ Ein **Heublumensack** fördert die lokale Durchblutung, lindert Schmerzen und entspannt die Muskulatur. Durch die ätherischen Öle und entzündungshemmenden Inhaltsstoffe der Gräser und Blumen wirkt er noch stärker als die reine Wärme zum Beispiel einer Wärmflasche. Dafür eine der Auflagefläche angemessene Menge Heu in ein Baumwoll- oder Leinentuch einschlagen oder in einen Kissenbezug füllen und mithilfe von Wasserdampf (Durchschlagsieb in einen Topf stellen) etwa 1 Stunde erhitzen und befeuchten. Den Heublumensack an der Luft abkühlen lassen, bis keine Verbrennungsgefahr mehr besteht, auf die schmerzende Stelle legen und liegen lassen, bis er nicht mehr wärmt (bis zu 1 Stunde). Da Heu anfällig für Milben und Mikroorganismen ist, nur frisches Heu verwenden und sofort verarbeiten. Oder einen speziell aufbereiteten Heublumensack in der Apotheke kaufen, der bis zu fünfmal wiederverwendbar ist (Immer gut trocknen lassen!). **Wichtig:** In seltenen Fäl-len kann das Heu zu allergischen Reaktionen führen. Ersetzen Sie es dann durch Hafer.

► In manchen Fällen von akuten Rückenschmerzen hilft Kälte besser als Wärme. Anfänglich, besonders bei starken akuten Schmerzen, denen eine entzündliche Reaktion zugrunde liegt, kann darum auch die Anwendung von Kälte, etwa in Form kalter Umschläge oder kühler Kompressen, die Beschwerden lindern. Dafür zerstoßenes Eis in einen Gefrierbeutel geben

Anwendung Schritt für Schritt

Der Lumbalguss

Bei Schmerzen im unteren Rückenbereich kann ein Lumbalguss helfen. Er lindert die Beschwerden, indem durchblutungsfördernd und entspannend auf die Muskulatur wirkt. Im Akutfall können Sie den Guss dreimal wöchentlich anwenden. Sie benötigen einen Helfer und ein auf den Wasserschlauch aufgeschraubtes Gießrohr. Ersatzweise reicht auch der Duschschlauch ohne Brausekopf. Beginnen Sie mit einer Temperatur von etwa 35 °C, die Sie auf 40 bis 42 °C erhöhen können. Um den Wärmeeffekt zu verstärken, empfiehlt sich hinterher die Stufenlagerung (siehe Seite 140, 142) mit einem Heizkissen unter den Lendenwirbeln.

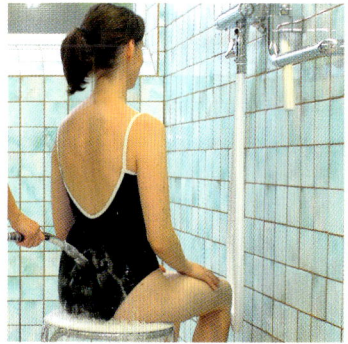

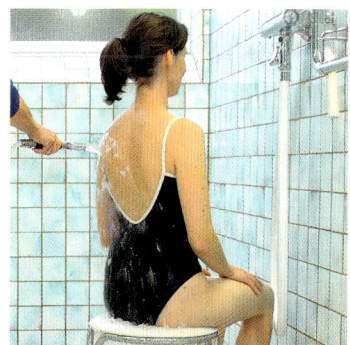

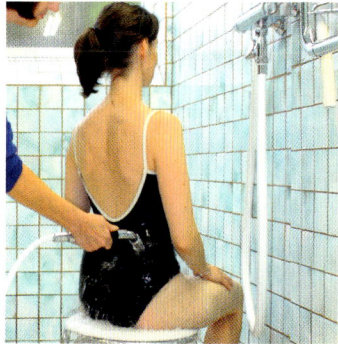

1. Sie sitzen auf dem Badewannenrand oder auf einem rutschsicheren, wasserfesten Hocker in der Wanne. Ihr Helfer führt den Wasserstrahl langsam senkrecht von der Afterrinne aus bis zur schmerzenden Stelle nach oben.

2. Der Wasserstrahl wird dann langsam erst weiter waagerecht nach links geführt. Dann wird der Strahl nach schräg links unten zurück bis zur Ausgangsposition gebracht. Nun wird der Ablauf zur rechten Seite hin wiederholt.

3. Der Strahl wird so trapezförmig über den Rücken geführt. Der Guss sollte insgesamt 5 bis 10 Minuten dauern, das heißt, die Bewegung wird mehrmals wiederholt. Die Haut muss am Ende gerötet und gut durchblutet sein.

oder eine kühlende Gelpackung aus der Apotheke verwenden. Die Packung in ein trockenes Tuch wickeln und mehrmals täglich 1 bis 3 Minuten lang auf die schmerzende Stelle legen.

▶ Bei Problemen im Bereich der Lendenwirbelsäule ist ein **Lumbalguss** sehr wirkungsvoll (siehe Kasten Seite 141).

☼ Heilkunde aus aller Welt

Studien haben gezeigt, dass **Akupunktur** zur erfolgreichen Behandlung von Rückenschmerzen beitragen kann. Suchen Sie sich jedoch einen Therapeuten, der über eine gründliche Ausbildung und langjährige Erfahrungen verfügt. Weiterhelfen kann hier zum Beispiel die Deutsche Akupunkturgesellschaft Düsseldorf (www.akupunktur-aktuell.de, Tel. 0211 369099). Da Akupunktur besonders bei chronischen Rückenschmerzen wirksam ist, übernehmen mittlerweile auch Krankenkassen unter bestimmten Voraussetzungen eine begrenzte Anzahl an Therapiestunden.

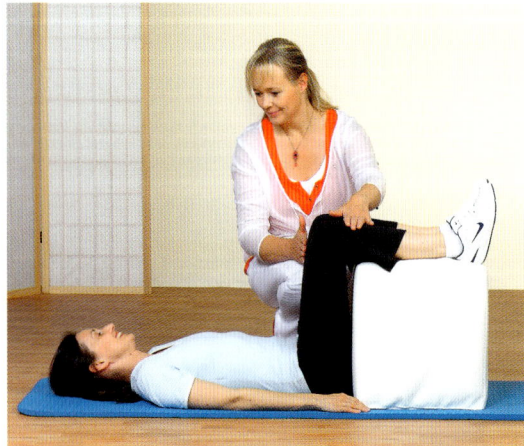

Als Erste-Hilfe-Maßnahme bei akuten, starken Rückenschmerzen eignet sich die Stufenlagerung gut (siehe Seite 140 »Das können Sie selbst tun«).

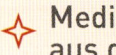 Medikamente aus der Apotheke

Es gibt eine Vielzahl von Einreibungen, Lotionen und Cremes gegen Schmerzen. Salben und Pflaster auf der Basis von Pfeffer- und Paprikainhaltsstoffen wirken stark erweiternd auf die Blutgefäße der Haut. Dadurch steigt die Durchblutung, die Stelle wird heiß und rot. Die darunter liegende Muskulatur entkrampft sich, und Schmerzen werden gelindert.

Falls Sie den Schmerzen mit sanften Methoden innerhalb weniger Tage nicht beikommen, kann es sinnvoll sein, sie zunächst einmal mit Schmerztabletten zu bekämpfen, zum Beispiel mit den Wirkstoffen Naproxen oder Ibuprofen.

Ärztliche Hilfe

Sollten Ihre Beschwerden auch mit sanften Selbstbehandlungsmethoden nach drei Tagen nicht abgeklungen sein oder Sie plötzlich unter starken Schmerzen leiden, ist es unumgänglich, einen Arzt aufzusuchen. Um die Ursache für die Rückenschmerzen zu finden, wird dieser Arzt zunächst die Krankengeschichte erfragen: Er muss wissen, wann und unter welchen Bedingungen der Schmerz auftritt, wie stark er ist und wohin er ausstrahlt. Im Rahmen einer gründlichen Untersuchung wird er Haltung, Form und Beweglichkeit der Wirbelsäule begutachten, nach druckempfindlichen Stellen tasten und die Muskulatur beurteilen. Eventuelle Laboruntersuchungen geben Aufschluss über etwaige Entzündungen. Gegebenenfalls wird Ihr Arzt zur weiteren Klärung den Einsatz bildgebender Verfahren, wie der Computer- oder Magnetresonanztomografie, anordnen. Mit ihrer Hilfe lassen sich krankhafte

Veränderungen im Körper sichtbar machen, zum Beispiel ein Bandscheibenvorfall, und die entsprechenden Behandlungsschritte einleiten.

Stärkere Schmerzen behandelt der Arzt auch mit Medikamenten. Das vorrangige Ziel bei dieser Schmerztherapie ist es, Fehl- und Schonhaltungen aufgrund von Schmerzen zu verhindern, so die Beweglichkeit zu erhalten und die Ursachen für die Schmerzen zu behandeln.Wenn operiert werden muss, hat sich mittlerweile die Mikrochirurgie durchgesetzt. Dabei wird der Eingriff mit feinsten Instrumenten unter örtlicher Betäubung vorgenommen – eine schonende Methode mit geringen Nebenwirkungen.

Ein einfühlsamer Arzt wird auch die seelische und psychische Verfassung des Patienten bei der Diagnose mit berücksichtigen. Falls er eine körperliche Ursache ausschließen kann und als Ausgangspunkt für die Schmerzen eine belastende Lebenssituation sieht, wird er Ihnen unter Umständen zu einer Psychotherapie raten.

Zur Schmerzlinderung kann auch die Neuraltherapie beitragen. Der Arzt spritzt ein lokales Betäubungsmittel in kleinen Quaddeln unter die Haut, es kommt lokal zu einer Anregung des Stoffwechsels im verhärteten Gewebe und nachfolgend zur Besserung der Schmerzen. Bei einer Variante wird in Akupunkturpunkte injiziert, was den Effekt noch verstärken soll.

Wer auf der Suche nach einer Alternative zur Schulmedizin ist, sollte bei Rückenschmerzen auch an die Osteopathie denken. Diese sucht Funktionsstörungen im gesamten Körper, auch bei inneren Organen und am Schädel. Sanfte Grifftechniken sollen den Körper dabei unterstützen, die Kraft zur Selbstheilung zu finden. Die Therapie kann helfen, Belastungen auszugleichen und Schmerzen zu lindern (siehe auch Seite 32).

Expertenwissen

Die Biofeedback-Methode

Hinter Biofeedback verbirgt sich eine Verhaltenstherapie, mit der dem Patienten unbewusste Körperprozesse bewusst gemacht werden. Dies geschieht mit technischer Hilfe: Das Biofeedback-Gerät wird über Kabel mit dem Rücken des Schmerzpatienten verbunden, und die elektrische Aktivität der unter der Haut befindlichen Muskeln wird gemessen. Der Patient macht dazu verschiedene Übungen, die mehr oder weniger die betroffenen Muskelgruppen beanspruchen. Auf einem Monitor wird die Ver- bzw. Entspannung der Muskeln in Form von Kurven angezeigt. Diese Kurven verdeutlichen dem Patienten die Muskelaktivitäten. Auf diese Weise kann er lernen, wie er etwa bei der Computerarbeit seine Muskelspannung angemessen aktivieren kann. Dazu werden Sensoren im Schulterbereich angeschlossen. Der Patient benutzt Tastatur und Maus eines Computers, wie im Büro. Erreichen die Spannungskurven einen roten Bereich, leisten die Muskeln eine Arbeit, die beim Tippen völlig überflüssig ist und durch die Schmerzen entstehen. In jeder normalen Alltagssituation kann es sein, dass Rückenmuskeln übermäßig verspannen. Der Patient übt deshalb in speziellen Programmen neue Verhaltens- und Bewegungsmuster, bis er es schafft, den roten Bereich auf dem Monitor zu meiden. Dies ist allerdings nicht mit einer einzigen Biofeedback-Stunde möglich. Doch langfristig kann der Patient lernen, seine »Rückensprache« besser zu verstehen.

Muskelverspannungen im Rücken

Muskelverspannungen, die hinter den meisten Rückenschmerzen stecken, lassen sich in vielen Fällen allein durch rückenfreundliches Verhalten vermeiden beziehungsweise mit entsprechenden Selbsthilfemethoden gut in den Griff bekommen.

Ursachen und Symptome

Schmerzhafte Verspannungen der Rückenmuskeln bilden sich meist aufgrund von Durchblutungsstörungen, die eine ausreichende Versorgung der Rückenmuskulatur mit Sauerstoff verhindern. Dadurch wird der Stoffwechsel des Muskelgewebes gestört, was zu schmerzhaften Verhärtungen führt, die auch tastbar sind. Da die verspannten Muskeln die feinen Blutgefäße zusammenquetschen, entstehen Schmerzen, die durch die verminderte Sauerstoff- sowie Nährstoffzufuhr noch verstärkt werden. Sehr häufig davon betroffen sind die Halswirbelsäule und der Nackenbereich.

Muskelverspannungen können jedoch auch durch einen Überschuss an Kalzium beziehungsweise durch einen Mangel an Magnesium provoziert werden. Jede Muskelfaser erhält das Signal zur Bewegung durch eigene Nervenfasern. Der Impuls erfolgt durch die Freisetzung eines Botenstoffs aus dem Nervenende auf die Muskelfaser. Je mehr Kalzium vom Nerv aufgenommen wird, desto mehr dieses Botenstoffs setzt er frei, und die Muskelfasern erhalten entsprechend starke Signale. Magnesium verdrängt als Gegenspieler des Kalziums die überschüssigen Moleküle von ihren Bindungsstellen am Nervenende. Dadurch werden die intensiven Impulse gebremst und die Muskelfaser entspannt.

Erkrankungsrisiko und Vorbeugemöglichkeiten

Stress, psychische Probleme, Fehlhaltungen, Bewegungsarmut und monotone oder falsche Bewegungsabläufe können Auslöser für schmerzhafte Verspannungen der Rückenmuskeln sein. Langes Sitzen am Arbeitsplatz bei gleichzeitigem Bewegungsmangel ist heutzutage eher der Normalfall, und zwar schon von Kindesbeinen an. Durch die Kombination aus ungünstiger Körperhaltung und untrainierter Muskulatur kommt es ganz besonders häufig an der Halswirbelsäule und im Nacken zu Verspannungen. Doch auch die zunehmenden Belastungen im Berufsleben führen vermehrt dazu, dass wir unsere Rückenmuskulatur oftmals unbewusst anspannen. Fehlender Ausgleich durch Entspannung und Erholung kann zu einer Chronifizierung der Schmerzen führen.

Damit es gar nicht erst zu Muskelverspannungen und Schmerzen kommt, sollten Sie für eine starke Rückenmuskulatur sorgen und Ihre Lebensweise insgesamt rückenfreundlich gestalten (siehe Seite 139–140). Wenn Sie wissen, dass Muskelverspannungen und Rückenschmerzen bei Ihnen unmittelbar mit Stress und seelischen Belastungen einhergehen, ist es sinnvoll, immer wieder kleine Entspannungseinheiten vorzusehen. Das kann etwa ein Spaziergang oder eine Auszeit bei einer Tasse Tee sein – solche kurzen, ruhigen Momente tragen dazu bei, dass man gelassener bleibt.

Achten Sie außerdem auf eine magnesiumreiche Ernährung, mit der Sie Verspannungen vorbeugen können, die durch einen Mangel an diesem Mineralstoff entstehen. Magnesium ist besonders reich enthalten in Vollkornprodukten

Anwendung Schritt für Schritt

Schnelle Hilfe gegen harte Muskeln

Eine der häufigsten Ursachen für Verspannungen sind untrainierte und zu schwache Muskeln. Zur Kräftigung und Auflockerung empfehlen sich einfache Übungen, die Sie gut zwischendurch durchführen können. **Wichtig:** Achten Sie bei den Übungen darauf, die Halswirbelsäule nicht zu überstrecken!

Wirbelsäule strecken

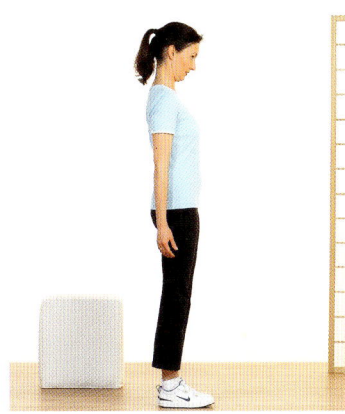

Zunächst gilt es, sich aus der krummen Haltung aufzurichten und die Wirbelsäule zu strecken. Sie stehen aufrecht, die Arme hängen locker herab. Ziehen Sie die Schultern nach hinten unten und gleichzeitig das Kinn zum Hals. Halten Sie die Position 30 Sekunden. Führen Sie die Übung fünfmal aus.

Im Auto strecken

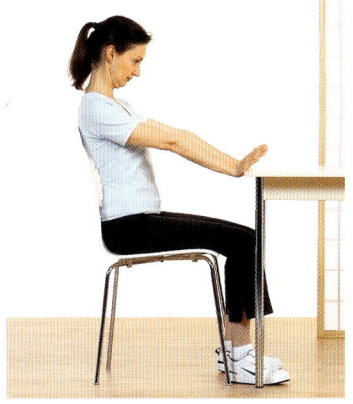

Häufig treten Verspannungen beim Autofahren auf. Im Auto kann man die Wirkung der Übung »Wirbelsäule strecken« sogar noch verstärken: Drücken Sie beim Üben zusätzlich die Handwurzeln bei gestreckten Armen gegen das Lenkrad. Halten Sie die Position 30 Sekunden. Führen Sie die Übung fünfmal aus.

Seitlich dehnen

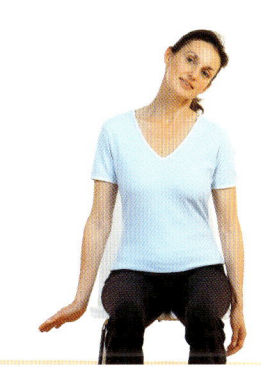

Sie sitzen mit aufrechtem Oberkörper auf einem Stuhl. Neigen Sie den Kopf nach links, gleichzeitig drückt die rechte Hand Richtung Boden. Halten Sie die Position 20 Sekunden. Neigen Sie dann den Kopf nach rechts, dabei drückt die linke Hand nach unten. Führen Sie die Bewegung zu beiden Seiten je dreimal aus.

(z. B. Naturreis), Gemüse (z. B. Zucchini, Spinat, Erbsen), Bananen, Nüssen und Milchprodukten.

Das können Sie selbst tun

Bei Verspannungen ist zunächst wichtig, die Muskulatur zu lockern und zu entspannen. Neben Wärme (siehe Seite 140) können hier Massagen helfen, die Sie allerdings von einem entsprechenden Spezialisten ausführen lassen sollten. Gleichzeitig sollten Sie in Ihren Alltag so oft wie möglich Übungen zur Kräftigung der Muskulatur einbauen, vor allem für die häufig betroffene Halsmuskulatur (siehe Kasten oben). In Rückenschulen (Krankenkasse oder Volkshochschulen) lernen Sie weitere für Sie geeignete Übungen.

✳ Naturheilkunde

Die ideale Soforthilfe bei Muskelverspannungen sind Einreibungen mit Ölen, die Sie im Gegensatz zu einer Massage auch ungeübten Helfern überlassen können. Schon allein das sanfte Einreiben des Öls in die verspannte Muskulatur entspannt. Verstärkt wird diese Wirkung durch den Zusatz ätherischer Öle mit durchblutungsfördernder Wirkung, die für wohlige Wärme sorgen.

► Gerade bei Muskel- und Gelenkbeschwerden haben sich Einreibungen mit Ölen bewährt, die einen Zusatz aus Lavendel und Rosmarin enthalten. Durch ihren durchblutungsfördernden Effekt lösen vor allem die im Rosmarin enthaltenen Terpene beziehungsweise deren Abkömmlinge Verspannungen. Die Inhaltsstoffe des Lavendels wirken vor allem entspannend. Für den Extrakt je 50 Gramm Lavendelblüten und Rosmarinblätter zusammen in ein Glas geben. Mit 1/4 Liter Alkohol (96-prozentig, Apotheke) und 1/4 Liter kaltem Wasser übergießen, 3 Tage lichtgeschützt ziehen lassen und durch ein Leinentuch abseihen. Von diesem Extrakt 1 Tropfen in 10 Milliliter Trägeröl (Sonnenblumen-, Jojoba- oder Mandelöl) geben. Das Öl hält sich etwa 1 Jahr. Für die Einreibung etwas Öl in die Hände geben und durch Aneinanderreiben der Handflächen erwärmen.

► Das Rotöl gilt als bewährtes Einreibemittel bei Muskelkater und Verspannungen, aber auch bei Stauchungen und Prellungen. Gewonnen wird es aus den Blüten des Echten Johanniskrauts. Für die Herstellung des Öls 25 Gramm Blüten und Blätter in eine durchsichtige Flasche geben und mit 500 Milliliter Oliven- oder Sonnenblumenöl aufgießen. Anschließend die Flasche auf die Fensterbank in die Sonne stellen. Nach 6 bis 8 Wochen sind die Wirkstoffe der Blüten ins Öl übergegangen, das jetzt leuchtend rot ist. Das Johanniskrautöl durch ein Leinentuch filtern und die wässrige Schicht abgießen. Das Öl in eine gut verschließbare Flasche füllen und diese möglichst kühl aufbewahren. Mit dem Öl bei Bedarf die verspannte Muskulatur einreiben. Noch intensiver wirkt es in Form einer heißen Ölkompresse: Dazu das Öl im Wasserbad erhitzen und mit einem Stück Watte aufnehmen. Die Watte möglichst heiß auf die schmerzende Stelle legen und mit Frischhaltefolie fixieren. Die Hitze und die Wirkstoffe des Öls fördern die Durchblutung und lösen Verspannungen im Muskel.

► Warme Bäder können bei Muskelverspannungen ebenfalls sehr wohltuend sein. Sie fördern die Durchblutung sowie die Entspannung und lindern Schmerzen. Besonders geeignet ist ein etwa 15-minütiges Bad, bei dem die Wassertemperatur von 37 auf 39°C ansteigt. Die Zugabe ätherischer Öle vestärkt den Effekt. Einfach eine Mischung aus 15 Tropfen Rosmarinöl, 10 Tropfen Eukalyptusöl und 1 Becher Sahne in das Badewasser geben. **Wichtig:** Bei Infekten, Herz-Kreislauf-Beschwerden oder akuten Hautverletzungen und -krankheiten sind Bäder nicht immer empfehlenswert.

Ärztliche Hilfe

Rückenschmerzen, die nach drei Tagen auch mit den sanften Selbstbehandlungsmethoden nicht verschwunden sind, bedürfen der Abklärung durch einen Arzt. Diagnostiziert er bei Ihnen hartnäckige Verspannungen, wird er Ihnen unter Umständen Massagen verschreiben. Diese werden in der Regel von Physiotherapeuten durchgeführt.

Hexenschuss

Plötzliche heftige Rückenschmerzen, als hätte ein Geschoss den Rücken getroffen, erschienen unseren Vorfahren wie Hexenwerk. Und obwohl heute bekannt ist, dass gereizte Nerven schuld sind, spricht man noch immer vom »Hexenschuss«.

Ursachen und Symptome

Eine ruckartige Bewegung, falsches Heben – der Klassiker ist hier das Heben einer schweren Bierkiste aus dem Kofferraum –, Kälte, eine Reizung der Bandscheiben oder eine Blockade der Wirbel kann dazu führen, dass die Muskulatur im Lendenwirbelbereich verkrampft. Dadurch werden die dort besonders zahlreich vorhandenen Nervenfasern gereizt, und es kommt zum Hexenschuss, der Lumbalgie.

Das deutlichste Kennzeichen dafür ist ein plötzlicher stechender Schmerz im Bereich der Lendenwirbelsäule, der auch in Richtung Brustkorb ausstrahlen kann. Die Betroffenen können sich oftmals nicht mehr gerade halten und nehmen eine gebückte Schonhaltung ein, die Muskulatur um die Wirbelsäule ist verspannt. Husten und Niesen verstärken die Schmerzen. Lange Zeit nahm man an, dass der akute Schmerz durch den Druck auf die Nerven des Rückenmarks entsteht. Jetzt weiß man, dass es der Druck auf die Gefäße ist, die die Nervenwurzeln mit Blut versorgen.

Erkrankungsrisiko und Vorbeugemöglichkeiten

Menschen, die unter einer Vorschädigung oder Verschleiß der Bandscheiben leiden, haben ein höheres Risiko, einen Hexenschuss zu erleiden.

Eine falsche Bewegung kann dann leicht dazu führen, dass die Bandscheibe auf die Nerven drückt und diese reizt. Auch alle, die unter Stress und Anspannung stehen, sind häufiger von einem Hexenschuss betroffen als entspannte Zeitgenossen.

Um einem Hexenschuss vorzubeugen, ist es wichtig, den Rücken insgesamt gesund zu erhalten, die Muskulatur zu stärken und Verspannungen zu vermeiden (siehe Seite 138–146).

Das können Sie selbst tun

Die schlimmsten Minuten können Sie mit der Stufenlagerung überbrücken (siehe Seite 140 »Das können Sie selbst tun« und Abbildung Seite 142). Die angewinkelte Hochlagerung der Beine ist für die Lendenwirbelsäule sehr wohltuend.

Wichtig ist es, den Schmerz nicht chronisch werden zu lassen. Deshalb steht die Schmerzbekämpfung durch die Entspannung der Muskulatur im Vordergrund (siehe Seite 145–146).

Wichtig: In der akuten Phase eines Hexenschusses sollten keine Massagen und keine krankengymnastischen Übungen durchgeführt werden.

Ärztliche Hilfe

Bessern sich die Beschwerden nach drei Tagen nicht, müssen Sie unbedingt einen Arzt aufsuchen! Zur raschen Schmerzbekämpfung kann er schmerzstillende und entzündungshemmende Mittel in höherer Dosierung in Form von Tabletten verschreiben, oder er wird Ihnen wegen der schnelleren Wirksamkeit ein Schmerzmittel spritzen. Außerdem wird er nach der Ursache für die Beschwerden forschen.

Rheumatische Erkrankungen

Wenn nach ungewohnter körperlicher Betätigung Muskeln und Gelenke schmerzen, ist dies meist die Folge der Belastung und kein Grund zur Sorge. Länger andauernde Schmerzen jedoch sollten immer ernst genommen werden, denn dahinter könnte sich Rheuma verbergen.

Ursachen und Symptome

Im medizinischen Sinne ist Rheuma keine eigenständige Krankheit. Vielmehr zählen dazu alle Krankheiten im Bereich des Bewegungsapparats (z. B. Gelenke, Knochen, Muskeln oder Sehnen), die nicht durch eine Verletzung oder durch Tumoren verursacht worden sind. Rheuma ist somit ein Sammelbegriff für über 200 verschiedene Krankheiten. Zu den häufigsten gehören die rheumatoide Arthritis (siehe Seite 151), Weichteilrheuma (siehe Seite 153) und die verschleißbedingte Arthrose (siehe Seite 154). Auch Gicht zählt zu den rheumatischen Erkrankungen. Doch anders als bei den entzündlichen und verschleißbedingten Rheumaerkrankungen handelt es sich dabei um eine Stoffwechselerkrankung (siehe Kasten Seite 149). Seltener sind rheumatisch bedingte Entzündungen, die nicht nur die Gelenke, sondern auch innere Organe befallen. Allen Rheumaerkrankungen ist gemeinsam, dass sie starke Schmerzen und Bewegungseinschränkungen verursachen.

Erkrankungsrisiko

Nahezu 20 Millionen Menschen in Deutschland leiden an rheumatischen Erkrankungen. Sie können in jedem Alter auftreten, die Wahrscheinlichkeit steigt allerdings mit zunehmendem Alter. Doch auch Kinder können an Rheuma erkranken, wobei dann entzündliche Prozesse im Vordergrund stehen, Verschleiß- und Abbauerscheinungen kommen bei ihnen meist nicht vor. In Deutschland leiden rund 50.000 Kinder und Jugendliche an Rheuma und pro Jahr kommen etwa 1000 neu erkrankte Kinder dazu.

Von Gicht sind Männer neunmal häufiger betroffen als Frauen. Außerdem hat sich gezeigt, dass Menschen mit Übergewicht häufiger als Normalgewichtige Gicht haben.

Vorbeugemöglichkeiten

Viele Lebensmittel enthalten Arachidonsäure, eine Fettsäure, die entzündliche Prozesse bei Rheuma befördert und deshalb vermieden werden sollte. In unterschiedlicher Konzentration ist sie in allen tierischen Lebensmitteln enthalten. Einen besonders hohen Gehalt haben zum Beispiel Schweineschmalz, -leber und -fleisch. Aber auch Rindfleisch enthält viel Arachidonsäure, und in geringeren Mengen ist das »Rheumagift« zudem in Eigelb und Milchprodukten zu finden. Rheumapatienten sollten bei der Auswahl ihrer Lebensmittel darauf achten, Produkte mit einem hohen Arachidonsäuregehalt zu meiden und Lebensmittel zu bevorzugen, die frei von Arachidonsäure sind. Dazu gehören fast alle Gemüse- und Obstsorten, Nüsse und kalt gepresste pflanzliche Öle. Einen besonderen Stellenwert hat Fisch. Er enthält zwar Arachidonsäure, ebenso aber die gesunden Omega-3-Fettsäuren. In ihnen ist Eicosapentaensäure (EPA) enthalten, eine Fettsäure, die leicht entzündungshemmend wirkt und als Gegenspieler der Arachidonsäure wirkt. Schon mit wöchentlich zwei Lachssteaks oder 250 Gramm Matjeshering kann man den EPA-Bedarf decken.

Das können Sie selbst tun

Rheumatische Erkrankungen gehören auf jeden Fall in ärztliche Behandlung. Doch mit Selbstbehandlungsmethoden können Sie die Therapie unterstützen und so gegebenenfalls die Einnahme von Medikamenten reduzieren. Im Vordergrund steht es, Schmerzen zu lindern, Entzündungen zum Abklingen zu bringen und die Beweglichkeit der Gelenke zu erhalten.

✳ Naturheilkunde

Da einmal entstandene Gelenkdeformitäten nicht rückbildbar sind, sollten Sie frühzeitig beginnen, die Entzündungsaktivität zu vermindern. Die Naturheilkunde bietet hier zahlreiche Möglichkeiten.

▶ **Wärmende Wasseranwendungen** bieten sich bei chronischen Schmerzen an. Sie verbessern die Durchblutung der betroffenen Stelle und dämpfen die Schmerzen. Die Anwendungen werden mit kaltem Wasser (4–10 °C) durchgeführt. Diese Temperaturen veranlassen den Körper, Wärme zu produzieren, um den Kältereiz auszugleichen. Ein Innentuch in kaltes Wasser tauchen, auswringen und auf die schmerzende Stelle legen. Mit einem Zwischentuch aus Baumwolle und einem Außentuch aus Wolle umwickeln und 2 Stunden ruhen, damit sich der Körper wieder erwärmen kann.

▶ **Weidenrinde** enthält als Wirkstoff Salicin, das dem weitverbreiteten Schmerzmittel Aspirin als Vorbild diente. Noch immer wird aus

Expertenwissen

Gicht

Gicht nimmt unter den rheumatischen Erkrankungen eine Sonderstellung ein. Dabei handelt es sich um eine Stoffwechselerkrankung, deren Ursache ein zu hoher Harnsäurespiegel im Blut ist. Entweder wird die Harnsäure nicht ausgeschieden, oder es wird zu viel davon im Organismus gebildet. Gründe dafür können eine genetische Veranlagung und eine purinreiche Ernährung sein sowie Nierenfunktionsstörungen oder Krankheiten mit gesteigertem Zellverfall. Die Harnsäure lagert sich dann in Form von Kristallen vor allem in Schleimbeuteln und direkt unter der Haut, an Gelenken, Sehnen und Ohrknorpeln ab. Eine purinreiche Ernährung mit reichlich Fleisch- und Wurstwaren, Innereien und Hülsenfrüchten erhöht den Harnsäurespiegel im Blut. Bei entsprechender Veranlagung oder Vorerkrankung kann dadurch ein Gichtanfall ausgelöst werden. Reichlich Alkohol fördert zusätzlich die Purinbildung und ist ein Mitauslöser für die Erkrankung. Typisch für Gicht sind akute Anfälle, bei denen sich die Entzündungen durch starke Gelenkschmerzen bemerkbar machen. Dabei ist zu 80 Prozent das Großzehengrundgelenk betroffen, das dann extrem geschwollen, gerötet, heiß und hochempfindlich ist. Der Ablagerungsvorgang der Harnsäurekristalle kann sich über Jahre hinziehen. Zwischen den Anfällen gibt es längere symptomfreie Phasen. Bleibt die Gicht unbehandelt, kann es durch die Harnsäureablagerungen zur Zerstörung der gelenknahen Knochenteile kommen.

Rinde und Holz der Weide ein natürliches pflanzliches Schmerzmittel gewonnen. Dieses pflanzliche Mittel eignet sich vor allem für all jene Patienten, die bei chronischen Krankheiten, etwa Arthrose, regelmäßig Schmerzmittel einnehmen müssen. Um eine ausreichende Wirkung zu erzielen, sollten Sie jedoch besser zu standardisierten Fertigpräparaten in Form von Dragees, Kapseln oder Lösungen greifen, die den Extrakt aus Weidenrinde enthalten. Die wirksame Tagesdosis beträgt etwa 120 Milligramm Salicin täglich. **Wichtig:** Bei Asthma, spastischer Bronchitis sowie in der Schwanger-

schaft sind Weidenrindepräparate (auch synthetische) ungeeignet.

▶ **Wacholdersalbe** wirkt äußerlich angewandt aufgrund der ätherischen Öle aus Holz und Beeren hautreizend und anregend, die betroffene Stelle wird besser durchblutet. Die Salbe in der Apotheke anfertigen lassen. Alternativ können auch 50 Milliliter Körperöl (z. B. Jojobaöl) mit 5 Milliliter Wacholderbeerenöl vermischt werden. Salbe oder Öl ein- bis zweimal täglich auf die betroffene Stelle auftragen.

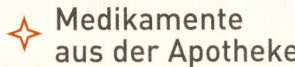

✧ Medikamente aus der Apotheke

In den letzten Jahren haben sich interessante neue therapeutische Möglichkeiten mit den sogenannten biologicals eröffnet. Das sind Stoffe, die die Schmerzübertragungssubstanz im Körper binden und dadurch unwirksam machen (monoklonale Antikörper). Diese Präparate sind allerdings verschreibungspflichtig und können deshalb auch nur im Rahmen einer Therapie von einem Arzt verordnet werden.

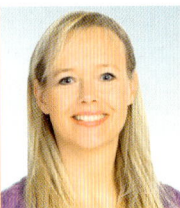

Mein besonderer Tipp

Dr. med. Franziska Rubin

Rohkost bei Rheuma

Bei rheumatischen Erkrankungen scheint es lohnenswert, seine Ernährung zu überdenken. Viele Patienten beschreiben eine deutliche Verbesserung ihrer Beschwerden, wenn sie sich vorwiegend vegetarisch und mit hohem Rohkostanteil ernähren. Es gibt Hinweise, dass Enzyme aus Pflanzen tatsächlich Entzündungsprozesse hemmen, während tierisches Eiweiß der Entzündung einheizt. Verantwortlich dafür: die Arachidonsäure in tierischen Lebensmitteln. Vor allem Schweinefleisch und Produkte daraus, aber auch fette Milchprodukte enthalten hohe Mengen; Gemüse jedoch nicht. Deshalb davon viel und nur hin und wieder vor allem weißes Fleisch und Fisch verzehren.

Ärztliche Hilfe

Besteht der Verdacht auf rheumatische Beschwerden, sollten Sie möglichst bald einen Facharzt für Rheumatologie aufsuchen – zu spät behandelt, kann die Krankheit folgenschwer verlaufen!

So unterschiedlich rheumatische Erkrankungen auch sein mögen, die drei Grundpfeiler der Behandlung sind: Die Gabe von Medikamenten zur Eindämmung von Entzündungen und Schmerzen, die Krankengymnastik zum Erhalt der Beweglichkeit und operative Methoden zum Erhalt oder der Wiederherstellung der Gelenkfunktion.

Rheumatoide Arthritis

Plötzliche Schmerzen an den Finger- und Zehen-gelenken sollten auch jüngere Menschen alarmie-ren, denn sie können eine beginnende Arthritis anzeigen. Eine ärztliche Behandlung ist dann un-erlässlich, kann aber durch naturheilkundliche Maßnahmen unterstützt werden.

Ursachen und Symptome

Die Ursachen für die rheumatoide Arthritis (ent-zündliches Gelenkrheuma) sind nicht eindeutig geklärt. Es wird vermutet, dass Zellen des Immun-systems ohne Grund körpereigene Substanzen angreifen und die chronische Entzündung der Gelenkinnenhaut hervorrufen. Wird diese nicht gebremst, werden die Gelenkstrukturen zuneh-mend abgebaut und zerstört. Zuerst sind die Gelenke von Fingern, Zehen oder Halswirbelsäu-le betroffen. Im Laufe von Wochen oder Monaten geht die Entzündung auf die großen Gelenke und die Sehnenscheiden über. Andere Formen von Ar-thritis betreffen die Wirbelsäule. Ständige Müdig-keit, geschwollene Hand- und Fingergelenke, Fie-ber, Nachtschweiß und Gewichtsabnahme sind Anzeichen für eine Erkrankung. In Ellbogen und Fingern bilden sich bei 20 Prozent der Patienten Rheumaknoten. Vor allem nach dem Aufstehen sind die Gelenke steif und schmerzen, nasskaltes Wetter verstärkt die Beschwerden.

Erkrankungsrisiko und Vorbeugemöglichkeiten

Rheumatoide Arthritis kann in jedem Lebensalter auftreten, am häufigsten trifft sie aber Menschen zwischen 50 und 60 Jahren, rund 15 Prozent sind jünger als 40 Jahre. Frauen haben dreimal so häu-fig arthritische Gelenkbeschwerden wie Männer. Wenn Sie von Arthritisfällen in der Familie wis-sen, sollten Sie Ihre Ernährung unter die Lupe nehmen und so die Entzündungsbereitschaft mindern (siehe Kasten Seite 150). Vor allem der Zusammensetzung der Fettsäuren kommt hier ein besonderer Stellenwert zu (siehe Seite 148).

Das können Sie selbst tun

Eine Behandlung einer rheumatoiden Arthritis sollte so früh wie möglich einsetzen, denn einmal vorhandene Gelenkdeformitäten sind nicht mehr rückbildbar. Alle Selbsthilfemethoden können ei-ne Therapie nur unterstützen, nicht aber ersetzen!

✳ Naturheilkunde

Die Naturheilkunde bietet zahlreiche Möglichkei-ten, die Entzündungsaktivität zu vermindern.

▶ Kühlende **Arnika-Umschläge** lindern akute Schmerzen, die Pflanzeninhaltsstoffe wirken stark entzündungshemmend. 4 Teelöffel Arni-kablüten mit 1 Tasse kochendem Wasser über-gießen, 10 Minuten ziehen lassen, abseihen und abkühlen lassen. In ein Leinentuch tauchen und 2 Stunden auf die schmerzende Stelle legen.

▶ **Brennnessel** verbessert die Durchblutung und den Stoffwechsel der Gelenke, wirkt harntrei-bend und entzündungshemmend. Verwendet wird des Kraut als Tee oder in Kapselform (3 Wochen täglich je 2 Kapseln). Für Tee 2 Tee-löffel getrocknete Brennnesselblätter mit 1 Tas-se kochendem Wasser übergießen, 10 Minuten zugedeckt ziehen lassen und abseihen. Täglich

Anwendung Schritt für Schritt

Handdampfbad bei Morgensteifigkeit

Eine Behandlung mit heißem Dampf kann bei der sogenannten Morgensteifigkeit helfen, das heißt bei Schmerzen und Steifheit in den Fingergelenken nach dem Aufstehen. Führen Sie diese Anwendung ein- bis zweimal wöchentlich durch, um die Beweglichkeit der Finger- und Handgelenke zu verbessern.

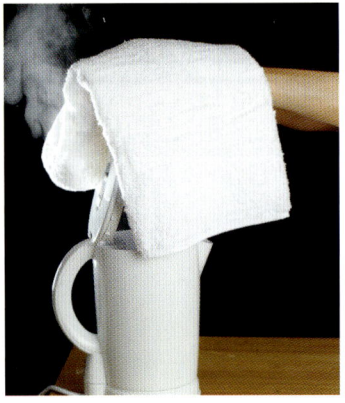

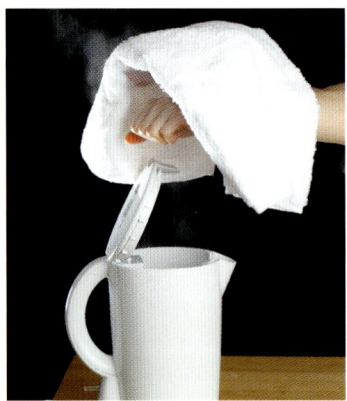

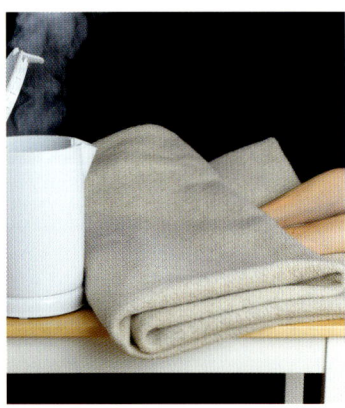

1. Füllen Sie einen Wasserkocher zur Hälfte mit Wasser, das Sie zum Kochen bringen. Legen Sie ein Handtuch über beide Handrücken und halten Sie die Hände in 20 bis 30 Zentimeter Entfernung über den Dampf.

2. Bewegen Sie abwechselnd kräftig beide Hände etwa 10 Minuten ausgiebig (auf dem Bild ist zur besseren Sichtbarkeit das Handtuch hochgeschlagen). Während eine Hand bewegt wird, hält die andere Hand das Handtuch.

3. Tauchen Sie ein Leinen- oder Baumwolltuch in kaltes Wasser und wringen Sie es gut aus. Wickeln Sie die Hände in das feuchte Tuch, das Sie anschließend unter eine Wolldecke schieben. Ruhen Sie dann 30 Minuten nach.

morgens 2 Tassen trinken, maximal jedoch über einen Zeitraum von 3 Wochen.

▶ Ein **Handdampfbad** kann gegen die oftmals ausgeprägte Morgensteifigkeit an den Hand- und Fingergelenken helfen (siehe Kasten oben).

▶ Der bereits im Mittelalter verwendete **Beinwell** enhält Allantoin, das die Durchblutung anregt, die Zellregeneration beschleunigt und hilft, Entzündungsprozesse einzudämmen. Es empfiehlt sich ein Fertigpräparat in Form einer Salbe. Täglich zwei- bis dreimal auftragen.

Ärztliche Hilfe

Wer unter den beschriebenen Symptomen leidet, sollte zur Abklärung der Ursachen unbedingt so bald wie möglich einen Arzt aufsuchen. Leider sind bis heute die Ursachen der Arthritis nicht genau bekannt, und es gibt deshalb auch keine gezielte Therapie dafür. Mithilfe einer individuellen Diagnose und einzelnen Therapiemaßnahmen ist es jedoch möglich, den Entzündungsprozess aufzuhalten, die Schmerzen zu lindern und die Beweglichkeit zu erhalten.

Weichteilrheumatismus (Fibromyalgie)

Fibromyalgie bedeutet übersetzt »Muskelfaser-schmerz«. Die Schmerzen treten im Weichteil-gewebe auf, die Gelenke selbst sind dabei unbeeinträchtigt. Vorwiegend betroffen ist das Muskelgewebe im Rücken-, Schulter- und Nackenbereich. Das umgangssprachlich als »Weichteilrheumatismus« bezeichnete Krankheitsbild ist noch nicht lange bekannt und als solches von Medizinern anerkannt.

Ursachen und Symptome

Fibromyalgie umfasst rheumatische Erkrankungen, die Muskeln, Bänder, Sehnen oder Schleimbeutel betreffen. Die Ursachen sind vielfältig: Neben einer falschen Belastung der Gelenke und der sie umgebenden Strukturen bei stetig wiederholten Bewegungen oder entzündlichen Prozessen spielen Stress und psychische Belastungen eine wichtige Rolle bei der Entstehung.

Die Signale, die darauf hinweisen, sind nicht immer einfach zu deuten. Schmerzhafte Verhärtungen im Rücken-, Schulter- oder Nackenbereich, oft begleitet von Kopfschmerzen, können auf Weichteilrheumatismus hindeuten. Ist das Schultergelenk betroffen, kann schon das Bewegen des Armes, Tragen oder Heben Schmerzen bereiten. Wer unter Fibromyalgie leidet, hat in mindestens drei Körperregionen ständig Schmerzen, die länger als drei Monate andauern. Begleitet werden die Hauptsymptome häufig von Schlafstörungen, Erschöpfung, Konzentrationsschwäche und depressiven Verstimmungen. Trotzdem ist eine Zerstörung der Gelenke, der Muskulatur oder innerer Organe auch bei einem langwierigen Krankheitsverlauf nicht zu befürchten.

Erkrankungsrisiko und Vorbeugemöglichkeiten

Fast jeder Mensch hat irgendwann im Leben vorübergehend weichteilrheumatische Beschwerden. Geschätzt wird, dass ein bis zwei Prozent der Bevölkerung davon betroffen sind, Frauen etwa achtmal so häufig wie Männer. Meist tritt die Erkrankung im mittleren Lebensalter auf.

Aufgrund der zahlreichen Ursachen ist es wichtig, insgesamt auf eine gesunde Lebensweise zu achten und vor allem Stress, Anspannung und seelische Belastungen zu vermeiden.

Das können Sie selbst tun

Wichtig ist vor allem die Lockerung der Muskeln und die Schmerzreduzierung, etwa durch Wärme- oder Kältebehandlung (siehe Seite 140–141). Lassen Sie sich außerdem nicht zur Untätigkeit verleiten – Bewegungsmangel verstärkt die Symptome! Auch Entspannungsübungen, etwa die progressive Muskelentspannung, können bei der Schmerzbewältigung helfen (siehe Seite 168).

Ärztliche Hilfe

Falls Sie unter unerklärlichen Schmerzen an mehreren Körperstellen leiden, sollten Sie dies abklären lassen. Da Laborwerte und bildgebende Verfahren bei Fibromyalgie keine Ergebnisse liefern, wird die Diagnose durch Erfragen der Krankengeschichte und über »tender points« gestellt: Die Patienten sind an bestimmten Körperstellen sehr druckempfindlich. Schmerzlindernd kann auch die Neuraltherapie sein (siehe Seite 143).

Arthrose

Die ersten Lebensjahrzehnte funktionieren unsere Gelenke meist reibungslos, und wir schenken ihnen deshalb auch wenig Beachtung. Doch früher oder später machen sich bei fast jedem Menschen mehr oder weniger starke Abnutzungserscheinungen bemerkbar.

Ursachen und Symptome

Mit Arthrose werden degenerative rheumatische Erkrankungen (verschleißbedingte Gelenkerkrankungen) bezeichnet. Dabei kommt es aufgrund der Belastung, Fehlbeanspruchung oder Fehlstellung der Gelenke zum Knorpelverschleiß an den Gelenken. Der Knorpelüberzug wird allmählich zerstört, die Knochen reiben dann direkt aufeinander und werden ebenfalls angegriffen. Am Ende des Prozesses steht eine Verformung des Gelenks. Arthrose schreitet langsam, aber stetig voran. Bewegungen aus der Ruhe fallen besonders schwer (sogenannter Anlaufschmerz), eine Besserung tritt erst bei leichter Bewegung ein. Die Betroffenen leiden unter Schmerzen, Muskelverspannungen, Bewegungseinschränkungen und Schwellungen im Bereich der betroffenen Gelenke. Besonders oft sind Knie- und Hüftgelenke sowie die Finger befallen. Auch bei dieser rheumatischen Erkrankung verschlimmert feuchtkalte Witterung in vielen Fällen die Symptome.

Erkrankungsrisiko und Vorbeugemöglichkeiten

Da es sich bei Arthrose um eine Verschleißerkrankung handelt, erhöht sich das Risiko, daran zu erkranken, mit zunehmendem Alter. Die Mehrheit der rund fünf Millionen Arthrosekranken in Deutschland ist über 60 Jahre alt. Wer übergewichtig ist oder den Bewegungsapparat andauernd überlastet, hat ebenfalls ein höheres Risiko, an Arthrose zu erkranken.

Eine gelenkschonende Lebensweise ist die beste Möglichkeit, um Verschleißerscheinungen vorzubeugen und so die Gelenke möglichst bis ins hohe Alter gesund und beweglich zu erhalten. Insbesondere Menschen, die eine Gelenkfehlstellung haben – egal ob diese angeboren ist oder durch eine Verletzung verursacht wurde –, sollten ihren Gelenken ganz besonders viel Beachtung schenken. Sowohl einseitige starre Haltungen wie Sitzen oder langes Stehen als auch gelenkbelastende Sportarten wie Joggen oder Tennis im Übermaß sind Gift für die Gelenke. Regelmäßige moderate Bewegung hingegen ist wichtig, unter anderem, um den Stoffwechsel der Gelenkknorpel anzukurbeln und dadurch für deren optimale Versorgung mit Nährstoffen zu sorgen. Mit einer gut gekräftigten Muskulatur entlasten Sie außerdem die Gelenke. Als gelenkschonende Sportart eignet sich zum Beispiel Schwimmen sehr gut.

Wer außerdem auf eine gesunde Ernährung achtet, versorgt die Gelenke mit den nötigen Nährstoffen und kann so Entzündungsprozessen vorbeugen (siehe Seite 148 und Kasten Seite 150).

Das können Sie selbst tun

Auch wenn Sie Arthrose haben, ist es wichtig, in Bewegung zu bleiben und auf die Ernährung zu achten (siehe Vorbeugemöglichkeiten). So können auch schon beeinträchtigte Gelenke noch lange beweglich bleiben.

✳ Naturheilkunde

Daneben haben sich Wärmeanwendungen als wohltuend erwiesen. Sie regen die Hautdurchblutung an, lockern die Muskulatur und entlasten die Gelenke. Neben Wickeln und Auflagen (siehe Seite 19) eignet sich ein warmes Bad sehr gut.

▸ Das ätherische Öl der Fichtennadeln dient hauptsächlich als Badezusatz. Es regt die Durchblutung an und wirkt leicht entzündungshemmend. Für ein Fichtelnadelvollbad 8 Tropfen Fichtennadelöl mit 2 Esslöffeln Olivenöl oder Milch verrühren, ins 39°C warme Badewasser geben und 20 Minuten baden. Anschließend noch 30 Minuten nachruhen. Man kann sich einen Badezusatz auch selbst herstellen: Dazu 3 Handvoll Fichtennadeln in einen Topf geben, mit 2 Liter kochendem Wasser übergießen, 10 Minuten zugedeckt kochen lassen und dann direkt ins Badewasser abseihen.

▸ Noch intensiver wirkt ein heißes Moorbad (siehe Kasten rechts).

⁘ Heilkunde aus aller Welt

Nach chinesischer Anschauung fehlt es bei einer Knie-Arthrose meist an warmer Yang-Energie.

▸ Zu Hause kann man mit einer warmen Ingwerauflage die Schmerzen lindern und so die Beweglichkeit verbessern. Dafür ein etwa 2 mal 2 Zentimeter großes Stück Ingwer klein schneiden. Zusammen mit 1 Tasse Essig in einen Topf geben, erwärmen und zugedeckt etwa 10 Minuten ziehen lassen. Ein Baumwolltuch in den Sud tauchen und auf die entsprechende Stelle am Knie legen, eventuell mit einem zweiten Tuch fixieren und 2 Stunden liegen lassen. Am besten das Bein hochlegen.

Expertenwissen

Moor: Heilsame Wärme

Seit Jahrhunderten ist Moor als Naturheilmittel bei Rheumabeschwerden überliefert. Die schmerzlindernde, entzündungshemmende und durchblutungsfördernde Wirkung ist vor allem auf die lang anhaltende Wärmespeicherfähigkeit und auf die im Moor enthaltenen Huminstoffe zurückzuführen. Ein Moorbad führt zur Überwärmung des Körpers auf 38 bis 38,5°C. Dieser fieberähnliche Zustand regt das Immunsystem an, der Stoffwechsel wird angekurbelt und die Selbstheilungskräfte werden aktiviert. Warmes Moor hemmt auch das Fortschreiten von Gelenkverschleiß. Patienten, die sich einer Heilkur mit Moor unterziehen, haben weniger Schmerzen und sind beweglicher. Bewegung wiederum fördert den Gelenkerhalt, eine Operation kann so oftmals aufgeschoben werden. Da ein heißes Moorbad, das 20 bis 30 Minuten dauert, eine Belastung für den Kreislauf darstellt, ist eine Nachruhe unbedingt erforderlich. Wer unter einer Herz-Kreislauf-Erkrankung leidet, sollte ein Moorbad nur nach Absprache mit dem Arzt durchführen.

Ärztliche Hilfe

Bei Schmerzen oder Schwellungen in den Gelenken sollten Sie unbedingt abklären lassen, ob sich dahinter Arthritis (siehe Seite 151) oder Gicht verbirgt (siehe Kasten Seite 149). Wird eine Arthrose diagnostiziert, wird der Arzt je nach Stadium entscheiden, ob eine Bewegungstherapie, medikamentöse Behandlung oder Operation nötig ist.

Osteoporose

Unsere Knochen tragen uns durchs Leben und müssen dabei so manche Last bewältigen. Ein Bruch in jungen Jahren, etwa beim Sport, ist meist kein Problem. Doch mit zunehmendem Alter baut auch das Skelett ab, die Knochen brechen schneller, und die Brüche heilen schlechter.

Ursachen und Symptome

Knochen haben einen Stoffwechsel, und ständig wird Knochenmasse auf- und abgebaut. Gesteuert wird dieser Auf- und Abbau durch verschiedene Hormone: Das Schildrüsenhormon Calcitonin lagert im Zusammenspiel mit Vitamin D Kalzium in die Knochen ein, das Parathormon aus der Nebenschilddrüse löst Kalzium heraus, und das Geschlechtshormon Östrogen stimuliert den Knochenaufbau und beeinflusst zudem auch die Bildung von Calcitonin und des Parathormons. In jungen Jahren überwiegt noch der Aufbau der Knochen, und sie werden immer härter und stabiler. Doch bereits mit dem vierten Lebensjahrzehnt wird vor allem abgebaut, die Knochendichte nimmt ab. Wie schnell das geschieht, ist von Mensch zu Mensch sehr unterschiedlich. Schreitet der Alterungsprozess zu schnell voran, spricht man von Knochenschwund oder Osteoporose (griech. *osteo* = Knochen, *poros* = löchrig).

Eine Vielzahl von Faktoren kann den übermäßigen Knochenabbau beeinflussen. Sehr häufig ist ein Östrogenmangel bei Frauen nach den Wechseljahren die Ursache für Osteoporose, aber auch eine genetische Veranlagung, wenig Bewegung oder ein Mangel an Kalzium oder Vitamin D und radikale Diäten können zu Osteoporose führen.

Auch die Einnahme bestimmter Medikamente, etwa Kortison, oder eine unbehandelte Erkrankung zum Beispiel der Schilddrüse, des Magen-Darm-Bereichs oder der Nieren können dazu führen, dass Knochenmaterial verstärkt abgebaut wird. Rheumatische Erkrankungen können durch den Entzündungsprozess ebenfalls Auslöser sein.

Im Anfangsstadium einer Osteoporose treten kaum Beschwerden auf, gelegentliche Rückenschmerzen können zum Beispiel ein Anzeichen dafür sein. Da sich im Verlauf der Erkrankung die Knochendichte zunehmend verringert, treten wiederholt Knochenbrüche auf. Schlimmstenfalls reicht dann bereits eine ungeschickte Bewegung aus, um sich zum Beispiel einen schmerzhaften Bruch der Rückenwirbel zuzufügen. Wirbelbrüche können zu einer sehr schmerzhaft deformierten Wirbelsäule führen. Noch problematischer ist der Bruch des Oberschenkelhalses, einer Schwachstelle am Übergang von der Hüfte zum Bein, der sehr schlecht abheilt. Die damit verbundenen langen Liegezeiten schwächen den Körper, was gerade im fortgeschrittenen Alter gefährlich sein kann: Jeder fünfte Patient stirbt an den Folgen, noch mehr werden zum Pflegefall.

Erkrankungsrisiko

Die typischen Opfer von Knochenschwund sind Frauen jenseits der Wechseljahre: Etwa 7 Prozent der 55-Jährigen sind davon betroffen, bei den 80-Jährigen sind es schon 19 Prozent. Mittlerweile weiß man auch, dass Frauen stärker gefährdet sind, deren erste Regelblutung spät und deren letzte Blutung früh einsetzte. Doch die Krankheit verschont auch Männer nicht, bei denen es vor allem ab dem 70. Lebensjahr aufgrund von Bewegungsmangel und einem Defizit an Kalzium und Vitamin D dazu kommt. Bei Rauchern ist der jährliche Knochenverlust sehr viel höher als bei Nichtrauchern, da durch das Rauchen die Nährstoffversorgung des Knochengewebes beeinträchtigt wird. Wer bestimmte Medikamente einnehmen muss oder unter einer Vorerkrankung leidet, ist ebenso besonders gefährdet, an Osteoporose zu erkranken (siehe Ursachen). Das Risiko, im Alter an Osteoporose zu erkranken erhöht sich auch, wenn im Kindes- und Jugendalter zu wenig Kalzium in die Knochen eingelagert werden konnte, etwa weil einfach zu wenig von dem Mineralstoff aufgenommen wurde oder aufgrund eines Vitamin-D-Mangels. Alles, was bis zum 30. Lebensjahr hinsichtlich des Aufbaus von Knochensubstanz versäumt wurde, kann später nicht mehr nachgeholt werden.

Vorbeugemöglichkeiten

Eine ausgewogene Ernährung mit viel Kalzium stärkt die Knochen. Gesunde Knochen benötigen 1 bis 1,5 Gramm Kalzium pro Tag. Der Mineralstoff ist vor allem in Milch reichlich enthalten: Ein Glas Milch liefert 250 Milligramm, 100 Gramm Edamer oder Gouda sogar satte 800 Milligramm. Aber auch Gemüse wie Fenchel oder Brokkoli liefern mit je rund 110 Milligramm pro 100 Gramm Lebensmittel reichlich Kalzium. Kaffee und Alkohol hingegen sollten Sie nur in Maßen genießen, denn beides erhöht die Kalziumausscheidung über die Nieren und behindert die Kalziumaufnahme aus dem Darm. Vitamin D wird hauptsächlich durch Sonneneinstrahlung in der Haut gebildet, die Aufnahme über Lebensmittel spielt in der Regel nur eine untergeordnete Rolle. Wer sich jedoch nur wenig im Freien aufhält, sollte bewusst Vitamin-D-reiche Lebensmittel essen, um seine Versorgung mit dem Vitamin zu verbessern: Fettfische, Leber und Eigelb enthalten zum Beispiel nennenswerte Mengen an Vitamin D.

Regelmäßiger Sport kräftigt die Knochen, weil Stöße und Druck deren Wachstum anregen. Täglich eine halbe Stunde Spazierengehen, Gymnastik oder Schwimmen fördern den Knochenaufbau – am besten im Freien, um gleichzeitig noch die Produktion von Vitamin D anzukurbeln.

Mein besonderer Tipp

Dr. med. Franziska Rubin

Kalziumzufuhr bei Laktoseintoleranz

Ohne Milchprodukte auf die empfohlene Menge an Kalzium zu kommen, ist nicht einfach. Darum liegt die Knochendichte bei Personen mit Milchzuckerunverträglichkeit (Laktoseintoleranz) niedriger als im Durchschnitt. Die Betroffenen vertragen allerdings oftmals Hartkäse, der zwar nahezu laktosefrei, aber sehr kalziumreich ist. So enthalten etwa 100 Gramm Parmesan rund 1200 Milligramm Kalzium. Doch auch pflanzliche Lebensmittel können zur Deckung des Bedarfs beitragen: Nüsse liefern je nach Sorte 100 bis 250 Milligramm Kalzium pro 100 Gramm, Grünkohl knapp 200 Milligramm. Auch Brokkoli und Fenchel sind empfehlenswert. Daneben sollte man zu kalziumreichem Mineralwasser greifen.

Das können Sie selbst tun

Sport und Ernährung sind die Hauptpfeiler einer Osteoporosebehandlung. Eine gut trainierte Rücken- und Bauchmuskulatur entlastet die Wirbelsäule und kann Schmerzen lindern. Daneben fördert Sport die Koordination, senkt so die Sturzgefahr und verhindert dadurch Knochenbrüche. Die Sturzgefahr reduzieren Sie auch, indem Sie flache, rutschfeste Schuhe tragen und Stolperfallen in der Wohnung beiseiteräumen.

✳ Naturheilkunde

▶ Regelmäßiges Spazierengehen und zweimal pro Woche 30 Minuten gezieltes Kraft- und Koordinationstraining fördern den Knochenaufbau. Sehr gut eignet sich eine spezielle **Gymnastik** bei Osteoporose (siehe Kasten). Wer Angst vor Stürzen hat, kann seinen Knochen jedoch auch mit Rückenschwimmen oder Wassergymnastik sehr viel Gutes tun.

▶ Eine **kalziumreiche Spätmahlzeit** sorgt dafür, dass in der Nacht weniger Knochensubstanz abgebaut wird. Ein Glas fettarme Milch oder ein fettarmer Joghurt reicht aus.

✧ Medikamente aus der Apotheke

Wer es nicht schafft, die empfohlene Kalziummenge von 1 bis 1,5 Gramm pro Tag mit der Nahrung aufzunehmen, kann zu einem Kalziumpräparat greifen. Deren Qualität ist allerdings sehr unterschiedlich: Die als Naturpräparate beworbenen Zubereitungen aus Korallen, Austernschalen, Knochenmehl und Ähnlichem sind zwar sehr preiswert. Sie sind jedoch nicht zu empfehlen, da sie nur schlecht vom Körper verwertet werden und mit Schwermetallen verunreinigt sein können. Deshalb ist es besser, zu chemisch reinen Kalziumverbindungen (Kalziumkarbonat, Kalziumzitrat, Kalziumglukonat) zu greifen. Nehmen Sie nicht mehr als 500 Milligramm Kalzium auf einmal ein, sondern verteilen Sie die Dosis auf den Tag. Die letzte Dosis sollten Sie vor dem Schlafengehen einnehmen, um den nächtlichen Verlust an Knochensubstanz zu verhindern. **Wichtig:** Hoch dosierte Kalziumpräparate immer nur nach Absprache mit dem Arzt und in Kombination mit Vitamin D verwenden. Studien haben gezeigt, dass die alleinige Einnahme von hoch dosiertem Kalzium die Herzinfarktrate erhöhen kann.

Ärztliche Hilfe

Falls Sie ständig unter Rückenschmerzen leiden, empfiehlt es sich, von einem Arzt abklären zu lassen, ob Osteoporose dahinter steckt. Eine Beratung empfiehlt sich auch für Personen mit einem erhöhten Osteoporoserisiko (siehe Erkrankungsrisiko). Unter Umständen ist eine Knochendichtemessung mithilfe von Röntgenstrahlen sinnvoll, anhand derer sich der Mineralgehalt der Knochen feststellen lässt. So kann Ihr Arzt rechtzeitig eine Behandlung einleiten, um einen übermäßigen Abbau von Knochensubstanz zu verhindern. Die Basisbehandlung von Osteoporose besteht in der Gabe von Kalzium und Vitamin D, um den Knochenstoffwechsel zu optimieren. Daneben haben sich Medikamente bei starker Osteoporose bewährt – sogenannte Bisphosphonate –, die eine weitere Schwächung der Knochen verzögern oder verhindern und in günstigen Fällen eine leichte Zunahme der Knochendichte erzielen können. Eine jugendliche Festigkeit der Knochen lässt sich aber nicht mehr zurückgewinnen.

Anwendung Schritt für Schritt

Gymnastik bei Osteoporose

Ganz wichtig bei Osteoporose ist eine gestärkte Muskulatur, durch die die Knochen bei ihrer Haltearbeit unterstützt werden. Zehn Minuten täglich sanftes Training reichen aus, um die bei Osteoporose für Brüche besonders anfälligen Bereiche Hüfte und Wirbelsäule zu kräftigen. Falls Sie körperlich ausreichend fit sind, führen Sie die Übungen im Stehen durch, andernfalls wie hier gezeigt im Sitzen.

Hüftmuskulatur stärken
Mit dieser Übung stärken Sie auf sanfte Weise die Hüftmuskulatur und entlasten dadurch die Hüftgelenke. Sehr viel weniger schnell kann es dann zu einem Bruch des Oberschenkelhalses kommen.

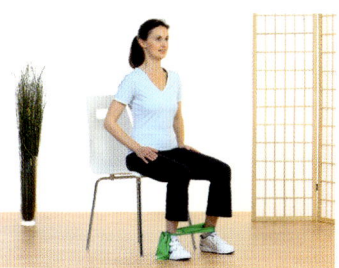 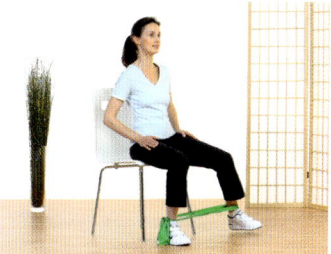

1. Sie sitzen auf einem Stuhl, die Füße stehen hüftbreit auseinander auf dem Boden. Um beide Fußknöchel haben Sie ein Theraband geknotet. Heben Sie nun ein Bein leicht an, das andere bleibt auf dem Boden.

2. Bewegen Sie das angehobene Bein langsam so weit wie möglich nach außen. Halten Sie die Position kurz, führen Sie dann das Bein langsam zurück in die Ausgangsposition. Wiederholen Sie die Bewegung zu jeder Seite fünfmal.

Rückenmuskulatur stärken
Eine starke Rückenmuskulatur ist bei Osteoporose ganz besonders wichtig, denn sie entlastet die Wirbelknochen, bei denen sich der Knochenschwund häufig als Erstes bemerkbar macht.

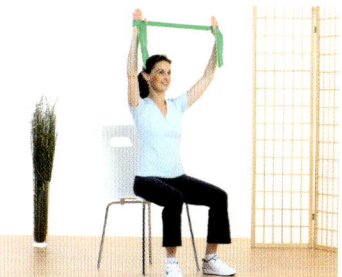 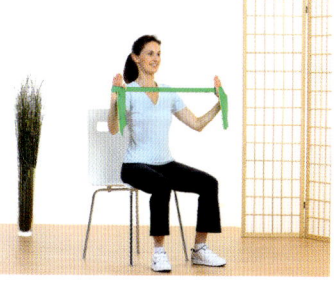

1. Sie sitzen auf einem Stuhl, die Füße stehen hüftbreit auseinander auf dem Boden. Die Arme sind nach oben ausgestreckt, die Handinnenflächen zeigen nach vorn. Mit den Händen halten Sie ein zusammengeknotetes Theraband.

2. Ziehen Sie die Arme vor dem Kopf langsam bis auf Brusthöhe nach unten, dabei drücken Sie die Hände nach außen. Die Position kurz halten, dann zurück in die Ausgangsposition gehen. Wiederholen Sie die Bewegung fünfmal.

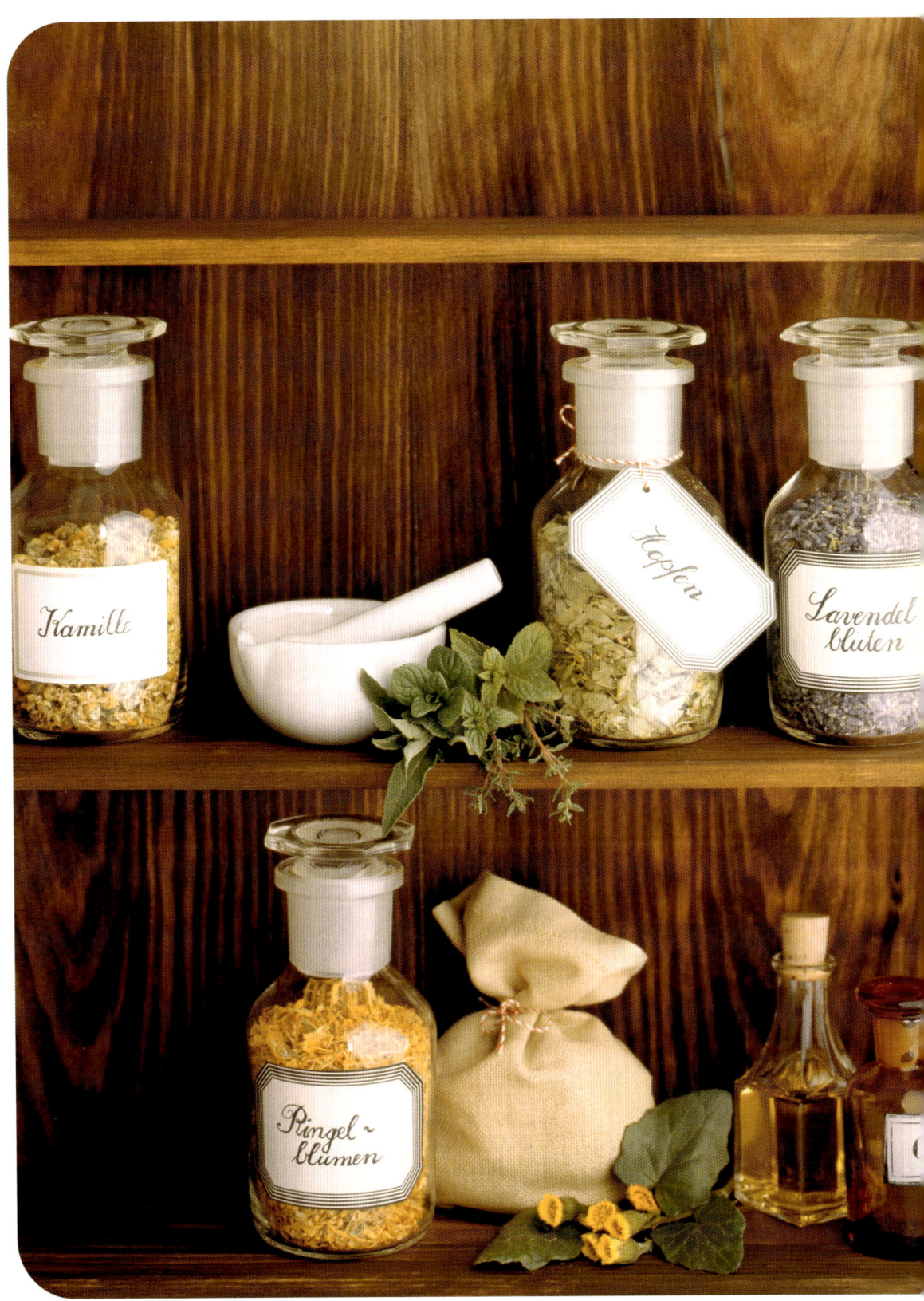

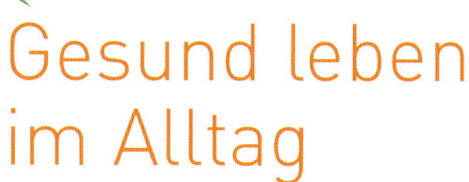

Gesund leben im Alltag

Wer sich mit sanften Methoden vor Krankheiten schützen will und akute Beschwerden rasch lindern möchte, wappnet sich am besten mit einer naturheilkundlichen Hausapotheke. Hier erfahren Sie, was Sie für alle Fälle parat halten sollten. Lesen Sie außerdem, was Sie noch selbst tun können, damit Sie bis ins hohe Alter fit bleiben: mit zahlreichen Tipps zu Erste-Hilfe-Maßnahmen, gesunder Ernährung und zur Immunstärkung.

Starke Abwehrkräfte

Um uns vor Krankheiten zu schützen und Eindringlinge wie Bakterien, Viren oder Parasiten abzuwehren, hat unser Immunsystem einen Krisenstab aus vielen verschiedenen Einheiten eingerichtet, die über den ganzen Körper verteilt sind. Die weißen Blutkörperchen gehören dazu, die Lymphgefäße, aber auch die Rachenmandeln und die Milz. Gemeinsam mit den Antikörpern im Blut und mit speziellen Botenstoffen erkennt und bekämpft das Immunsystem die kleinen Angreifer. Außerdem macht es körpereigene Aggressoren unschädlich, zum Beispiel erste Krebszellen, die immer wieder entstehen und verschwinden, ohne dass wir das merken. Es repariert beschädigte oder veränderte Zellen und seine Bestandteile und schützt uns so täglich vor Infektionen und Krebs.

Was Sie selbst tun können

Unser Abwehrsystem ist Tag und Nacht aktiv, um uns gegen Eindringlinge zu verteidigen. Dabei wird es ganz schön strapaziert. Gerade in der feuchtkühlen Jahreszeit kann es an seine Grenzen kommen, dann sollte man es mit einfachen naturheilkundlichen Maßnahmen unterstützen. Auch bei älteren Menschen bedarf die körpereigene Abwehr oft der Nachhilfe (siehe Kasten Seite 163).

Abhärten mit Reiztherapie

Seit alters macht man sich die kalten und warmen Temperaturreize des Wassers zunutze, um das Immunsystem zu stärken. Die Idee dabei ist, die Regulationsfähigkeit des Körpers auf die Reize zu steigern, der Körper wird »abgehärtet«. Da die kalten und warmen Temperaturen nicht nur lokal auf die Haut, sondern über nervliche und hormonelle Reflexbögen auch auf den gesamten Körper und die Psyche wirken, sind Wasserbehandlungen bis heute wegen ihrer guten Wirkung so geschätzt. Kaltwasseranwendungen stärken das Abwehrsystem, indem sie als Reaktion auf die Auskühlung die Durchblutung verbessern, und steigern den Lymphabfluss. Die Zellen werden besser mit Nährstoffen versorgt. Mit der Zeit gewöhnt sich der Körper an die Reize und bildet zudem weniger Stresshormone, lernt also zu entspannen. Warmwasseranwendungen erhöhen die Durchblutung schon während der Anwendung.

▶ Zu den mildesten Wasseranwendungen gehören Teilwaschungen (siehe Seite 18).

▶ Ein ideales Gefäßtraining sind auch Wechselgüsse (siehe Seite 16). Wichtig ist, dass man sie regelmäßig, möglichst täglich anwendet, um die gewünschte Wirkung zu erzielen.

▶ Noch stärker ist die Reizintensität bei einem Gang in die Sauna. Wie auch bei heißem Wetter versucht der Körper dabei, seine normale Betriebstemperatur zu halten, indem er kräftig schwitzt und seine Blutgefäße erweitert, die die Wärme nach außen abgeben sollen. Da die Temperaturen einer Sauna jedoch weitaus höher sind als selbst am heißesten Sommertag, gelingt ihm das nicht: Die Körpertemperatur steigt beim Saunen um bis zu 2 °C an. Ähnlich wie bei Fieber führt dies zu einer Intensivierung des Stoffwechsels in der Zelle, was auch die Tätigkeit der Abwehrzellen anregt. Die anschließenden Kaltbäder aktivieren die gegensätzlichen Regulationsmechanismen im Körper. Das Immunsystem wird so gestärkt, zugleich aber auch strapaziert. Wenn bereits eine Erkältung vorliegt, sollte man deshalb auf eine Schwitzkur verzichten. Wer als Gesunder sein Abwehrsystem trainieren möchte, sollte ein- bis zweimal wöchentlich in die Sauna gehen.

Gesunde Ernährung

Das Immunsystem unterstützen können Sie aber auch mit gezielter Ernährung: Alle Zellen des Abwehrsystems benötigen die kleinen Helfer aus unseren Lebensmitteln – Vitamine, Mineralstoffe (oft in kleinsten Mengen als Spurenelemente) oder andere bioaktive Substanzen. Vor allem vier Vitamine sind es, die uns vor Infektionen schützen und darüber hinaus als Radikalfänger wirken. Die aggressiven freien Radikale könnten sonst Entzündungen fördern und Zellen zerstören.

▶ **Vitamin A** stimuliert direkt die wichtigsten Abwehrzellen und schützt auch die Schleimhäute, die als erste Barriere gegenüber Krankheitserregern und Fremdstoffen wirken. Gute Quellen für Vitamin A oder seine Vorstufe, das Betacarotin, sind unter anderem gelbes und grünes Gemüse und beim Obst vor allem Aprikosen und Melonen. Auch Hering, Käse und Milch enthalten reichlich davon.

▶ **Vitamin C** ist ebenfalls aktiv an der Immunantwort beteiligt. Besonders viel Vitamin C enthalten Zitrusfrüchte, Holunder- und Johannisbeeren. Schon ein Glas Holundersaft am Tag deckt zum Beispiel zu zwei Dritteln den Tagesbedarf eines Erwachsenen an Vitamin C. Zu den guten Vitamin-C-Lieferanten beim Gemüse zählen insbesondere Kartoffeln, Paprika, Fenchel und alle Kohlarten.

Expertenwissen

Auch das körpereigene Abwehrsystem altert

Das Immunsystem älterer Menschen reagiert nicht mehr so schnell und effizient auf eindringende Krankheitserreger. Es unterliegt wie der gesamte Organismus einem Alterungsprozess. Wissenschaftler verschiedener Disziplinen sind den komplizierten Vorgängen auf der Spur, aber auf viele Fragestellungen gibt es noch keine befriedigende Antwort. Hinzu kommt, dass dieser Vorgang nicht isoliert abläuft, da das Abwehrsystem in Wechselwirkung zu allen Organen, Geweben sowie dem Hormon- und Nervensystem steht. So verändern sich die Schleimhäute, die eine erste Barriere gegen Eindringlinge darstellen, was den Immunzellen noch mehr Arbeit auferlegt. Unklar ist auch, inwiefern Erreger, die sich nach überstandener Infektion im Körper einnisten, das Immunsystem sozusagen im Dauerbetrieb beanspruchen und somit auch schwächen. Dazu zählen vor allem Viren wie Herpes simplex oder Herpes zoster. Viele ältere Menschen erkranken deshalb häufiger an Herpes oder Gürtelrose. Außerdem werden bestimmte Bakterien, vor allem jene, die eine Lungenentzündung auslösen, vom alternden Immunsystem schlechter abgewehrt. Ebenso bleiben chronische Krankheiten und die langjährige Einnahme von Medikamenten nicht ohne Wirkung auf das Immunsystem. Die gute Botschaft: Regelmäßige Bewegung hält auch das Immunsystem länger fit (siehe Seite 27–28)!

▶ Vitamin E unterstützt die Bildung von Antikörpern und aktiviert zugleich die T-Helferzellen, die von den weißen Blutkörperchen gebildet werden. Natürliches Vitamin E ist vor allem enthalten in Pflanzenölen, aber auch in Nüssen und Mandeln.

▶ Vitamin B12 ist unter anderem wichtig, um Folsäure für den Körper verwertbar zu machen, und stärkt die Gesundheit der Nervenzellen. Es ist vor allem enthalten in Fleisch, Fisch, Eiern und Milchprodukten sowie milchsauer vergorenen Produkten, etwa Sauerkraut.

Damit die Immunzellen ihre Wirkung voll entfalten können, sind sie besonders auf die Spurenelemente Eisen, Selen und Zink angewiesen:

▶ Eisen macht die T-Helferzellen aus den weißen Blutkörperchen schneller und beweglicher auf ihrem Weg durch den Körper und verstärkt den »Appetit« der Fresszellen. Die wichtigsten Eisenquellen sind Fleisch und Fisch. Auch pflanzliche Lebensmittel wie Fenchel, Möhren, Spinat, Hirse, Hülsenfrüchte und Nüsse liefern Eisen.

▶ Selen verstärkt wie auch Eisen den »Appetit« der Fresszellen. Zudem hilft es dabei, freie Radikale unschädlich zu machen, und beseitigt Schwermetalle aus dem Körper. Die besten Lieferanten für Selen sind Rind- und Hühnchenfleisch, Fisch, Vollkornprodukte, Eier sowie Rotkohl, Kohlrabi, Tomaten und Kartoffeln.

▶ Zink ist sehr vielseitig. Als Antioxidans wirkt es unter anderem gegen freie Radikale, hilft bei der Antikörperbildung und macht die Fresszellen aktiver. Viel Zink nehmen Sie beim Verzehr von Rindfleisch, Fisch, Eiern, Milch, Hülsenfrüchten und Vollkornprodukten auf.

Doch es kommt nicht nur auf den ausreichenden Verzehr von Vitaminen und Mineralstoffen an. Wer sein Abwehrsystem stärken möchte, sollte deshalb immer auch für die Pflege seines Darms sorgen – immerhin sitzen 70 Prozent aller Immunzellen im Darm. Wenn Sie täglich Obst, Gemüse und Getreide in Form von Vollkornprodukten essen, versorgen Sie Ihren Körper auch ausreichend mit darmstärkenden Ballaststoffen. Diese können von den Verdauungsenzymen im Dünndarm nicht aufgespalten werden und gelangen so unverändert in den Dickdarm, wo sie den nützlichen Darmbakterien als »Nahrungsquelle« dienen. Diese Bakterien, die sich dort zu Billionen aufhalten, unterstützen die Verdauungsarbeit und sind gleichzeitig ein Teil des Immunsystems, denn sie wehren körperfremde Bakterien ab. Auch Lebensmitteln, die Milchsäurebakterien enthalten, sogenannten Probiotika, wird eine gute Wirkung auf den Darm nachgesagt. Die Milchsäurebakterien verhindern vor allem, dass sich Krankheitserreger im Darm ausbreiten. Milchsäurebakterien befinden sich nicht nur in vielen Milchprodukten wie Joghurt, Buttermilch und Kefir, sondern auch in allen milchsauer vergorenen Gemüsesorten wie Sellerie oder Sauerkraut.

Ausreichend Bewegung

Bewegung unterstützt das Immunsystem in zweifacher Hinsicht: Sie regt die Durchblutung an und aktiviert so auch die Abwehrzellen. Und sie bewirkt bei regelmäßigem Training, dass der Pegel an Stresshormonen sinkt, man also entspannter wird (siehe unten). Am besten geeignet ist Ausdauersport wie Radfahren, Walken oder Schwimmen (siehe Seite 27–28). Doppelt hilfreich ist, wenn Sie den Sport im Freien betreiben, denn dann können sich auch zum einen die durch die Heizungsluft ausgetrockneten Nasenschleimhäute erholen, zum anderen wirkt sich das Sonnenlicht positiv auf die Stimmung aus. Sie sollten sich, besonders wenn Sie schon angeschlagen sind, aber nicht überfordern, sondern lieber mäßig trainieren. Wenn Sie sich während des Sports noch unterhalten können, ist Ihr Belastungspuls ideal. Auch ein Spaziergang im Freien genügt schon, um sich wieder aktiver und wohler zu fühlen.

Ruhe und Entspannung

In unserer hektischen Zeit unterschätzen viele, wie wichtig Entspannung und Ruhe für eine gute Abwehrfunktion des Körpers sind. Zwar kann kurzfristiger Stress durch die Bildung der Stresshormone Adrenalin und Noradrenalin das Immunsystem sogar aktivieren, doch langfristiger Stress kann dem Immunsystem ziemlich zusetzen. Dann tritt nämlich das Cortisol auf den Plan, das eine immunsenkende Wirkung besitzt. Vielleicht kennen Sie das: Bevor Sie eine Arbeit nicht beendet haben, werden Sie auch nicht krank, die kurzfristigen Belastungen haben die Abwehr gestärkt. Dauerstress schwächt uns aber, und wir werden zum Beispiel anfälliger für Erkältungen.

▶ Wer die Stresssignale seines Körpers kennt, kann bei den ersten Anzeichen gegensteuern. Wenn Sie zum Beispiel folgende Fragen mit »Ja« beantworten, sollten Sie über Entspannungsmöglichkeiten nachdenken: Knirschen Sie nachts mit den Zähnen? Haben Sie ständig hochgezogene Schultern? Sind beim Sitzen nur die Zehenspitzen aufgestellt? Auch wenn es banal klingt: Kleine Pausen zwischendurch oder ein kurzes Innehalten, bei dem man sich auf das Ein- und Ausatmen konzentriert, helfen schon dabei, gelassener zu werden.

▶ Um besser mit Stress fertig zu werden, haben sich besonders auch die asiatischen Entspannungsmethoden wie Yoga, Tai-Chi oder Qigong bewährt. Sie nutzen gezielt die Atmung zur Entspannung, noch dazu kombinieren sie sie mit Bewegung. Am besten lassen sie sich unter professioneller Anleitung erlernen. Wer lieber ganz in Ruhe entspannt, für den ist auch die progressive Muskelentspannung ideal.

▶ Ganz wichtig ist auch ausreichend Schlaf. Wer zu wenig schläft, der steigert den Cortisolspiegel und hat Stress. Wer umgekehrt gestresst ist, den lässt das Hormon wiederum nicht schlafen – ein Teufelskreis, dem nicht leicht zu entrinnen ist. Oft spüren wir die Müdigkeit schon vor den ersten Anzeichen einer Infektion. Dann macht sich das Immunsystem bemerkbar, fordert seine Energie ein und macht uns müde. Plötzlich auftretende Müdigkeit ist also durchaus ein Warnsignal. Doch ausreichend Schlaf ist nicht nur unerlässlich, um den Körper gegenüber Stress zu wappnen, beim Schlafen stärken wir auch unser Immunsystem. Vor allem im Tiefschlaf regeneriert es sich.

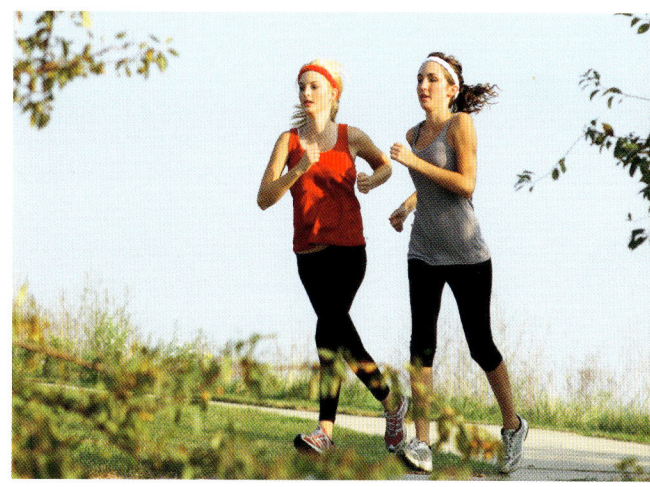

Sport im Freien stärkt das Immunsystem, und das Sonnenlicht hebt noch dazu die Stimmung.

Tipps für eine gesunde Ernährung

Lebensmittel sind bei uns heute fast immer, überall und in allen Preiskategorien verfügbar. Einerseits ermöglicht uns diese Vielfalt, dass wir uns eigentlich problemlos den perfekten Speiseplan zusammenstellen könnten. Andererseits jedoch verleitet das Überangebot dazu, nicht immer die beste Auswahl für die Gesundheit zu treffen. Damit die Nährstoffbilanz stimmt, müssen Sie allerdings weder detaillierte Tages- und Wochenpläne aufstellen noch auf den geliebten Schweinebraten verzichten. Beachten Sie einfach einige Grundregeln, dann bekommt Ihr Körper automatisch alles, was er braucht.

Die mediterrane Vollwertkost

Es gibt zwei Ernährungsformen, die von Ernährungswissenschaftlern als besonders ausgewogen angesehen werden. Dabei handelt es sich zum einen um die mediterrane Ernährung, zum anderen um die Vollwertkost. Bei Letzterer stehen naturbelassene Lebensmittel aus biologischem Anbau im Vordergrund. Hauptbestandteile dieser Ernährungsform sind Getreide, Kartoffeln, Gemüse und Obst, ergänzt durch hochwertige tierische Lebensmittel wie Milchprodukte sowie wenig Fleisch und Eier. Auch in der mediterranen Ernährung bilden pflanzliche Zutaten die Grundlage, als Eiweißlieferanten werden jedoch Fisch und Geflügel bevorzugt, als Fett steht Olivenöl im Vordergrund.

Aus der Kombination dieser beiden sehr gesunden Ernährungsweisen ergeben sich Empfehlungen, die für jedes Alter gleichermaßen gelten:

▶ Essen Sie fünfmal täglich Obst und Gemüse (ideal sind zwei Portionen Obst und drei Portionen Gemüse); je bunter, desto besser. Die Tagesration könnte so aussehen: morgens ein Glas Orangensaft, vormittags einen Apfel, mittags ein gemischter Salat, nachmittags Möhren-, Kohlrabi- oder Gurkensticks und abends eine Portion Gemüseeintopf.

▶ Bevorzugen Sie Vollkornprodukte (Vollkornbrot, -nudeln und -getreide), die es von grobkernig bis fein vermahlen und weich gibt.

▶ Raps-, Walnuss- und Leinöl in der kalten Küche steuern reichlich Omega-3-Fettsäuren bei.

▶ Zweimal pro Woche Fisch (Hering, Thunfisch, Lachs) liefert ebenfalls gesunde Fettsäuren.

▶ Essen Sie ein- bis zweimal wöchentlich mageres Geflügel- oder Rindfleisch (Portion 100 bis 150 Gramm; hierzu zählen auch magere Wurstsorten) sowie ein bis zwei Eier pro Woche.

▶ Ersetzen Sie Fleisch häufiger durch Hülsenfrüchte und Nüsse. Diese sind nicht nur fast gleichwertige Eiweißlieferanten, sondern sorgen zudem auch noch für viele Ballaststoffe, Vitamine und Mineralstoffe.

▶ Auf Salz und Zucker sollten Sie weitestgehend verzichten – stattdessen mit Kräutern würzen!

Lassen Sie sich Zeit

Falls Sie sich entschieden haben, Ihre Ernährung mehr oder weniger stark umzukrempeln, sollten Sie sich so viel Zeit wie nötig dafür gönnen. Wer bislang am liebsten in die Chipstüte gegriffen hat, wird es kaum schaffen, von heute auf morgen darauf zu verzichten. Sich Zeit für eine Umstellung zu nehmen empfiehlt sich aber auch schon allein für das körperliche Wohlbefinden: Ungewohnt große Mengen Obst, Gemüse, Hülsenfrüchte und Vollkornprodukte überfordern die Verdauung.

Am besten achten Sie schon beim Einkauf auf eine bunte Vielfalt und packen Lebensmittel, auf die Sie bewusst verzichten wollen, gar nicht erst ein. Manchmal hilft es auch, sich selbst auszutricksen: Alternativ zu Süßigkeiten oder Salzgebäck stehen Trockenfrüchte oder Nüsse bereit und ein gut sichtbarer Obstkorb lädt zum Zugreifen ein. Schokolade hingegen bewahren Sie für besondere Anlässe im hintersten Schrankwinkel auf.

Bereiten Sie Ihre Mahlzeiten möglichst oft selbst zu. So haben Sie es in der Hand, beispielsweise die Pizza mit Vollkornteig und viel Gemüse zuzubereiten. Wenn Ihnen die Ideen ausgehen, lassen Sie sich von Rezepten aus Zeitschriften und Kochbüchern inspirieren. Auch für Singles lohnt es sich, selbst zu kochen – mit portionierbarem Tiefkühl- oder Minigemüse lassen sich Reste vermeiden.

Ganz wichtig ist es, sich Zeit für das Essen zu nehmen. In netter Gesellschaft fällt das zwar meist sehr viel leichter als allein, doch wer sich angewöhnt hat, auch alleine mit Ruhe und Muße zu essen, wird es nicht mehr missen wollen. Dazu gehört ebenfalls, möglichst regelmäßige Essenszeiten einzuhalten – wer abwartet, bis der Hunger riesig ist, läuft Gefahr, in kurzer Zeit unkontrolliert und wahllos Essen in sich hineinzuschlingen.

Der Blick aufs Körpergewicht

Immer wieder werden Sie im Buch die Empfehlung lesen, gegebenenfalls bestehendes Übergewicht zu reduzieren. Doch was ist normal-, was übergewichtig? Um mit vergleichbaren Daten arbeiten zu können, wird heute üblicherweise der Body Mass Index verwendet, den jeder leicht anhand der Körpergröße und des Körpergewichts

> ## Expertenwissen
>
> ### Der Body-Mass-Index
>
> Mit dem Body-Mass-Index (BMI) können Sie feststellen, wo Sie nach heute gängigen medizinischen Maßstäben mit Ihrem Gewicht liegen.
>
> **BMI = Körpergewicht in Kilogramm / Körpergröße in Metern zum Quadrat**
>
> Bis etwa zum Alter von 45 Jahren sind folgende Kategorien festgelegt:
>
> ▶ Untergewicht: BMI kleiner 18,5
> ▶ Normalgewicht: BMI 18,5 bis 25
> ▶ Übergewicht: BMI 26 bis 30
> ▶ Starkes Übergewicht: BMI größer 30
>
> Für ältere Menschen verschieben sich die Grenzen des wünschenswerten BMI leicht nach oben. In Studien hat sich gezeigt, dass ein paar Kilogramm mehr auf den Rippen im Alter eher von Vor- als von Nachteil sind. Im Alter von 45 bis 54 Jahren ist demnach ein BMI bis 27 noch völlig normal, von 55 bis 64 Jahre ein BMI bis 28 und über 65-Jährige zählen auch mit einem BMI von 29 noch zu den Normalgewichtigen.

ausrechnen kann (siehe Kasten oben). Sollte Ihr Gewichts-Check ergeben, dass ein paar Kilo weniger gut wären, gehen Sie es bitte gelassen an. Oft reicht es schon aus, die Empfehlungen zur gesunden Ernährung und zur Bewegung (siehe Seite 27–28) konsequenter als bisher umzusetzen, und die Pfunde purzeln fast von selbst – zwar langsam, aber stetig. Sollte hingegen eine größere Gewichtsreduktion wünschenswert sein, empfiehlt sich die Teilnahme an einem Abnehmprogramm mit Ernährungsfachkräften. Die Krankenkasse oder der Arzt kann Sie hierzu beraten.

Die Heilkraft der Entspannung

Die meisten Medikamente, die Ärzte ihren Patienten verschreiben, stehen in Zusammenhang mit Stress: Blutdrucksenker und Säurehemmer, Beruhigungs- und Schlafmittel, Antidepressiva und Schmerzmittel. Stress ist der Tribut, den unsere immer forderndere Arbeitswelt, die Überflutung mit Reizen aller Art, aber auch soziale und familiäre Belastungen von uns abverlangen.

In unserem Organismus verankert ist ein genetisches Programm, das uns in die Lage versetzt, blitzschnell auf Gefahrensituationen mit Kampf oder Flucht zu reagieren. Fühlten unsere Vorfahren sich von einem Raubtier bedroht, aktivierte ihr sympathisches Nervensystem sofort den Hypothalamus, ein bestimmtes Areal im Gehirn. Gesteuert über eine Kaskade von Botenstoffen, stiegen sodann Herzfrequenz und Blutdruck, die Atmung wurde flacher, und Stoffwechsel und Muskelspannung wurden aktiviert. Auch wenn die Gefahrensituationen heute anders sind, so kennt jeder Situationen, die bei ihm diesen Pulsanstieg verursacht haben. Solange die bedrohliche Situation nicht anhält, können wir gut damit umgehen. Problematischer wird es, wenn die Auslöser dauerhaft sind. Dann klingt die Kampf-oder-Flucht-Reaktion nicht ab – wir können nicht entspannen. Umso wichtiger wird es, richtig mit den Belastungen des Alltags umgehen zu lernen.

Was Einsteiger wissen sollten

Es gibt eine Vielzahl von Entspannungstechniken. Manche sind leicht selbst zu erlernen, andere brauchen eine Anleitung. Nicht jeder kommt mit einer ganz ruhigen Entspannung zurecht, wie bei einer Meditation oder autogenem Training. Dann sind Entspannungsmethoden, die mit sanfter Bewegung kombiniert sind, besser geeignet: zum Beispiel Qigong, Tai-Chi oder Yoga. Wir stellen hier eine Auswahl an Entspannungsmethoden vor, die unterschiedliche Aspekte bieten. Qualifizierte Kurse zu diesen Methoden werden zu großen Teilen auch von den Krankenkassen erstattet. Vielleicht müssen Sie zunächst ein wenig ausprobieren, welche Entspannungsmethode Ihnen am besten liegt. Sie werden merken: Es lohnt sich!

Methoden der Entspannung

Am einfachsten zu erlernen ist die progressive Muskelentspannung nach Jacobson. Edmund Jacobson hatte in den 30er-Jahren festgestellt, dass auf eine Muskelanspannung immer eine Entspannung folgt und dass diese körperliche Reaktion auch Auswirkungen auf die Psyche hat. Bei dieser Methode spannt man zunächst seine Fäuste 5 bis 7 Sekunden mit maximaler Kraft an und entspannt dann wieder. Nach 30 Sekunden ballt man seine Fäuste nur mit halber Kraft – und spürt den Unterschied. Nach diesem Prinzip kann man Muskel für Muskel nacheinander anspannen – von der Faust zum Arm, zu den Gesichtsmuskeln, zum Nacken, zu den Schultern und zum Rücken bis hin zu den Beinen und den Zehen. Die Methode wird in einigen Ratgebern zum Selbsterlernen beschrieben, auch Krankenkassen und Volkshochschulen bieten sie an.

Autogenes Training ist eine sehr ruhige Methode, die auf der Kraft der Gedanken basiert. Sie werden mit Atem-, Ruhe- und Wärmeübungen kombiniert. Diesen inneren Dialog lernt man besser unter Anleitung, zum Beispiel an der Volkshochschule oder bei Krankenkassen.

Qigong stammt aus der Traditionellen Chinesischen Medizin (siehe Seite 33–35) und bedeutet so viel wie »Arbeit an der Lebensenergie Qi«. Die Übungen, die in Anlehnung an schamanische Rituale und Beobachtungen aus der Natur über die Jahrhunderte weiterentwickelt wurden, sollen zu Ausgeglichenheit, Gesundheit und Wohlbefinden führen. Sie sprechen sowohl das Bewusstsein als auch das Unterbewusstsein an. Die »acht Brokatübungen« gelten als eine der ältesten Übungseinheiten des Qigong. Der Überlieferung nach sind sie so wertvoll wie der Stoff (Brokat), auf dem sie dargestellt wurden. Wir zeigen im Buch immer wieder einzelne Übungen, um Sie neugierig auf die Methode zu machen. Besser ist, wenn Sie die Methode als Ganzes kennenlernen. Geeignete Kurse finden Sie unter www.qigong-yangsheng.de oder www.tai-chi-qigong.org.

Ebenfalls aus der Traditionellen Chinesischen Medizin stammt das Tai-Chi. Anders als beim Qigong werden hier die Bilder zu einer Bewegungsabfolge verknüpft. Der Übende kämpft mit den Händen oder einer Waffe gegen einen imaginären Gegner. Bei dieser Kampftechnik geht es nicht darum, einem harten Angriff mit Kraft zu begegnen, sondern ihn vielmehr durch Sanftheit und Nachgeben zu überwinden. Die Methode trainiert Körper und Geist, man lernt, die Bewegungen mit voller Aufmerksamkeit auszuführen, und übt sich in Gelassenheit. Die Überlieferung besagt, dass dem Übenden schon 20 Minuten am Tag die Gelassenheit eines Weisen, die Kraft eines Holzfällers und die Geschmeidigkeit eines Kindes bringen. Diese entspannenden Bewegungsformen lernt man am besten in Kursen. Qualifizierte Lehrer

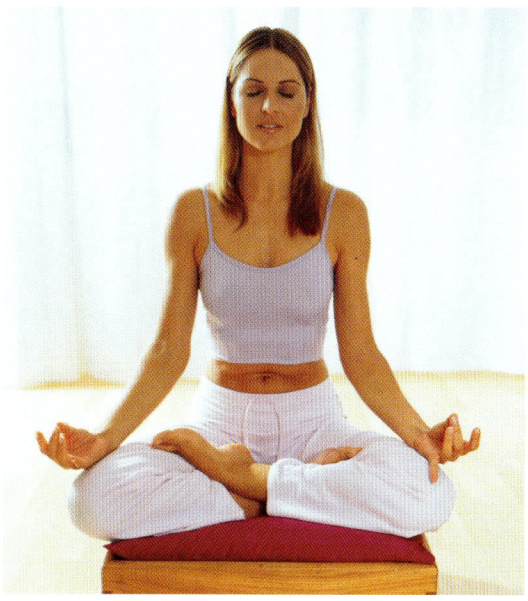

Im Einklang von Körper und Geist: Ganz zentral bei den Yoga-Übungen ist die Atmung.

finden Sie unter Dachverband für Tai-Chi & Qigong e.V., www.tai-chi-qigong.org.

Yoga, die mehr als 3000 Jahre alte indische Lehre, beinhaltet körperliche und geistige Übungen, die das Zusammenspiel von Körper und Geist harmonisieren sollen. Ganz zentral ist dabei die Atmung, die eine Verbindung zwischen Körper und Psyche herstellt. Die körperlichen Übungen (Asanas) fördern die Beweglichkeit, trainieren die Muskulatur und regen die Darmmotorik an. Zusammen mit den Atemübungen (Pranayamas) verbessern sie auch die Lungenfunktion. Yoga ist bei allen durch Stress hervorgerufenen Erkrankungen zu empfehlen. Von den verschiedenen Yoga-Richtungen wird am häufigsten das Hatha-Yoga zum Erhalt der Gesundheit praktiziert. Den Einstieg lernt man am besten unter professioneller Anleitung (siehe auch www.yoga.de), danach kann man die Übungen auch gut allein ausführen.

Gesundheit im Alter

Dem Alterungsprozess kann niemand entgehen, die Unterschiede in Ausprägung und Zeitpunkt des Auftretens der Veränderungen sind jedoch groß. Vieles davon können wir selbst beeinflussen.

Das verändert sich im Alter

Mit zunehmendem Alter verändert sich der Körper, und die Leistungsfähigkeit einzelner Organe nimmt ab. Ab dem 30. Lebensjahr beschleunigen sich die Alterungsprozesse enorm.

Besteht ein 30-jähriger Organismus noch zu etwa 60 Prozent aus **Wasser**, sinkt dieser Anteil bei älteren Menschen auf etwa 55 Prozent. Die Gefahr der Austrocknung besteht.

Knochen und **Muskeln** unterliegen verstärkt Abbauprozessen, die zusammen mit Verschleißerscheinungen am Bewegungsapparat dazu führen, dass die Beweglichkeit und Koordinationsfähigkeit abnehmen. Die Folgen sind unter anderem ein erhöhtes Sturzrisiko sowie Probleme bei der täglichen Hygiene, etwa der Mundpflege.

Ab dem 40. Lebensjahr nehmen bei vielen Menschen **Sehkraft** und **Hörvermögen** ab. Es fällt schwer, in der Nähe scharf zu sehen, sodass nun eine Lesebrille benötigt wird. Durch Veränderungen im Innenohr vermindert sich die Hörleistung.

Auch an der **Haut** zeigt sich das Alter: Die Durchblutung ist schlechter, die Haut kann weniger Feuchtigkeit speichern, die Regenerationsfähigkeit nimmt ab, Falten entstehen. Ganz normal sind auch Pigmentverfärbungen (Altersflecken).

Das Nachlassen der **Gedächtnisleistung** ist meist auf eine verminderte Durchblutung aufgrund von Gefäßverengungen zurückzuführen.

Mit den Jahren nimmt das natürliche **Hunger-** und **Durstgefühl** ab. Manche leiden unter dem Verlust des Riechvermögens, was auch den Geschmackssinn stark beeinträchtigt. Schluckbeschwerden können sich negativ auf die Nahrungsaufnahme auswirken.

Sogar am menschlichen Abwehrsystem geht das Alter nicht spurlos vorbei, das **Immunsystem** reagiert nicht mehr so schnell und effizient auf eindringende Krankheitserreger (siehe Seite 163).

Das können Sie selbst tun

Den natürlichen Abbau von **Seh-** und **Hörvermögen** können Sie kaum beeinflussen, zusätzliche schädigende Belastungen aber schon. Durch Lesen und Arbeiten bei schlechten Lichtverhältnissen zum Beispiel kann sich auf Dauer die Sehkraft verschlechtern. Und wer sich regelmäßig hoher Lärmbelastung aussetzt, also etwa häufig laute Musik hört oder ohne Hörschutz im Straßenbau arbeitet, leistet einer Schwerhörigkeit Vorschub.

Bei der **Haut** gilt: Einer vorzeitigen Alterung können Sie vorbeugen, indem Sie intensive Sonnenbestrahlung meiden und eine gesunde Lebensweise mit ausreichend Schlaf und Bewegung an der frischen Luft führen sowie auf Alkohol und Nikotin verzichten.

Wer unter **Appetitlosigkeit** oder **Kau-** und **Schluckbeschwerden** leidet, sollte ganz besonders darauf achten, sich ausreichend mit allen Nährstoffen zu versorgen (siehe Seite 20–26). Gewürze und Kräuter können hierbei helfen, da sie den Speichelfluss und den Appetit anregen. Achten Sie insbesondere auch darauf, ausreichend zu trinken,

1,5 bis 2 Liter pro Tag sind ideal. So verhindern Sie nicht nur das Austrocknen des Körpers, sondern fördern auch die Verdauung.

Viel selbst beitragen können Sie zur **geistigen Fitness.** Nicht nur mit alltäglichem Gehirnjogging (siehe Kasten rechts) können Sie die grauen Zellen auf Trab halten, sondern auch mit langfristigen Lernzielen. Ideal ist zum Beispiel das Lernen einer Fremdsprache. Im Alter ist auch endlich Zeit für alte und neue Hobbys. Malen, Töpfern oder Nähen – es kommt darauf an, die Fantasie anzuregen und die Fingerfertigkeiten zu trainieren.

Auch für die **körperliche Gesundheit** sind Sie zum Großteil selbstverantwortlich. An erster Stelle steht hier regelmäßige Bewegung, am besten an der frischen Luft. Wandern, Walking oder Fahrradfahren wirkt sich positiv auf Körper und Psyche aus. Ältere Menschen, die Sport treiben, haben das Gefühl, ihr Leben im Griff zu haben. Sie fördern nicht nur die **Beweglichkeit** und **Koordinationsfähigkeit**, sondern tun auch der Seele Gutes. Für jedes Alter gibt es Möglichkeiten, sich fit zu halten und etwas für Herz, Kreislauf und Stoffwechsel zu tun. Es ist wissenschaftlich erwiesen, dass niemand zu alt ist, um mit einem zu ihm passenden Training zu beginnen (siehe Seite 27–28). Soll der Schwerpunkt auf Stressabbau liegen, eignen sich Entspannungstechniken wie Yoga (siehe Seite 168–169). Die Übungen kann der Trainer an die körperlichen Gegebenheiten anpassen.

Um im Alter nicht aus dem **Gleichgewicht** zu kommen, gibt es einfache Trainingsmöglichkeiten, das sogenannte Anti-Sturztraining: So sollte man, so lange man kann, Hose und Strümpfe im Stehen anziehen. Wer etwas unsicher ist, kann sich dabei auch mit dem Rücken an die Wand lehnen. Schuhe lassen sich leichter auf dem Treppenabsatz anziehen. Auch einfache Übungen können hel-

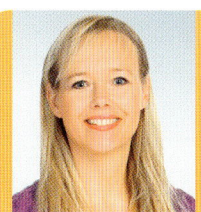

Mein besonderer Tipp

Dr. med. Franziska Rubin

Gehirnjogging

Neben dem Knobeln, Rätseln oder Lösen von Rechenaufgaben oder dem umgedrehten Lesen der Zeitung können Sie Ihre Gedächtnisleistung durch gezieltes Training fördern. Der Bundesverband Gedächtnistraining e.V. empfiehlt zum Beispiel folgende Übungen:

Kalenderreihen: Monate vorwärts in richtiger Reihenfolge aufsagen, sie dann in umgekehrter Reihenfolge (möglichst schnell) nennen und anschließend alphabetisch sortieren.

Buchstaben-Sätze: Möglichst lange Sätze bilden, in denen alle Wörter mit demselben Buchstaben beginnen.

Stegreif-Geschichte: Zwei oder mehrere Personen erzählen eine Geschichte. Die erste beginnt ihren Satz mit A und unterbricht ihn in der Mitte, der Nächste setzt mit B fort usw.

fen: Balancieren auf einem am Boden liegenden Schal oder das Üben des Einbeinstands.

Anhand einiger einfacher Übungen können Sie testen, wie es um Ihre Kraft, Koordinationsfähigkeit und Beweglichkeit bestellt ist (siehe Seite 172).

Egal für welche Aktivitäten Sie sich entscheiden: In Gemeinschaft macht alles noch mehr Spaß, und Sie bekommen nicht nur vielfältige geistige Anregungen von anderen Menschen, sondern schützen sich auch vor Einsamkeit. Verbände, Vereine oder Volkshochschulkurse bieten die Möglichkeit, Gleichgesinnte kennenzulernen.

Der Test für ältere Menschen

Wie steht es um Ihre Gesundheit?

Viele Krankheiten und Altersbeschwerden sind kein unabwendbares Schicksal, sondern lassen sich verhindern. Vor allem dann, wenn sie rechtzeitig entdeckt werden! Schon mit den einfachen nachfolgend beschriebenen Tests können Sie selbst einschätzen, wie es bei Ihnen um einige grundlegende Gesundheitsparameter bestellt ist, zum Beispiel um Koordination, Kraft und Beweglichkeit. Zur Sicherheit sollte bei der Durchführung immer eine weitere Person anwesend sein.

Koordination

Die Sturzgefahr kann mit diesem standardisierten »Functional reach«-Test eingeschätzt werden. Für verschiedene Altersgruppen wurden Normwerte ermittelt. Werden diese unterschritten, dann besteht erhöhte Sturzgefahr. Frauen zwischen 41 und 69 Jahren sollten 34,5 Zentimeter nach vorn kommen, Männer 37,25 Zentimeter. Zwischen 70 und 87 Jahren sind bei Frauen 26,25 Zentimeter die Normwerte, bei Männern 33 Zentimeter.

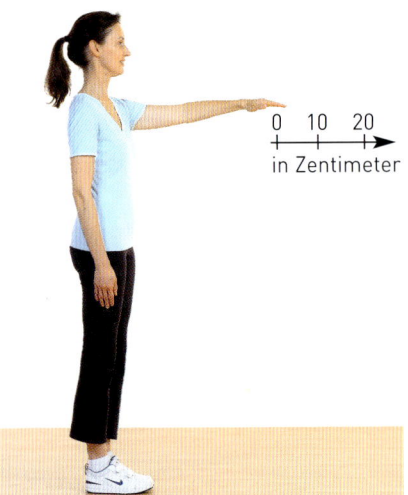

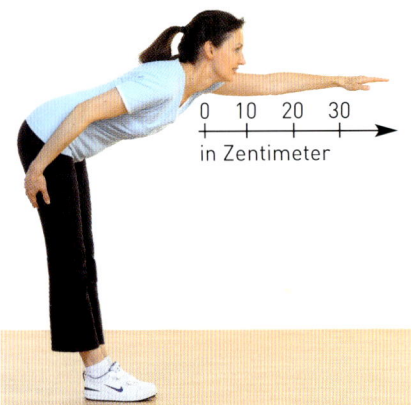

1. Sie stehen aufrecht mit nach vorn ausgestrecktem Arm, der Blick ist gerade nach vorn gerichtet. Eine zweite Person hält parallel zu Ihrem ausgestreckten Arm einen Zollstock, sodass sich die Null-Zentimeter-Markierung an den Fingerspitzen befindet.

2. Beugen Sie den Oberkörper mit gestreckter Wirbelsäule soweit wie möglich nach vorn, ohne das Gleichgewicht zu verlieren. Der Arm bleibt dabei weiterhin parallel zum Boden ausgestreckt. Die Hilfsperson misst die Strecke, die die Hand nach vorn kommt.

Kraft

Mit diesem Test können Sie Ihre Bauchmuskelkraft auf die Probe stellen. Sehr gut ist es, wenn Sie die Endposition mindestens zehn Sekunden halten können, ohne dass die Bauchmuskulatur zu zittern beginnt. Dann ist die Bauchmuskulatur ausreichend gekräftigt, um der Wirbelsäule und damit dem gesamten Körper Halt zu geben und so Bandscheibenvorfälle und Wirbelbrüche zu vermeiden.

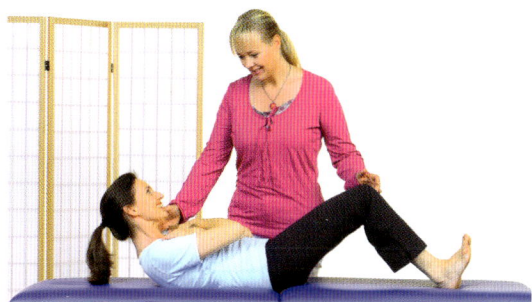

1. Sie liegen mit angewinkelt aufgestellten Beinen flach auf dem Boden oder einer Liege. Die Arme sind über der Brust verkreuzt. Heben Sie nun den Oberkörper mit angespannten Bauchmuskeln an.

2. Halten Sie die Position, solange es Ihnen möglich ist, und zählen Sie dabei die Sekunden mit. Sobald die Muskulatur zu zittern beginnt, brechen Sie ab.

Beweglichkeit

Mit einer guten Beweglichkeit der Gelenke beugen Sie Verschleißerscheinungen vor. Ein einfacher Test zeigt, wie es bei Ihnen darum bestellt ist. Es kommt darauf an, ein Bein flach gestreckt liegen zu lassen, während Sie das andere Bein anwinkeln. Beugt es sich im Knie, ist der Hüftbeugemuskel verkürzt, zieht zu stark von vorn an der Wirbelsäule und verursacht an ihr somit Gelenkfehlstellungen.

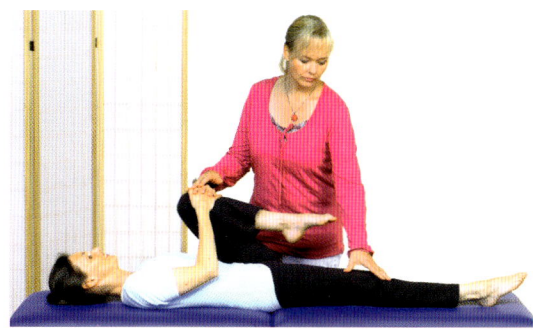

1. Sie liegen flach ausgestreckt auf dem Rücken, die Arme liegen seitlich neben dem Körper. Winkeln Sie nun ein Bein an und umfassen Sie es unterhalb des Knies mit beiden Händen.

2. Ziehen Sie das angewinkelte Bein so weit wie möglich zum Oberkörper, ohne das gestreckte Bein oder den Oberkörper dabei anzuheben.

Hautpflege

Im Idealfall ist die Haut glatt, feinporig, gut durchblutet und voll Spannkraft. Wer von Natur aus nicht mit einer gesunden Haut gesegnet ist, der kann durch die richtige Pflege viel dazu beitragen, dem Ideal möglichst nahe zu kommen.

Welchen Hauttyp habe ich?

Gesunde normale Haut produziert sich ihren leicht säurehaltigen Schutzfilm aus Fett und Wasser selbst, hält sich so geschmeidig und schützt sich vor Krankheitskeimen. Wind und Wetter, Schmutz oder die falsche Pflege setzen ihr jedoch ebenso zu wie der Hormonhaushalt, wenig Schlaf, Bewegungsmangel, Ernährungssünden und Nikotin oder Krankheiten. Über das Hautbild machen sich diese Einflüsse bemerkbar.

Trockene Haut ist entweder auf die verminderte Talgproduktion, eine Überbeanspruchung oder eine Kombination von beidem zurückzuführen. Die Haut fühlt sich trocken an, sie schuppt, spannt und beginnnt zu jucken. Schlimmstenfalls reagiert sie mit Rötung und Ekzemen (siehe Seite 134–137). Erste Fältchen zeigen sich meist schon sehr viel früher als bei anderen Hauttypen.

Bei **fettiger Haut** sorgt eine hormonell bedingte Überproduktion der Talgdrüsen nicht nur dafür, dass die Haut fettig glänzt, sondern auch, dass sie sich durch verstopfte Talgdrüsen Pickel entstehen.

Trockene Haut pflegen

Bei trockener Haut sollten Sie auf eine intensive Reinigung mit fettlösenden, aggressiven Mitteln verzichten. Klares Wasser reicht bei diesem Hauttyp oft aus. Tragen Sie zum Schutz vor äußeren Einflüssen zudem mehrmals täglich eine fetthaltige Creme oder Salbe auf. Neben der Rückfettung ist es wichtig, gereizte Stellen oder Entzündungen zu behandeln. Dann ist ein Öl oder eine Salbe mit keimhemmenden Pflanzenbestandteilen ideal.

▶ **Sanddornöl** hilft trockener, rissiger oder älterer Haut, wieder glatt und elastisch zu werden. Durch die antioxidative Wirkung von Vitamin E, C und Betacarotin sowie ungesättigte Fettsäuren werden angegriffene Zellen repariert und der Feuchtigkeitsgehalt der Haut erhöht. Einige Tropfen Sandornöl in die Creme rühren.

▶ Eine **Kräuter-Honig-Auflage** hilft gegen rissige Haut. Die Inhaltsstoffe des Bockshornklees wirken entzündungshemmend und antibakteriell, der Honig bindet Wasser in der Haut und verhindert das Austrocknen. 2 Esslöffel gemahlene Bockshornkleesamen (Gewürzladen oder Apotheke) mit wenig heißem Wasser zu einem dicken Brei verrühren. 1 Esslöffel Honig untermischen. Messerrückendick auf eine Mullkompresse auftragen, diese auf die betroffene Stelle legen, mit einer dünnen Mullbinde oder Socke fixieren und über Nacht einwirken lassen.

Fettige Haut pflegen

Verzichten Sie bei fettiger Haut auf fetthaltige Cremes, und regen Sie die Talgproduktion nicht zusätzlich an, etwa durch alkoholhaltige Reinigungsmittel. Zur Pflege verwenden Sie am besten milde Reinigungsmilch und eine fettfreie Feuchtigkeitscreme. Bei entzündeten Pickeln können Heilpflanzen lindernd wirken.

Anwendung Schritt für Schritt

Salzpeeling gegen Orangenhaut

Angeblich sollen 80 Prozent aller Frauen unter Cellulite (Orangenhaut) leiden, das heißt, im Bindegewebe der Oberschenkelhaut lagern sich Fettzellen ein, die durch die Haut hindurchscheinen. Das ist zwar natürlich, wird aber oft als störend empfunden. Um den Zustand zu verbessern, muss die Spannkraft des Bindegewebes gestärkt werden, am besten durch Bewegung und die Reduzierung von Übergewicht. Aber auch eine kontinuierliche Pflege kann helfen: So kann ein Salzpeeling die Durchblutung der oberen Hautschichten verbessern und abgestorbene Schüppchen entfernen. Dieses Verfahren können Sie zwei- bis dreimal in der Woche anwenden, an den übrigen Tagen pflegen Sie die Haut mit einer leichten Lotion.

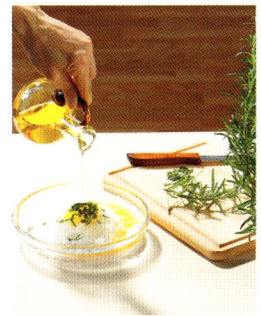 Vermischen Sie etwa 150 Gramm körniges Speisesalz nach Belieben mit 3 Esslöffeln fein geschnittenen Kräutern (etwa Rosmarin) und 15 ml Hautöl (Jojoba-, Aprikosenkern- oder Mandelöl). Einige Tropfen ätherisches Öl sorgen für eine Duftnote.

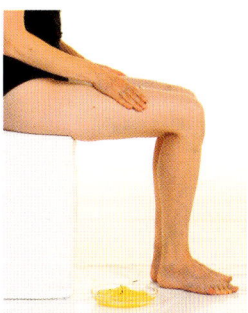 Reiben Sie die Haut der Oberschenkel kräftig mit einer Handvoll der Salzmischung ab. Duschen Sie dann das Peeling mit warmem Wasser und ohne Seife ab. So löst sich nur das Salz auf, das pflegende Öl bleibt hingegen gut auf der Haut haften.

▶ **Heilerde** (Apotheke) eignet sich für fettige Haut, da sie Fettstoffe aufsaugt. Das Gesicht mit einem in warmes Wasser getauchten Tuch anwärmen. Die mit Wasser angerührte Heilerde auf der Haut verteilen (Augenregion aussparen!) und 30 Minuten trocknen lassen. Mit warmem Wasser entfernen. **Wichtig:** Bei chronisch entzündeter Haut zuvor den Arzt befragen!

▶ **Ringelblume** hemmt Entzündungen und fördert die Wundheilung, etwa bei aufgekratzten Pickeln. 2 Teelöffel Blüten mit 1 Tasse kochendem Wasser übergießen, 10 Minuten ziehen lassen und abseihen. Ein Tuch in den warmen Sud tauchen, auf das Gesicht legen und 15 Minuten einwirken lassen.

▶ Um Entzündungen durch verstopfte Talgdrüsen vorzubeugen oder bestehende Entzündungen einzudämmen, eignet sich ein **Rosmaringesichtswasser**. Die ätherischen Öle des Rosmarins wirken keimhemmend und regen die Hautdurchblutung an, die Gerbstoffe der Hamamelis sind entzündungshemmend. Die Zutaten erhalten Sie in der Apotheke: 30 Milliliter Weingeist (70-prozentiges Ethanol) mit 70 Milliliter destilliertem Wasser und 5 Milliliter Hamamelis-Tinktur mischen. 1 Messerspitze Allantoinpulver, 20 Tropfen Emulgator und 10 Tropfen Rosmarinöl unterrühren. In eine Flasche geben und kräftig schütteln. Nach der Reinigung mit Watte auftragen.

Erste Hilfe

Nicht bei jeder Verletzung ist der Gang zum Arzt notwendig. Leichtere Schnittverletzungen, Verstauchungen oder Verbrennungen kann man gut selbst behandeln. Bei der Erstversorgung der entsprechenden Verletzung und bei der Selbstbehandlung helfen Ihnen dieses Kapitel sowie eine gut sortierte Hausapotheke. Wichtig ist, die Hausapotheke in regelmäßigen Abständen zu kontrollieren und abgelaufene Mittel oder Verbände auszusortieren und durch neue zu ersetzen. Sollten Sie etwas aus der Hausapotheke benutzt haben, besorgen Sie sofort Ersatz, sonst können Sie unter Umständen die nächste Wunde nicht bestmöglich versorgen. Auch die Anwendung von Naturheilpflanzen und homöopathischen Mitteln hat sich in der Ersten Hilfe bewährt. Wenn nicht anders angegeben, sind die genannten Mittel in der Apotheke erhältlich.

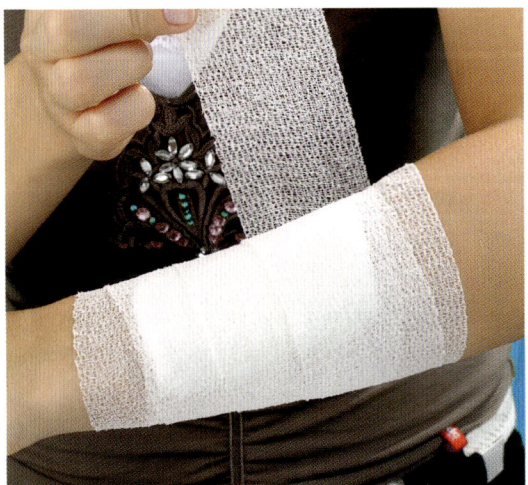

Reicht bei einer blutenden Wunde ein Pflaster nicht mehr aus, hilft ein Verband (z. B. ein Druckverband, siehe Schnittverletzungen).

Schnittverletzungen

Schnitt- und Stichwunden haben einen glatten Wundrand und bluten. Falls es sich um eine große oder tiefe Wunde handelt, sollten Sie diese möglichst schnell von einem Arzt behandeln lassen. Kleinere Wunden können Sie mit den nachfolgenden Methoden selbst versorgen:

▶ Bei einer stark blutenden Wunde besteht die Gefahr eines Kreislaufschocks. Um diesen zu vermeiden, sollte möglichst sofort ein Druckverband angelegt werden, der die Blutgefäße zusammendrückt und so die Blutung stoppt. Durch Hochlagerung oder Hochhalten der betroffenen Körperstelle wird zunächst die Blutung verringert, bevor der Verband angelegt wird. Dann für den Druckverband eine Kompresse auf die Wunde legen und zwei- bis dreimal mit dem Ende einer Mullbinde umwickeln (dabei ein Stück der Mullbinde für das spätere Verknoten herabhängen lassen). Auf die so vorbereitete Wundauflage eine geschlossenes Verbandspäckchen legen, fest mit dem langen Rest der Mullbinde umwickeln und die Binde über dem Verbandspäckchen verknoten. Um einen Blutstau zu vermeiden, den Verband jede halbe Stunde lösen. **Wichtig:** Sollten sich Taubheitsgefühle einstellen, könnten Nerven beschädigt sein. In diesem Fall bitte einen Arzt aufsuchen.

▶ Bei Schnitt- und Risswunden haben sich Pflaster in passender Größe bewährt. Wer es längere Zeit benötigt, greift am besten zu einem hautfreundlichen Klebesystem, um Hautreizungen zu vermeiden.

▶ Hirtentäschelkraut enthält ein Protein mit blutstillender Wirkung. Es hat sich zur äußerlichen Anwendung bei blutenden oberflächlichen Hautverletzungen bewährt. Für einen Umschlag 2 Teelöffel Hirtentäschelkraut mit 1 Tasse Wasser überbrühen, 15 Minuten ziehen lassen und abseihen. Ein Leinentuch in den abgekühlten Tee tauchen, auf die Wunde legen und ein zweites Tuch locker darüberbinden. Den Umschlag mehrmals täglich wechseln.

▶ Bei Schnittwunden hat sich auch das homöopathische Mittel Staphisagrea D6 bewährt. Im Akutfall dreimal täglich über einen Zeitraum von 1 Woche 5 Globuli einnehmen.

Schürfwunden

Schürfwunden zieht man sich leicht bei der Betätigung im Freien, bei der Arbeit, im Haushalt oder beim Sport zu. Die Wunde blutet und nässt, ist häufig verschmutzt, schmerzt und neigt dazu, sich zu entzünden.

▶ Die frischen Blätter des Spitzwegerichs wirken reizmildernd und keimhemmend. Durch Rollen des Blattes in der Hand einige Tropfen Saft auf die frische Wunde pressen. Oder die Blätter im Mund kauen und den Brei auflegen.

Verstauchungen und Prellungen

Zu Verstauchungen oder Prellungen kommt es zum Beispiel bei Stürzen oder Zusammenstößen mit harten Gegenständen. Da es sich um eine innerliche Verletzung handelt, tritt keine äußere Blutung auf. Bei einer **Verstauchung** werden Kapseln und Bänder des betroffenen Gelenks verletzt. Durch eine **Prellung** bildet sich ein Bluterguss, der unterschiedlich ausgeprägt sein kann. Oftmals folgt ein langwieriger Heilungsprozess.

Meist kann der Laie nicht zwischen einem Bruch und einer Verstauchung unterscheiden, deshalb gilt: Den betroffenen Körperteil ruhigstellen und den Notarzt rufen. Kalte Kompressen lindern die Schmerzen und wirken abschwellend:

▶ Als Kompressen eignen sich Kühlkompressen (Achtung: nicht direkt auf die Haut legen, sondern mit einem Tuch umwickeln), kühler Quark oder Heilerde.

▶ Bewährt hat sich auch Pfefferminzöl, das verschiedene Arten von Alkohol, unter anderem Menthol enthält, welche die Kälterezeptoren der Haut anregen. So wird der Schmerz weniger wahrgenommen. Dafür 10 Tropfen Pfefferminzöl mit 10 Milliliter 40-prozentigem Ethanol mischen. Die betroffene Stelle zwei- bis viermal täglich einreiben. **Wichtig:** Das Öl darf nicht in die Augen kommen, da es die Schleimhäute reizt.

▶ Ein Arnika-Umschlag lindert die Schmerzen, da Arnikablüten entzündungs- und keimhemmend wirken. 4 Teelöffel Arnikablüten mit 1 Tasse kochendem Wasser übergießen, 10 Minuten ziehen lassen und abseihen. Drei- bis viermal täglich ein Leinentuch hineintauchen, auf die schmerzende Stelle legen und 30 Minuten einwirken lassen.

▶ Das in der Pflanze Beinwell enthaltene Allantoin regt die Durchblutung an und beschleunigt die Zellregeneration. Das ebenfalls enthaltene Cholin fördert die Durchblutung, sodass Hämatome sich rascher zurückbilden. Es empfiehlt sich die Verwendung eines Fertigpräparats in Form einer Salbe. Täglich zwei- bis dreimal auf die betroffenen Stellen auftragen. **Wichtig:** Die Salbe maximal 4 bis 6 Wochen verwenden, da sie geringe Mengen an lebertoxischen Alkaloiden enthält.

▶ Auch Campher wirkt durchblutungsfördernd. Am einfachsten ist er als Campherspiritus einzusetzen, den man in der Apotheke in unterschiedlichen Verdünnungen kaufen kann. Bei empfindlicher Haut in 10-prozentiger Verdünnung anwenden, bei normaler Haut in 20-prozentiger Verdünnung. Zwei- bis dreimal täglich die betroffene Stelle damit einreiben.

▶ Bei Prellungen hat sich das homöopathische Mittel Arnica C12 bewährt. Zweimal täglich 5 Globuli einnehmen, bis Besserung eintritt.

Sonnenbrand, Verbrennungen und Verbrühungen

Bei Verbrennungen liegt eine Schädigung der Haut durch Feuer oder Sonne vor. Verbrühungen entstehen durch heiße Flüssigkeit. Die Schädigung wird in drei Schweregrade unterteilt: Beim 1. Grad tritt sofort eine Rötung ein, beim 2. Grad bilden sich Bläschen, beim 3. Grad stirbt die Haut ab, danach kommt es zu Narbenbildung. **Wichtig:** Bei Verbrennungen, die große Hautflächen betreffen, und bei starker Blasenbildung sollten Sie unbedingt einen Arzt aufsuchen, da ansonsten Infektionsgefahr besteht.

▶ Bei leichten Verbrennungen und Verbrühungen hilft zunächst kaltes Wasser sehr wirkungsvoll. Es ist wichtig, die betroffene Stelle sofort 10 bis 15 Minuten am besten unter fließendem Leitungswasser zu spülen, damit die Verbrennung keinen Schaden in tieferen Hautschichten anrichtet. Dann eine wässrige, leicht aufzutragende Lotion auf die Hautstelle auftragen.

▶ Die im Aloe-Gel (Apotheke) enthaltenen Polysaccharide und Salicylsäure wirken schmerzlindernd und entzündungshemmend. Die Dosierung erfolgt gemäß der Packungsbeilage.

▶ Ein Umschlag mit Kamillenblüten wirkt beruhigend, entzündungshemmend und fördert die Wundheilung: 1 Esslöffel Kamillenblüten mit 1 Tasse kochendem Wasser übergießen, zugedeckt 10 Minuten ziehen lassen und abseihen. Ein Leinentuch in den abgekühlten Sud tauchen, auf die betroffene Stelle legen, mit einem trockenen Tuch bedecken und 20 Minuten wirken lassen. Ein- bis zweimal täglich anwenden.

▶ Bei knallroter, heißer, brennender und berührungsempfindlicher Haut hat sich das homöopathische Mittel Belladonna D6, bei Blasenbildung und starken Schmerzen das Mittel Cantharis D6 bewährt. Im Akutfall vom jeweiligen Mittel dreimal täglich 5 Globuli einnehmen, bis Besserung eintritt.

Sonnenallergie

Bei einer Sonnenallergie handelt es sich nicht um eine Allergie im herkömmlichen Sinne, sondern um eine durch Sonneneinstrahlung hervorgerufene Hautirritation. Dann ist es zunächst wichtig, die betroffenen Hautregionen keiner weiteren Sonneneinstrahlung auszusetzen. Umschläge und Fertigpräparate aus der Apotheke können helfen, die Beschwerden wie Juckreiz zu lindern. Eine besondere Art der Sonnenallergie ist die Mallorca-Akne. Dabei handelt es sich um eine Reaktion der Haut auf Bestandteile in Sonnenschutzmitteln in Verbindung mit Sonne. Wer davon betroffen ist, sollte sich mit speziellen Sonnenschutzcremes aus der Apotheke schützen. **Wichtig:** Bei länger andauernden oder starken Beschwerden sollten Sie unbedingt einen Arzt aufsuchen.

▶ Feuchte Umschläge kühlen die Haut und lindern die Beschwerden. Dazu bei Bedarf ein Leinentuch in kaltes Wasser tauchen, auf die betroffene Hautstelle legen, bis das Tuch warm wird. Dann erneut eintauchen. Statt Wasser kann auch Kamillentee verwendet werden, dessen Inhaltsstoffe zusätzlich noch entzündungshemmend wirken (siehe Verbrennungen).

▶ Gegen Juckreiz können frei verkäufliche kortison- oder antihistaminhaltige Cremes und Gele helfen. Gemäß Packungsbeilage anwenden.

Insektenstiche

Rötungen, Jucken und Quaddeln rund um die Einstichstelle sind typische Symptome für einen Insektenstich. Verursacht werden sie von den Insektengiften. Grundsätzlich hilft das Kühlen der Stelle, etwa mit einer Kühlkompresse oder einem in kaltes Wasser getauchten Tuch. Heilpflanzen können dazu beitragen, die Schwellung zum Abklingen zu bringen und den Juckreiz zu mildern. **Wichtig:** Bei allergischen Reaktionen (Atemnot, Kreislaufzusammenbruch) den Notarzt rufen!

▶ Spitzwegerich wirkt reizmildernd, abschwellend und lindert den Juckreiz. Unmittelbar nach einem Stich durch das Rollen von frischen Blättern in der Hand einige Tropfen Saft direkt auf die frische Wunde pressen. Oder die Blätter kauen und den Brei auflegen. Bei Bedarf mehrmals täglich anwenden.

▶ Arnika-Gel wirkt entzündungs- und keimhemmend. Verwendet wird ein Fertigpräparat aus der Apotheke, das gemäß der Packungsbeilage angewendet wird.

▶ An homöopathischen Mitteln haben sich bewährt: Bei starker Schwellung Apis mellifica D6, wenn die Einstichstelle gerötet ist, Ledum D6. Im Akutfall vom jeweiligen Mittel dreimal täglich 5 Globuli bis zum Abklingen der Beschwerden einnehmen.

Heilmittel für alle Fälle

Naturheilkundliche Hausapotheke

In eine Hausapotheke gehören auf jeden Fall: Desinfekti-
onsspray, Pflaster, einfaches Verbandszeug, ein Fieber-
thermometer, Schmerztabletten sowie eine Wärmflasche.
Möchten Sie homöopathische Mittel verwenden, sollten
Sie in der Potenz D6 oder C12 vorrätig haben: Aconitum
gegen ganz plötzlich auftretende Symptome sowie gegen
Schock, Apis mellifica gegen Insektenstiche, Arnica bei
allen Verletzungen, Belladonna bei Fieber, Cantharis bei
Sonnenbrand und Verbrennungen und Staphisagrea bei
Schnittverletzungen. Des Weiteren ist es nützlich, einige
Heilpflanzen und Hausmittel für den Akutfall griffbereit
zu haben – die wichtigsten sind nachfolgend aufgelistet.

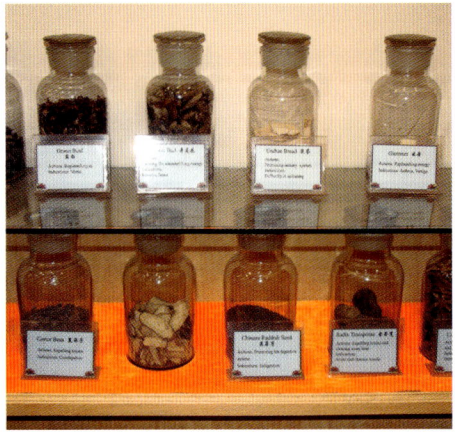

Was Sie benötigen	Wirkung	Anwendung
Arnikablätter	▸ entzündungs- und keim-hemmend ▸ antirheumatisch	▸ als Umschlag bei Verstauchungen und Prellungen (siehe Seite 178) ▸ als Umschläge bei Arthritis (siehe Seite 151)
Arnika-Gel	▸ entzündungs- und keim-hemmend	▸ bei Insektenstichen (siehe Seite 179)
Baldrianblätter	▸ beruhigend	▸ als Tee bei Schlafstörungen (siehe Seite 63)
Birkenblätter	▸ sorgt für eine Erhöhung der Harnmenge	▸ als Tee bei entzündlichen Erkrankungen der Harnwege (siehe Seite 119)
Fenchelsamen	▸ unterstützt die Magen- und Darmtätigkeit	▸ als Tee bei Blähungen und Völlegefühl (siehe Seite 108)

Was Sie benötigen	Wirkung	Anwendung
Kamillenblüten	▶ beruhigend ▶ entzündungshemmend ▶ wundheilungsfördernd ▶ krampflösend	▶ als Tee bei Sodbrennen, Blähungen und Magen-Darm-Beschwerden (siehe Seite 102, 108, 111) ▶ als Umschlag bei Verbrennungen (siehe Seite 178)
Leinsamen	▶ schützt Magen- und Darmschleimhaut durch Schleimstoffe	▶ bei Sodbrennen (siehe Seite 102) ▶ bei Verstopfung (siehe Seite 105)
Meersalz	▶ abschwellend ▶ sekretlösend ▶ reinigend	▶ zum Gurgeln und Inhalieren (siehe Seite 42, 48)
Pfefferminzöl	▶ kühlend ▶ krampflösend ▶ durchblutungsfördernd	▶ bei Kopfschmerzen (siehe Seite 58) ▶ bei Magen-Darm-Infekt (siehe Seite 99) ▶ bei leichtem Juckreiz (siehe Seite 136)
Spitzwegerich	▶ antibakteriell ▶ reizmildernd	▶ als Tee bei festsitzendem, hartnäckigem Husten (siehe Seite 46) ▶ Wundversorgung bei Hautverletzungen (siehe Seite 177)
Schwarzer Rettich	▶ schleimlösender Effekt ▶ regt die Verdauungssäfte an	▶ bei Schnupfen und verstopften Nasennebenhöhlen (siehe Seite 42)
Thymian	▶ krampflösend ▶ antibakteriell	▶ als Tee bei akuter und chronischer Bronchitis, bei Keuchhusten (siehe Seite 44)
Zwiebel	▶ antiseptisch ▶ entzündungshemmend	▶ bei Husten (siehe Seite 45) ▶ bei Ohrenschmerzen (siehe Seite 50)

Abhärtung 16, 162
–, Reiztherapie zur 162
–, Wasseranwendungen zur 15, 162
Abkochung 14, 54
Abreibung 15
Abwehrstärkung 11, 15, 162–165
Ackerschachtelhalmtee 122
Akupressur 35, 71, 102, 103, 117
Akupunktur 34, 35, 142
Aloe-Gel 178
Alter, Gesundheit im 170–173
Anis 108
Apfeldiät 112
Armbad 17
–, ansteigendes 75
–, Arm-Wechselbad 86
Arnika 151, 178, 179, 180
Arthritis 148, 151–152, 155
Arthrose 148, 154–155
Artischocke 116
Arzneikürbis 132
Arzneitherapie, chinesische 33, 34
Atemtechniken, entspannende 72
Aufguss 14, 63
Auflagen 19, 50, 51, 125, 155, 174
Aufstoßen, saures 101, 102
Ausdauersport 28, 70, 84, 86, 164
Ausfluss 126, 127
    –, Sitzdampfbad gegen 127
Autogenes Training 12, 29, 136, 168

Bachblüten 68, 79
Bäder 15–18, 62, 86, 146, 155
–, absteigende 54
–, heiße 17, 70, 155
–, kalte 16
–, temperaturansteigende 17, 53
–, warme 17, 62, 86, 146
Baldrian 62, 63, 79, 180
Ballaststoffe 24, 25, 164
Ballonrebenkraut 136
Bärlauch 76
Bauchmuskelkrafttest 173
Bauchschmerzen
–, Entspannende Übungen gegen
    109
–, Massagen gegen 111
Beckenbodentraining 120, 121, 133
Beinwell 152, 178
Beruhigungstee 63
Beweglichkeitstest 173
Bewegung 12, 27–28, 62, 164
Bewegungstherapie 11, 34, 96, 155
Bienenwachswickel 46
Biofeedback-Verfahren 58, 143
Birkenblättertee 119, 180

Blähungen 107–109
–, Bauchmassage gegen 108
–, Übungen gegen 109
Blasenleiden 118–122
Bluthochdruck 11, 12, 28, 69–73
Bockshornklee 174
Brennnessel 122, 132, 151
Bronchialtee 44
Brustwickel 46, 47
Buchweizenkrauttee 91
Bürstenmassage 87

Campher 76, 178
Cellulite 175
Chinesische Medizin 11, 33
Chirotherapie 32
Cranberry 122

DASH-Diät 73
Depression 14, 27, 61, 67, 68
Depressive Verstimmung 66–68,
    153
Durchblutungsförderung
–, Bäder für 86, 155
–, Einreibungen zur 178
–, Gymnastik für 86
Durchblutungsstörungen, leichte
    85–88
Durchfall 20, 100
Durchspülungstherapie 119

Eibisch 45, 46
Eichenrinde 100, 137
Einreibungen 76, 88, 146, 178
Ekzeme 134–137
Entspannung 29, 125, 144, 168–169
–, Atemübung zur 71, 72, 93
Entspannungsübungen 58, 67, 70,
    79, 111, 136, 140, 153, 168, 171
Erkältung 10, 16, 18, 38–41, 46
–, fiebrige 52–55
Ernährung 11, 12, 20–26, 29, 73,
    84, 102, 110, 123, 148, 150, 154,
    157, 158, 163, 164, 166–167
Ernährungslehre, chinesische 35
Erste Hilfe 176–179
Essig-Sitzbad 127
Essigstrümpfe 40
Essigtampon 126
Eukalyptus 146

Fenchel 44, 45, 108, 180
Fibromyalgie 153
Fichtennadelölbad 155
Fieber 52, 54, 55
–, Heilpflanzen bei 54

–, Hühnersuppe bei 53
–, Wadenwickel bei 54
Flohsamen 14, 100, 105
Frauenmantel 124
Fußbad 17
–, ansteigendes 10, 18, 40, 41
–, kaltes 18
Fußgymnastik 86
Fußmassage mit Aromaöl 88

Gallenbeschwerden 114–117
Gallenkolik, Atemübung gegen 116
Gänsefingerkraut 124
Gelbwurz 116
Gelenkerkrankungen 17, 27, 128,
    149, 151, 154, 155
Gesundheitstest für Ältere 172–173
Gewürznelken 48
Gicht 148, 149, 155
Ginkgo 14, 88
Grippaler Infekt 52–55
Grippe 52
Gurgeln 48, 49

Halbbad mit Kräuterzusätzen 70
Halsentzündung 48–49
Halsmuskelverspannung, Übungen
    gegen 145
Hamamelis 97, 175
Hämorrhoiden 95–97
–, Bewegungsübungen bei 96, 97
–, linderndes Sitzbad bei 97
Handgymnastik 86
Harnwegsleiden 118–122
Hatha-Yoga 81, 82, 169
Hausapotheke 180–181
Hautdurchblutung steigern 16, 75
Hautentzündungen
–, Gesichtswasser gegen 175
–, Heilpflanzen bei 136, 137, 178
–, Sitzdampfbad gegen 127
Hautkrankheiten 17, 91, 134–137
Hautpflege 135, 136, 174–175
Heilerde 100, 102, 111, 175, 178
Heilpflanzen 11, 13, 14, 70, 91, 99,
    102, 111, 180, 181
Heilwolle 51
Heiße Rolle 10, 111, 113, 132
Herzbeschwerden, funktionelle
    78–79
Herzgespannkraut 76
Herzgesundheit 74–77
Herzinfarkt 74, 77
Herzinsuffizienz 74, 83–84
Herzmuskeldurchblutung verbes-
    sern 75, 76, 82

Herzmuskelentzündung 74
Herzmuskelschwäche 83
Herzneurose 78
Herzrhythmusstörungen 74, 80–82
Herzschlauch 76, 77
Herz-Kreislauf-Tee 82
Heublumensack 140
Hexenschuss 138, 147
Hirtentäschelkraut 176
Holzkohle 100
Homöopathie 30–31, 43, 58, 65, 87, 108, 109, 117, 122, 129, 138, 177, 178, 179
Hopfen 62, 64, 71, 79
Hormonhaushalt regulieren 129
Husten 44–47
Hustensaft 44
Hustensirup 45, 46
Hydrotherapie 15, 16, 70

Immunsystem, 11, 15, 162–165
Ingwer 54, 112
Ingwerauflage 155
Ingwer-Frühlingszwiebel-Tee 40
Ingwerglühwein 87
Ingwertee 58, 99, 100
Inhalation 42, 43
Insektenstiche 179, 180
Ischiasbeschwerden 138

Johanniskraut 14, 67, 68, 146
Juckreiz 89, 134, 135, 136, 179, 181
–, Eichenrindensud gegen 137
–, Pfefferminzöl gegen 136

Kältebehandlung 141, 153
Kaltwasseranwendung 15, 63, 162
Kaltwasserauszug 63
Kalzium 157
Kamille 43, 64, 108, 111, 116, 124, 127, 179, 181
Kamillentee 11, 99, 102
Kartoffelauflage 122, 125, 132
Kartoffelsaft 102
Katzenpfötchen 82
Kernseifenlauge 10
Keuschlamm 124, 129
Kleie 105
Kneipp-Bäder 16, 17
Kneipp-Güsse 15, 16
Kneipp-Oberguss 16, 49, 71
Kneipp-Strümpfe 40
Kneipp-Therapien 15, 16–19, 86, 89
Knieguss 16, 89
Knoblauch 54, 76
Knochen stärken 157

Kohlauflage 51
Kohlwickel 19
Kompressen 58, 141, 178, 179
Kompressionsstrümpfe 91
Koordination testen 172
Kopfschmerzen 56–59
Krafttest 173
Krampfadern 15, 89–94
–, Blutegeltherapie gegen 94
Krämpfe, Magnsium gegen 124
Kräuter-Honig-Auflage bei rissiger Haut 174
Kümmel 108, 116
Kürbiskerne 122, 132

Lakasemangel 108
Laktoseintoleranz 157
Lavendel 58, 64, 71, 111, 146
Lavendelbad 124
Lavendeleinreibung 76, 146
Leberbeschwerden 114–117, 119
Leberwickel 115, 116
Leber-Gallen-Tee 116
Leibwickel 19
Leinsamen 102, 105, 181
Lendenwirbelsäulenschmerzen 141, 147
–, Erste-Hilfe-Maßnahme bei 140
Löwenzahn 116
Lumbalguss 17, 141, 142
Lümmelhaltung 139, 140

Magen-Darm-Infekt 98–100
Manuelle Medizin 32
Mariendistel 117
Massagen 34, 111, 145
Mäusedorn 91
Meditation 58, 67, 70, 168
Meerrettich 122
Meerzwiebel 84
Melisse 62, 64, 71, 79, 82, 111
Melisse-Baldrian-Tee 63
Menstruationsbeschwerden 123–125
Migräne 15, 56, 57
Milch, warme mit Honig 62
Milchsäurebakterien 126, 164
Mistel 14
Mittelohrentzündung 53
Mönchspfeffer 124, 129
Moorbad, heißes 155
Morgensteifigkeit, Handdampfbad bei 152
Muskelkräftigung 145
Muskelverspannungen im Rücken 144–146

Nacken, verspannter 138, 144
Nagelbettentzündung 10
Nasendusche 42, 43
Naturheilverfahren 10, 11
Neuraltherapie 143, 153
Neurodermitis 134–137
–, Stutenmilch bei 135
Notfalltropfen 79

Oberbauchbeschwerden 114, 117
Ödeme 83, 84, 94
Ohrenschmerzen 50–51
Ölbäder, rückfettende 135
Ölkompresse, heiße 146
Orangenhaut 175
Osteopathie 32, 43, 138, 143
Osteoporose 156–159

Packungen 15, 19
Parodontitis 75
Passionsblume 64
Pektin 20
Pestwurz 58
Pfefferminze 58, 64, 108, 111, 116
Pfefferminztee 99
Pflanzenheilkunde 13, 14
Pflanzliche Hormone 129, 132
Phytoöstrogene 129
Poesietherapie fürs Herz 79
Pomeranzenschale 64
Powernapping 61
Prellungen 177, 178, 180
Prießnitz-Umschlag 15
Progressive Muskelentspannung nach Jacobson 29, 58, 112, 153, 165, 168
Prostatabeschwerden 130–133
Prostataoperation, Beckenboden-training nach 133
Prostatavergrößerung, Heilpflanzen gegen 131
PSA-Test 131, 133
Psoriasis 134

Qigong 29, 34, 58, 72, 165, 168, 169
Quarkwickel 90, 178

Rachenentzündung 48–49
Refluxkrankheit 103
Reisekrankheit 98, 99
Reizblase 118, 119
Reizdarm 110–113
–, Apfeldiät bei 112
Reizmagen 20, 110–113
–, Heiße Rolle bei 113
Rettich 42, 54, 108, 116

Rheumatische Erkrankungen 148–150, 154, 156
Rheumatoide Arthritis 148, 151–152
Ringelblume 175
Ringelblumensalbe 96
Rosenblütentee 58
Rosmarin 82, 146, 175
Rosmarin-Massageöl 87, 88
Rosmarin-Öleinreibung 146
Rotlicht 50, 140
Rotöl 146
Rückenmuskulatur stärken 159
Rückenschmerzen 138–143, 144
–, Akupunktur bei chronischen 142
–, Kältebehandlung gegen 141
–, Übungen gegen 139

Sägepalme 132
Salbei 43, 49, 129
Salz 48, 73, 181
Salzhemd 53
Salzpeeling 175
Salzsocke 40
Sanarium 71
Sanddornöl 174
Sauna 15, 86, 162
Schafgarbe 111, 127
Scheidenentzündung 126–127
Scheidenpilze 126, 127
Schenkelguss 39, 89
Schlaf 60, 62, 65
– und Abwehrsystem 165
Schlafapnoe 65
Schlafhygiene 61–62
Schlafkräuterkissen 64
Schlafstörungen 60–65
Schmerzen 19, 35, 58, 143, 147, 153
–, Auflagen gegen 155
–, chronische 149, 150
–, Pfefferminzöl gegen 178
–, Wacholdersalbe gegen 150
–, Wasseranwendungen bei 149
–, Weidenrinde gegen 149
Schnupfen 42–43
Schuppenflechte 134–137
Schüßler-Salze 41, 87, 88, 97, 117
Schwarzer Rettich 46, 181
Sehstörungen 58, 80, 170
Senfmehlfußbad 58, 59, 87
Sennesblätter 105
Shiatsu 34
Silberkerze 129
Sitzbad 18, 97, 127
Sodbrennen 20, 101–103
Sole-Photo-Therapie 136

Sonnenallergie 179
Sonnenbrand 178
Spannungskopfschmerzen 35, 56
Spargel 122
Spitzwegerich 46, 177, 179, 181
Sport 105, 123, 139, 158
Steinklee 91
Stress 12, 28, 29, 56, 67, 69, 70, 71, 75, 78, 82, 84, 110, 118, 123, 134, 136, 144, 147, 153, 168, 171
Stress und Abwehr 165
Stufenlagerung 140, 142, 147
Süßholz 108

Tai-Chi 34, 165, 168, 169
Taubnessel 124, 127
TCM 33–34, 54, 58, 108, 112, 116, 169
Tee 14, 44, 49, 63, 122, 151
– bei Bronchialleiden 44
– bei Herz-Kreislauf-Leiden 82
– bei Leber-Galle-Leiden 116
– bei Magen-Darm-Infekten 99
– bei Menstruationsbeschwerden 124
– bei Völlegefühl 116
–, durchblutungsfördernder 151
–, entwässernder 124
– gegen Blähungen 108, 116
– gegen Erkältung 40
– gegen Fieber 54
– gegen Husten 44, 45
– gegen Kopfschmerzen 58
– gegen Krampfadern 91
– gegen nervöse Herzbeschwerden 76
–, harntreibender 119, 122
–, krampflindernder 124
–, schlaffördernder 62, 63
– zur Beruhigung 63
– zur Magenberuhigung 99, 111
– zur Regulierung des Hormonhaushaltes 129
– zur Stimmungsaufhellung 68
– zur Verbesserung der Herzdurchblutung 76
– zur Wundheilung 175
Thymian 44, 181
Tiefenatmung, bewusste 75
Traditionelle Chinesische Medizin, siehe TCM
Trockenbürsten 71, 89, 90
Tuina-Massage 113

Umschläge, kalte 15, 141
Unguentum leniens 91

Venenleiden 89–94
–, Gymnastik bei 90, 92, 93
Verbrennungen 176, 178
Verletzungen 176, 177
Verspannungen 17, 19, 146
–, Einreibung gegen 146
–, Öleinreibung gegen 146
–, Übungen gegen 145
–, Wärme gegen 140, 146
Verstauchungen 146, 176, 177, 180
Verstopfung 96, 104–106, 110, 111
–, Darmmassage gegen 96
–, Übungen gegen 105, 106

Wadenwickel 19, 54, 55
Wärmebehandlung 46, 50, 140, 153
Waschungen 15, 18, 127
Wassertherapie 15–19
Wassertreten 15, 18
Wechselbäder 17, 18, 86
Wechselduschen 11
Wechselgüsse 16
–, als Gefäßtraining 162
Wechseljahrsbeschwerden 11, 128–129
Weichteilrheumatismus 148, 153
Weidenrinde 54, 149
Weißdorn 76, 82
Weißdorntee 10, 76, 79
Wickel/Umschläge 15, 19, 115, 116
–, abschwellende 178
– bei Hautverletzungen 176, 177
–, feuchtwarme 122
– gegen Entzündungen 151
– gegen Husten 46, 47
–, kühle 90
–, wärmende 50
– zum Entkrampfen 122
– zum Entstauen 90
– zur Förderung der Wundheilung 179
– zur Schmerzlinderung 178
Wirbelsäulentraining 140
Wollauflagen 51
Wunden 176, 177
–, Erstversorgung der 177

Yoga 29, 58, 67, 70, 72, 82, 136, 165, 168, 169, 171
–, Atemübung 169
Yogaübungen für die Finger 64
Yogaübungen fürs Herz 81

Zwiebel 13, 50, 181
Zwiebelauflage 50
Zwiebelsirup 45

Adressen und weiterführende Literatur

Herz und Kreislauf
Deutsche Herzstiftung
Vogtstraße 50
60322 Frankfurt a. M.
Tel.: 069 9551280
http://www.herzstiftung.de

Deutsche Hochdruckliga e.V. DHL –
Deutsche Hypertonie Gesellschaft
Berliner Straße 46
69120 Heidelberg
Herz-Kreislauf-Telefon der
Hochdruckliga: 06221 588555,
Mo-Fr 09:00–17:00 Uhr
Bundesgeschäftsstelle:
Tel.: 06221 588550
http://www.hochdruckliga.de

Schmerzen
Deutsche Schmerzhilfe e.V.,
Hamburg
Sietwende 20
21720 Grünendeich
Tel.: 04142 810434,
Mo-Fr 09:00–12:30 Uhr
Di-Do 14:30–16:30 Uhr
http://www.schmerzhilfe.de

Deutsche Schmerzliga e.V.
Adenauerallee 18, 61440 Oberursel
Tel.: 0700 375375375,
Mo-Fr 09:00–12:00 Uhr
http://www.schmerzliga.de

Rheuma, Arthrose
Deutsche Arthrose-Hilfe e.V.
Postfach 11 05 51
60040 Frankfurt am Main
Telefonberatung: 06831 946677,
Mo-Fr 08:00–12:00 Uhr und
12:30–16:00 Uhr
http://www.arthrose.de

Deutsche Rheuma-Liga
Bundesverband e.V.
Maximilianstraße 14, 53111 Bonn
Tel.: 0228 766060
http://www.rheuma-liga.de

Medikamente
Arzneimittelberatungsdienst der
Technischen Universität Dresden,
Institut für Klinische Pharmakologie
Fiedlerstraße 27
01307 Dresden

Tel.: 0351 4585049,
http://www.arznei-mittelberatungs-
dienst.de

Weiterführende Literatur
Bachmann, Robert M. und Schlein-
kofer, German M: Natürlich gesund
mit Kneipp. 4. überarb. Auflage,
Stuttgart: Trias 2006

Hauptsache Gesund Journal: monat-
lich erscheinende Zeitschrift zur
MDR-Ratgebersendung »Hauptsache
Gesund«; Im Abonnement erhältlich
bei edition SICHTBAR GmbH – Verlag
& Medienagentur; Abo-Hotline: 0341
3500 3500; www.editionsichtbar.de

Kneipp, Sebastian: Meine Wasserkur.
So sollt ihr leben. Die weltberühmten
Ratgeber in einem Band. 8. Auflage,
Stuttgart: Trias 2010

Uhlemayr, Ursula: Wickel und Co:
Bärenstarke Hausmittel für Kinder;
Oy-Mittelberg: Urs-Verlag 2001

Bildnachweis
akg-images: 15 (o.), 30
doc-stock: Bruno Schneyer: 32; BSIP:
35; Norbert Reismann: 15 (u.), 18
Dr. Kai-Uwe Nielsen: 4 (m.), 5 (o., u.),
7 (o.), 8, 17, 19, 23, 36, 40, 41, 42, 43,
45, 46, 47, 48, 49, 51, 53, 55, 59, 60, 63,
64, 68, 70, 71, 72, 77, 79, 81, 86, 87, 88,
90, 91, 92, 93, 96, 97, 99, 102, 103 (l.),
103 (r.), 104, 106, 109, 112, 113, 115,
117, 119, 120, 121, 124, 125, 126, 133,
135, 138, 139, 141, 142, 145, 150, 152,
157, 159, 172, 173, 175, Umschlag
hinten (m.), Umschlag hinten (r.)
Fotolia: D. Oblander: 165; Siggi: 28;
GettyImages: Danita Delimont: 180;
Judy Unger: 9, 37, 161

Jana Liebenstein: 39, 103 (m.)
Mauritius images: Andrea Marka:
169; Doug Scott: 33; go-images: 27;
imagebroker / BAO: 82; Simone
Fichtl: 34; Westend61: 31
MDR: Axel Berger: 7 (l.; 2. v. l.; 2. v. r.;
r.); Manuela Sommer: 7 (m.)
Medicalpicture: KaPe Schmidt DGPH
Photographie: 176
StockFood: Alena Hrbková: 22; Clive
Champion: 14; Eisenhut & Mayer: 25;
Foodcollection: 10; FoodPhotogr. Ei-
sing: 160; Karl Newedel: 132; Maxi-
milian Stock Ltd: 5 (m.), 21; Ottmar
Diez: 4 (o.), 4 (u.), 11, 13, Umschlag
hinten (l.); Studio R. Schmitz: 84;
Teubner Foodfoto: 56

Hinweis
Die im Buch veröffentlichten Ratschläge wurden mit größter Sorgfalt
von Autorin und Verlag erarbeitet und
geprüft. Eine Garantie kann jedoch
nicht übernommen werden. Ebenso
ist eine Haftung der Autorin bzw. des
Verlags und seiner Beauftragten für
Personen-, Sach- oder Vermögens-
schäden ausgeschlossen.
Erkrankungen mit ernstem Hinter-
grund gehören immer in ärztliche
Behandlung. Bei bereits bestehenden
Beschwerden kann das Buch deshalb
keinen fachärztlichen Rat ersetzen.